Clinical Examination and Quality Control of Osteoporosis

骨质疏松症
临床检测技术与质量控制

主　编　刘兴党　楼菁菁　冬　梅
副主编　刘从进　桂继琮
编　者　刘兴党　刘从进　桂继琮　冬　梅
　　　　楼菁菁　赵燕玲　弓　健　王渊恺
　　　　史　昕　石珂清　周雨菁　琚紫昭
　　　　欧颖晖　张晓庆　郑玲玲　李　军
　　　　刘　淼　陈　萍　吴　寒　雷　哲
　　　　赵红燕

U0377311

 復旦大學 出版社

内容提要

本书主要介绍骨质疏松症临床体内和体外的检查方法及其质量控制。前半部分简要介绍骨质疏松症的概述,定义的演变及认识过程,骨的基础解剖结构,骨密度测量体内检查方法的演变,如 X 线,双能 X 射线吸收法(DXA),CT,MRI,B 超,定量 CT(QCT),容积定量 CT(vQCT),外周骨 QCT(pQCT),显微 CT 技术(μCT),定量 MR(QMR),显微磁共振(μMR),定量超声(QUS),骨代谢的评估,骨折风险的评估,以及检测方法的质量控制。还介绍了儿童、肌少症、身体成分分析和下颌骨 DXA 检查的方法,以及临床常见的 DXA 骨密度检查质量控制图谱。后半部分介绍了骨质疏松症体外检查方法,如血和尿的检测。血液检查包括血生化,相关激素,骨转换生化标志物;尿液检查包括钙、磷、肌酐等。

本书可供骨质疏松症相关的科室医师、技师、护师、研究生等医务人员阅读参考。本书不足之处,希望读者和专家给予帮助和指正。

序

随着经济和社会的发展和进步，人们对骨质疏松症的认识越来越重视。特别是最近 10 余年，我国在骨质疏松症诊疗方面有了很大的进展。但相对于欧美一些国家，我们还相对落后，尤其在骨质疏松症诊断"金标准"DXA 等诊断检测方面还存在一定的差距。DXA 检查在三级医院的普及率还远远不够，即使有 DXA 设备的医院其检测技术人员有些没有经过正规培训，无证上岗。因此本书在简要介绍骨质疏松症临床体内、外检查方法的基础上着重介绍了骨质疏松症检查方法的质量控制。

本书比较前沿地介绍了有关儿童、肌少症、身体成分分析和下颌骨 DXA 检查的方法及其质量控制，对儿科学、老年学、内分泌等学科的发展与研究有一定的帮助和参考价值。

主编所在的科室利用 DXA 检查技术已有 30 年，科室拥有 2 台 DXA 设备，每年检查患者 1 万多例，负责医院骨质疏松症门诊及骨质疏松症的体外检查技术，参与国内外多项临床验证，已在国内外发表一定数量的有关骨质疏松症方面的论文，在临床上积累了不少经验。现把科室积累有关 DXA 检查质量控制图谱等分享给大家。本书汇总有关 DXA 检查的图 158 张，表格 59 张，对临床一线 DXA 检查的技术员、护师和医师理解 DXA 检查报告有一定的帮助。

本书具有较强的实用性和新颖性。不仅介绍了目前诊断骨质疏松症的新技术，还强调其质量控制。重点突出，简明扼要，查阅方便，是临床医师、技师、护师、研究生有参考价值的工具书。

章振林

上海交通大学附属第六人民医院骨质疏松科主任

中华医学会骨质疏松和骨矿盐疾病分会主任委员

2021 年 10 月 13 日

前　言

　　骨密度检查可以发现骨质疏松症。目前国际公认的 DXA 骨密度检测仪可以同时检查腰部和髋部的骨密度,从而诊断和发现骨质疏松症。推荐 65 岁以上的女性和 70 岁以上的男性定期进行骨密度检查,做到早诊断、早治疗、早预防、早受益。

　　本书系统汇总了体、内外检测骨质疏松症的检查方法。目前我国在骨质疏松症检测方面还处在一个初级阶段,大多数医疗机构还没有对检测人员进行资质培训;在欧洲和美国,从事骨质疏松症检查、诊断和治疗的工作者一般都要取得国际临床骨测量学会(ISCD)技术员培训考试合格证书以及 ISCD 医师培训考试合格证书等。本书列举的临床常见 DXA 骨密度检查质量控制图谱,对于我国从事骨质疏松症检查和诊断的医务工作者有极其重要的帮助,并可作为从事骨质疏松症检查工作者的参考书。本书编者为骨质疏松症临床一线工作者,付出了辛苦的劳动,不足和欠缺之处,希望给予帮助和指正。

赵燕玲

国际临床骨测量学会主席

2021 年 10 月 13 日

目　录

/ 体　内　篇 /

体 内 篇

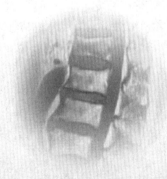

第一章

骨质疏松症概述

第一节　骨质疏松症简介及其定义演变

骨质疏松症(osteoporosis,OP,来自希腊文 porous bones,意为"多孔的骨头")最早由欧洲病理学家波默(Pommer)于 1885 年提出,1941 年奥尔布赖特(Albright)明确提出骨质疏松症的概念(图 1-1、图 1-2)。1990 年丹麦举行的第三届国际骨质疏松研讨会,以及 1993 年在我国香港地区举行的第四届国际骨质疏松研讨会上,对骨质疏松才有了明确的定义,并得到世界的公认。1999 年,我国第一届骨质疏松症诊断标准研讨会对骨质疏松症定义如下:原发性骨质疏松症是以骨量减少,骨小梁变细、断裂、数量减少,骨皮质多孔、变薄为特征,并由此导致骨的脆性增高及骨折风险增加的一种全身性骨病。特点是骨矿物质和骨基质等比例减少。骨强度主要取决于骨密度和骨质量 2 个因素,骨强度的降低使骨在遭受外力时容易发生骨折。世界骨质疏松日是指在 1996 年由英国国家骨质疏松学会创办的纪念日。1998 年,世界卫生组织(WHO)将世界骨质疏松日定在每年的 10 月 20 日。

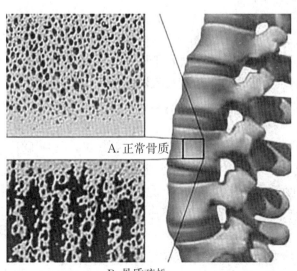

A. 正常骨质

B. 骨质疏松

图 1-1　椎体骨质疏松症示意图

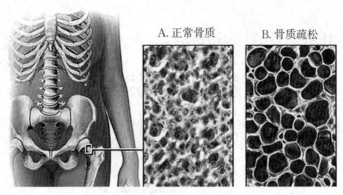

A. 正常骨质　　B. 骨质疏松

图 1 - 2　髋关节正常骨基质和骨质疏松症示意图

骨质疏松症最早的定义,主要用于区分骨质疏松症与骨软化症,没有描述骨质量。1991年,其定义引入了骨质量的概念:骨质疏松症是指以低骨量、骨显微结构退化、骨脆性增加易发生骨折为特征的一种全身系统性骨骼疾病。最新的定义:骨质疏松症是一种以骨强度降低导致骨折风险增加为特征的全身性骨骼疾病。骨质疏松症也可以根据发生或曾经发生过微创或脆性骨折史诊断。

检测骨质疏松的体内检查最初为 X 线片。1963 年为检测前臂采用单光子骨密度测量法(SPA)。1983 年第一台中轴骨骨密度测量仪问世,1987 年至今采用双能 X 射线吸收法(dual energy X-ray absorptiometry, DXA)为诊断的"金标准"。

第二节　流行病学

一、骨质疏松症流行病学

骨质疏松症流行病学调查正是基于 DXA 精准测定骨密度值进行评估的。国内外调查数据显示,年龄与骨质疏松症患病率呈显著正相关,女性患病率显著高于男性。据国际骨质疏松基金会(IOF)统计,全球约有 2 亿骨质疏松症患者,美国和欧洲绝经后妇女 30% 患病。美国估计有 800 万妇女患有骨质疏松症,2 200 万妇女有骨量减少。全球妇女一生中发生骨质疏松性骨折风险为 30%～40%。欧洲 50 岁以上妇女椎体骨折的发生率为每年 11/1 000。1988—1994 年美国健康和营养第 3 次调查(NHANES Ⅲ),使用 DXA 检测 50 岁或以上人群股骨颈部位骨密度,以 20～29 岁年轻男性或女性骨密度作为峰值。结果显示,白种人群、西班牙裔和非洲裔妇女骨质疏松症患病率分别为 21%、16% 和 10%,男性患病率较低,分别为 4%、2% 和 3%。显然骨质疏松症患病率种族间差异显著,后续调查均证实非洲人群骨质疏松症检出率较低。最近报道的 NHANES 2005—2006 年数据显示,按股骨颈部位骨密度值,50 岁或以上人群骨质疏松症和骨量减少患病率女性分别为 10% 和 49%,而男性分别为 2% 和 30%。与 NHANES Ⅲ 1988—1994 年数据比较,本次调查发现老年人群中骨量减少患病率在增加,与 50 岁以上人群在美国人口中构成比增加有关。美国和欧洲不同地区骨质疏松患病率有所差异,主要是由于峰值骨密度的参考人群年龄段的选择有争议,采用 20~29 岁或 20~40 岁人群的骨密度作为正常标准,会导致骨质疏松检出率差别明显,迄今对此问题没有统一的标准。

国内尚无确切的全国性骨质疏松症患病率,但近几年开展了各城市较大样本的检测,长沙女性骨密度数据显示 50~59 岁、60~69 岁、70~79 岁和 80 岁以上,腰椎 2~4 骨质疏松症检出率分别为 19.7％、47.4％、53.6％和 60.5％;股骨颈部位分别为 3.9％、16.8％、40.8％和 67.4％。以同样的年龄段分组,上海男性数据显示,腰椎 1~4 分别为 4.2％、4.6％、7.5％和 8.3％,股骨颈部位分别为 1.5％、5.5％、10.8％和 14.6％。显然,女性随增龄呈现腰椎和股骨颈部位骨密度明显减低,尤其是腰椎骨质疏松症检出率在各年龄段均高于股骨颈部位,但男性由于腰椎退化等原因,腰椎骨密度变化与增龄无相关性,而股骨颈部位骨密度变化与增龄呈负相关。因此,股骨颈部位更能准确地反映骨密度变化。临床上,对男性骨质疏松症的诊断应该依赖股骨颈部位骨密度的检测,更大规模国内多中心协作完成的数据同样得出上述结论。

二、骨质疏松性骨折流行病学

骨质疏松症容易导致脆性骨折(即低暴力下发生的骨折,指在站立高度或者较低处跌倒出现的骨折),以脊柱、髋部和桡骨远端骨折为常见,尤其以髋部骨折风险性最大,常是老年人的死亡原因。根据 IOF 统计,50 岁以上女性一生中发生 1 次或者多次骨折者至少达 40％,男性为 15％~30％。虽然男性发生脆性骨折患病率要低于女性,但男性发生髋部骨折后病死率显著高于女性。然而,近年各国经济高速发展,且大力防治骨质疏松,但骨质疏松性骨折的发病率不降反增,而且未来几十年,髋部骨折会显著增加,重灾区当然是人口众多的亚洲,尤其是中国。

骨质疏松症患者,发生脊柱压缩性骨折常被临床忽视。全球情况一致,即使伴有疼痛或者生活质量下降,也只有 10％脊柱压缩性骨折患者住院。椎体骨折多发生于腰椎 1、2 和胸椎 11、12。X 线检查临床多根据 Genant 半定量法评估骨折程度,分为轻、中、重度。对于新发骨折,欧洲调查显示:经过年龄标化后,女性和男性每 1000 人检出 X 线形态学的脊柱骨折发生率分别为 10.7/年和 5.7/年。

美国罗切斯特(Rochester)和明尼苏达(Minnesota)大学的研究显示,50~59 岁、60~69 岁、70~79 岁和 80 岁以上女性脊柱骨折患病率分别为 11.1％、14.6％、31.6％和 55％。1998 年,北京市学者调查显示,与上述相同年龄段女性脊柱骨折患病率分别为 4.9％、16.2％、19.0％和 36.6％;同时发现女性脊柱骨折患病率显著高于相同年龄段的男性,60~69 岁、70~79 岁和 80 岁以上年龄段男性脊柱骨折患病率分别为 10.0％、16.5％和 25.0％。

显然,中国老年人群脊柱骨折患病率低于西方白种人群,相似情况也在髋部骨折中观察到。徐等对北京髋部骨折的调查显示,1990—1992 年男性和女性髋部骨折年发生率为 97/10 万人和 87/10 万人;日本和韩国女性分别为 73.2/10 万人和 52.8/10 万人,而西方白种女性则为 100/10 万人。亚洲女性有较低的髋部骨折发生率,以前认为与亚洲人群具有较短的髋部轴长有关,但我们的研究并未发现二者的联系。近年,中国人口结构和生活习惯等发生显著变化,脊柱和髋部骨折发生率是否随之而变化,是我们关注的问题。北京协和医院徐苓和夏维波教授再次调查了北京 2002—2006 年脊柱和髋部骨折发生率,初步结果显示,男女性髋部骨折发生率比 1990—1992 年显著增加,每年均数分别为 138/10 万人和 243/10 万人。

研究发现,大多数骨质疏松性骨折并非发生在骨密度低于 $-2.5\ SD$(T 值)人群,而是在低骨量(T 值为 $-1.0\sim-2.5\ SD$ 之间)人群。由于骨密度低于 $-2.5\ SD$ 为干预阈值,对于该部分人群进行了治疗,而忽视了对骨量减少人群的干预。因此,我国更要引起关注。临床上,对骨量减少患者,要评估风险因素,以决定是否给予抗骨质疏松治疗。考虑到可操作性,WHO 最近推荐使用骨折风险测评系统(FRAX $^{®}$)。该软件计算容易,按照年龄、性别、体重指数,以及危险因素,加上股骨颈骨密度,计算该患者 10 年发生髋部骨折的概率(骨折的绝对风险),按照计算出的骨折概率决定是否行干预治疗。由于中国缺乏前瞻性髋部骨折发生率和骨质疏松药物经济学的数据,目前的干预阈值主要参考西方白种人群的资料,是否适合于我国应用尚有争论,就目前而言,是值得我们临床借鉴的评估方法。

20 世纪 90 年代,全世界约有 2 亿人受到骨质疏松的威胁,7 500 万人患骨质疏松症。美国 50 岁以上的男性和女性骨质疏松症患病率分别为 3%～6% 和 13%～18%;低骨量的男性和女性患病率分别为 28%～47% 和 37%～50%。加拿大一项关于骨质疏松症的研究结果显示,女性腰椎和股骨颈骨质疏松症的患病率分别为 12.1% 和 7.9%,总患病率为 15.8%;男性腰椎和股骨颈骨质疏松症的患病率分别为 2.9% 和 4.8%,总患病率为 6.6%。骨质疏松症造成的严重后果是骨折,以腰椎、髋骨和腕骨骨折为多见。我国 60 岁以上骨质疏松症患者约为 2 900 万人,低骨量患者为 1 700 万人。50 岁以上人群骨折总患病率为 26.6%,髋骨骨折为 1.9%,前臂骨折为 4%,脊椎骨折为 13.1%。

第三节　骨质疏松症病因分类及机制

一、病因

1. 内分泌因素　与骨质疏松症发生相关的激素如下。①性激素:雌激素、雄激素和孕激素;②甲状旁腺激素(parathyroid hormone,PTH);③降钙素(calcition,CT);④活性维生素 D;⑤甲状腺素;⑥皮质类固醇;⑦生长激素等。前 4 种激素,特别是性激素在骨质疏松症的发生中起决定性作用,尤其对女性的影响更为显著。雌激素具有抑制骨吸收、增强成骨细胞活性、抑制骨钙溶出及促进骨重建等作用,可直接作用于肾脏,提高 1α-羟化酶活性,促进 $1,25$-二羟维生素 D_3 产生及钙吸收;促进 CT 分泌,增加其血清基础值;作用于甲状旁腺,降低 PTH 分泌,抑制骨吸收;作用于成骨细胞和破骨细胞,阻止骨吸收。雄激素具有促进蛋白质、骨基质合成的作用。老年人由于性功能减退,雌激素及雄激素生成减少,更易发生骨质疏松。

2. 营养因素　在骨吸收和骨形成的动态平衡过程中,钙、磷两种元素对骨骼的影响较大,钙、磷代谢异常为骨质疏松症形成的主要原因。另外,蛋白质、微量元素(如氟、镁、锌)、维生素 C 和维生素 D 等的异常也与骨质疏松症密切相关。

(1) 钙:成年人体内钙含量约为体重的 1.5%,其中 95% 以上存储在骨骼内构成"钙磷库",成为骨量的主要原料。钙缺乏是引发骨质疏松症的主要原因之一,正常成年人每日骨钙丢失约 10 mg,每日钙的最少需求量为 600～1 000 mg。多项研究结果显示,钙摄取在最大需要量以上时,骨质疏松症及其导致的骨折发生率显著下降。

(2) 磷:磷是骨质无机成分中仅次于钙的第二大元素。80% 的磷以羟基磷灰石的形式存在于骨骼和牙齿中,其他 20% 以有机磷形式存在于软组织和体液中。磷与钙共同参与骨代谢,低磷可促进骨吸收,降低骨矿化速度;高磷可使细胞内钙浓度降低,促进 PTH 分泌,骨吸收增加,引发骨质疏松。

(3) 镁:镁不但是促进钙吸收的关键物质,而且可以促进维生素 D 的羟化过程,调节PTH 和 CT 的平衡。当镁缺乏时,PTH 释放、CT 受抑制而影响骨对钙的吸收。

(4) 蛋白质:蛋白质是骨骼有机质合成的重要原料,摄入不足或过量都会对钙平衡和骨量起负性调节作用。目前已明确,肠钙吸收与蛋白质摄入量呈反比,特别是酸性氨基酸可抑制肠钙吸收,含硫氨基酸过多可酸化尿液,减少肾小管对钙的重吸收,促进尿钙排出。蛋白质过度摄取可影响人体内环境,干扰钙磷代谢平衡,引起钙过多流失;而摄入不足引发的负氮平衡,则可引起胰岛素样生长因子Ⅰ(IGFⅠ)缺乏,阻碍成骨细胞建造必需有机基质,骨矿沉积受阻、骨形成降低而影响骨质量。正常成年人每日蛋白质需要量为 70 g 左右,蛋白质摄入量增加 1 倍时,尿钙排出量增加 50%。

(5) 其他:维生素摄入不足,过量饮酒,吸烟,高盐,高咖啡因饮食等容易导致骨形成减少、骨吸收增加,从而引发骨质疏松。

3. 性别及年龄因素　年龄是影响人体骨矿含量的主要因素之一。30～40 岁时骨量达到峰值,并维持相对稳定 5～10 年。女性 40～49 岁、男性 40～64 岁时骨量开始缓慢减少。女性 50 岁以后的 5～10 年,特别是在绝经期后,由于血中雌激素等水平下降,骨量急剧流失,80 岁以上达流失高峰,女性骨质疏松患病率可达 100%。60 岁妇女每增龄 5 岁,骨折发生率增加 1 倍,80 岁亚洲妇女每年发生髋部骨折的风险为 1%。而男性的骨量丢失始终是缓慢进行的,骨质的总丢失量较女性少,骨质疏松性骨折的发生率也较女性低。

4. 疾病及药物因素

(1) 部分全身性疾病可引发骨质疏松:①甲状旁腺功能亢进症(简称甲旁亢);②甲状腺功能亢进症(简称甲亢);③糖尿病;④肝肾疾病;⑤肠胃疾病;⑥自身免疫性疾病等。

(2) 长期使用某些药物可影响钙的吸收,使尿钙排泄增加,加速骨量丢失,从而引发骨质疏松。如:①肾上腺糖皮质激素;②抗癫痫药;③避孕药;④抗结核药;⑤含铝抗酸药;⑥肝素等。

5. 遗传及免疫因素　相关家系调查发现,46%～62% 的骨密度由遗传因素决定。因此,遗传因素是骨质疏松症发生的重要原因。免疫功能对骨重建有调节作用,其功能改变与骨质疏松症有一定关系。

6. 失用及环境因素　老年人因行动不便,户外运动及日照时间减少,维生素 D 合成减少,从而使肠道钙、磷吸收下降,骨形成及骨矿化降低。因骨折或骨病而需长期外固定的患者或长期卧床瘫痪者,极易引起骨质疏松症。气候的变化可影响人体的骨代谢及其营养状况;环境污染物中含有对骨骼有害的铅、铝、镉等重金属,通过呼吸或饮食进入人体后,可影响骨骼对钙、磷的吸收,成骨细胞少于破骨细胞,导致或加重骨质疏松。

二、分类

骨质疏松症主要分为原发性骨质疏松症和继发性骨质疏松症。原发性骨质疏松症除特发性(包括青少年型)外,分为Ⅰ型和Ⅱ型。Ⅰ型又称为绝经后骨质疏松症,为高转换型,主要原因为雌性激素缺乏;Ⅱ型又称为老年性骨质疏松症,为低转换型,由于年龄老化所致。继发性骨质疏松症指由任何影响骨代谢的疾病和(或)药物导致的骨质疏松。

1. 原发性骨质疏松症　原发性骨质疏松症主要由年龄增高、器官生理功能退化和性激素分泌减少引起,又分为Ⅰ型和Ⅱ型骨质疏松症。

(1) Ⅰ型:通常将绝经后骨质疏松症称为Ⅰa型,男性骨质疏松症称为Ⅰb型。Ⅰa型骨质疏松症好发于绝经后5～15年的妇女。发病机制主要是以雌激素分泌明显减少为诱因,破骨细胞为介导,从而引起骨吸收大于骨形成的高转换型骨质疏松症。实验室检查反映骨吸收和骨形成的生化标志物大多处于正常值高限,其特点是肠钙吸收减少,骨丢失加剧,其中以骨小梁丢失最为显著,多先发生在中轴骨(脊柱),逐渐波及周围骨(如桡骨远端、股骨上端、胫腓骨下端)。骨折以胸椎、腰椎和桡骨远端为主。Ⅰb型骨质疏松症是由于雄激素(睾酮)水平减少和活性降低所引发,为男性骨质疏松症的常见原因。雄激素水平随年龄增加而降低。在50岁以上男性中,有近半数血清睾酮水平低于正常,甚至降低50％,睾酮水平下降程度与骨丢失的增加显著相关。当雄激素水平降低到一定程度时,骨吸收和骨形成失去平衡,表现为骨形成减少、骨吸收增加,从而引发骨质疏松。其骨折多发生在髋部,以股骨颈和粗隆间骨折为主。

(2) Ⅱ型:以70岁以上人群为多发,男女比例为1∶2。该型骨质疏松症的发生是由于维生素D受体储备减少,肠钙吸收障碍,引起血钙水平下降,骨丢失加快;运动减少,日照不足,胃肠道消化功能减退,营养素及微量元素摄入不足,也会影响成骨细胞活性,使骨形成减少。其骨丢失主要发生在骨小梁,也可发生在骨皮质。

2. 继发性骨质疏松症　由于某种疾病或药物等诱发的骨质疏松症,根据发病原因可归纳为以下几种。

(1) 内分泌性骨质疏松症:包括糖尿病性骨质疏松症、甲亢性骨质疏松症和甲旁亢性骨质疏松症等。

(2) 药物性骨质疏松症:包括肾上腺皮质激素性骨质疏松症、影响肝酶药物性骨质疏松症等。

(3) 慢性阻塞性肺疾病致骨质疏松症:包括慢性阻塞性肺疾病(COPD)的中老年人,吸烟,COPD时使用激素治疗,维生素D摄入不足,性功能减退,体重指数下降,室外和室内活动减少等。

(4) 失用性骨质疏松症:以四肢骨和髋骨较为明显,对中轴骨影响较小。骨质疏松症易引起骨折,骨折后又可继发骨质疏松症,从而形成恶性循环。

3. 特发性骨质疏松症 指儿童、青少年和成年人不明原因的骨质疏松症,包括青少年骨质疏松症、青壮年骨质疏松症,以及妊娠、哺乳期骨质疏松症。此类骨质疏松症并不常见,病因和发病机制目前尚不清楚。主要临床表现是不明原因的背部、腰髋部、足部疼痛及骨折,X 线摄片多为相应部位骨吸收表现。有的无症状而在体检做 DXA 检查时被发现。

/第四节/ 老年性骨质疏松症发生的相关因素

骨质疏松发生呈年龄与发病率相关。随着科学技术的进步,人们已经从分子生物学层面对骨质疏松有了深入的了解,并在基因遗传学、细胞因子的作用机制研究上取得了一定成就。

一、老年性骨质疏松症发生的相关因素

1. 低密度脂蛋白受体相关蛋白 5 我国医学专家通过对骨质疏松-假性神经胶质瘤综合征家族遗传信息的研究发现,该综合征家族中携带突变的低密度脂蛋白受体相关蛋白 5(LRP5)基因,但未发病个体的骨密度较正常人群显著降低。国外有人对纯合子小鼠 LRP5 基因进行敲除后,表现出明显的骨质疏松和假性神经胶质瘤的发生。杂合子小鼠骨密度表现较纯合子小鼠为低。科伊(Koay)等按照骨密度从低到高的顺序研究了约 1 000 例英国白种成年人的 LRP5 基因改变,结果得出 LRP5 基因多态性与骨密度改变关系密切的结论,LRP5 基因变异导致骨质疏松-假性神经胶质瘤综合征携杂合子个体骨密度较常人显著降低,且易于发生成年型骨质疏松症。一系列研究表明,LRP5 基因在骨密度调节中起重要作用。

2. 1 型胶原蛋白 1 型胶原蛋白(collagen type 1,COL1)是机体内胶原蛋白的主要成分,存在于各种组织中,在骨组织中参与骨的形成,并且与骨代谢关系密切。骨抗张强度大小直接与胶原纤维有关,随着年龄的增长,COL1 合成下降,骨组织脆性增加,骨折风险性增大。目前已经证明 2 条 α_1 链和 1 条 α_2 链组成 COL1,其编码基因 COL1A1 和 COL1A2 分别位于染色体 17q21.3 - 22 和 7q21.3 - 22.1 上,且主要集中在对 COL1A1 基因的研究上。1996 年,格兰特(Grant)等研究发现 COL1A1 基因存在一个 G/T 多态的第 1 内含子区转录因子 Sp1 结合位点,有意义的现象是 GG 基因型的妇女骨密度较 GT 及 TT 基因型增加明显。曼恩(Mann)等进一步对 G/T 多态性的研究发现,T 等位基因增加了对 Sp1 蛋白的亲和力,使 COL1A1 基因转录增加、α_1 链三聚体出现,导致骨强度下降。

3. 雌激素受体基因 雌激素受体(ER)基因多态性与骨密度关系密切,特别是绝经后由于机体内雌激素环境的巨大改变,直接导致骨质疏松症的发生。作为与雌激素作用相互偶联的雌激素受体,其功能变化也直接关系雌激素作用的效果,因而对雌激素受体的研究变得尤为重要。阿尔巴哈(Albagha)等报道位于 $ER-\alpha$ 基因(ESR1)第 1 内含子区的 PvuⅡ、XbaI 多态性与绝经后妇女骨密度关系密切,$PPxx$ 基因型者骨密度值明显降低。另有研究报道 $ER-\alpha$ 基因多态性与骨密度密切相关。目前,对 ER 基因多态性的研究尚待深入。

4. 雌激素 雌激素作为女性抗骨质疏松的主要激素,其作用非常重要。许多细胞因子

都直接或间接通过调节雌激素的功能和表达量发挥作用,同时雌激素反作用于这些细胞因子或受体。在这些作用中,雌激素具有核心的作用。雌激素作用于成骨细胞上 $ER-\alpha$,使细胞表达骨保护素(osteoprotegerin, OPG)。雌激素可抑制 RANKL 对破骨前体细胞向成熟破骨细胞的诱导分化。雌激素缺乏可以降低与成骨有关的细胞因子 OPG、$TGF-\beta$ 的表达,由于 17β-雌二醇可以下调 RANKL、M-CSF 和 TRAILmRNA 表达,所以解除了对 RANKL、M-CSF 的抑制作用,RANKL、M-CSF 表达增加,导致破骨活动增强,骨质疏松症发生。TRAIL 与细胞凋亡关系密切,对 TRAIL 的调节说明雌激素可能通过细胞凋亡途径对成骨细胞和破骨细胞的数量进行调节。IL-6 和 $TNF-\alpha$ 是雌激素缺乏的早期作为旁分泌因素促进破骨细胞生成的重要细胞因子,与绝经后骨质疏松症密切相关。雌激素缺乏可通过 IL-7 激活 T 细胞,继而使 $CD4^+$ 细胞分泌 $TNF-\alpha$。雌激素可以降低成骨细胞和骨髓基质细胞中 IL-6 基因和 $TNF-\alpha$ 基因的表达。

5. **骨保护素**　骨保护素(osteoprotegerin, OPG)与作为 RANKL 的饵受体,通过竞争性地与 RANKL 结合,阻止破骨细胞的成熟分化而起到骨保护作用,已经成为骨代谢研究的热点。OPG 基因的多态性是研究的重点。目前已经发现 12 种人 OPG 基因多态性,其中女性绝经后骨质疏松患者 OPG 基因启动子中 245TyG209GyA、单核苷酸多态性(SNP)与骨密度的基因调节有关。

6. **维生素 D 受体基因**　维生素 D 受体(VDR)通过与活性维生素 D_3 的结合调节机体内钙磷代谢和骨矿化。目前发现 VDR 基因存在 4 个多态位点,任何一个位点的基因突变均可导致其受体功能的变化。特别是女性,VDR 基因多态性与骨质疏松症关系密切。

7. **转化生长因子-β_1**　有学者对日本 1 500 例 65～70 岁妇女的转化生长因子-β_1 (transforming growth factor-β_1, $TGF-\beta_1$)基因的碱基排列、雌激素水平、骨密度等指标进行研究,发现有 2 个碱基对绝经后骨量丢失起重要作用。

8. **骨形态发生蛋白基因 2**　骨形态发生蛋白基因 2($BMP-2$)在骨的形成中起重要作用。冰岛遗传解码公司对该国 200 多个家族进行分析,其中每个家族都包含多名骨质疏松症患者。分析结果显示一些家族中的患者在人类 20 号染色体一个区域上具有遗传共性。在此基础上识别出一个称为 $BMP-2$ 的相关基因,并发现该基因有 3 个形态会增加骨质疏松症的发病风险。携带这 3 个形态中的任何一种都有可能使骨质疏松症的风险增加到正常人的 3 倍。

9. **基质金属蛋白酶**　成骨细胞分泌基质金属蛋白酶(matrix metalloproteinase, MMP)。MMP-1、MMP-2 在骨重建过程中起重要作用,二者通过对骨基质的降解,促进骨基质更新和矿化,增加成骨趋势。所以,MMP 成为骨吸收与骨形成过程互相调节的偶联因子。MMP-2 与成熟成骨细胞活性有关。费兰蒂(Filanti)等报道成熟的成骨细胞较高地表达 MMP-2,当成骨细胞接收到骨吸收的信号后,分泌 MMP 降解成骨细胞下的 I 型胶原,从而激活破骨细胞,启动骨吸收过程的发生。

10. **降钙素和降钙素基因相关肽**　降钙素(CT)是由降钙素基因(calcitonin gene)编码的具有调节骨代谢作用的重要激素。1961 年,科普(Copp)等发现 CT。CT 主要由甲状腺 C 细胞分泌,可与破骨细胞膜上的 CT 受体结合以抑制骨吸收,并且已经应用于临床治疗骨质疏松症。研究亦发现,降钙素基因相关肽(calcitonin gene-related peptide, CGRP)对骨代谢也起着重要的作用。帕扎尔(Ballica)等通过对小鼠 *CGRP* 基因的转染,使成骨细胞表达过量 *CGRP*,结果明显增加了骨密度,可能是 *CGRP* 促进了成骨细胞数量及功能增加。实验结果充分证明 *CGRP* 对骨代谢的调节作用。*CGRP* 是通过作用于成骨细胞和破骨细胞 *CGRP* 受体而发挥作用的。一个有趣的现象是生理水平的 *CGRP* 对破骨细胞不产生调节作用,只有高浓度 *CGRP* 释放到细胞周围时才可产生作用。

11. 甲状旁腺激素　甲状旁腺激素(PTH)是由甲状旁腺细胞分泌的具有重要作用的激素。一般认为,PTH 是破骨分解的骨代谢调节激素,其直接作用于骨和肾,促进骨钙动员和骨对钙的重吸收。PTH 促进 1α-羟化酶,使 25-羟维生素 D_3 转为活性 1,25-二羟维生素 D_3,间接地调节肠道钙磷吸收。同时能促进前成骨细胞或未成熟的骨样细胞增生分化,阻止成骨细胞凋亡。有研究者发现间歇性给予外源性 PTH 可以增强新生小鼠骨骼强度,增加成骨细胞形成,抑制成骨细胞凋亡。PTH 还可以通过对骨保护素 OPG 与 RANKL 的反向调节,有效地促进破骨细胞的分化与激活。PTH 刺激成骨细胞分泌 IL-6,使破骨细胞活化。所以 PTH 对骨代谢起着双重调节作用。

12. 白细胞介素　1998 年,威代尔(Vidal)在对 MG63 的研究中发现,白细胞介素(interleukin, IL),如 IL-1α 呈浓度依赖性的方式增加 OPG mRNA 的表达。IL-6 对 OPG mRNA 表达没有明显的作用。IL-18 可以促进基质细胞和成骨细胞 OPG 的表达。单核细胞和巨噬细胞分泌的 IL-1、TNF-α 和 IL-6 等细胞因子直接或间接地作用于骨钙素(osteocalcin, OCN)前体,诱导其分化为成熟 OCN,促进骨吸收,导致骨质疏松症发生。由于成骨细胞、单核细胞和 T 细胞产生的 IL-6 在骨组织中对破骨细胞活化作用,因而其在绝经后骨质疏松症的发生中具有重要作用。另有研究证明,绝经后妇女的 IL-6 基因变异与骨密度之间相互偶联。

13. 巨噬细胞集落刺激因子　巨噬细胞集落刺激因子(macrophage colony-stimulating factor, M-CSF)及 RANKL 由成骨细胞和基质细胞分泌、是介导前体 OCN 向 OCN 分化的 2 个必需的细胞因子。M-CSF 结合在前体 OCN 受体 *c-Fms* 上,RANKL 结合在前体 OCN 受体 RANK 上。体外试验证明,经 M-CSF、RANKL 处理的骨髓细胞在鼠胫骨皮质骨上培养出现 TRACP 阳性的多核破骨细胞,并且出现骨吸收凹。体外试验也证实,M-CSF 能诱导 OCN 融合、延长 OCN 的存活时间并引导其趋化运动。

14. 肿瘤坏死因子　1998 年,布兰德斯特仑(Brandstrom)等研究证明 TNF-α 和 TNF-β 可以时间和浓度依赖的方式上调 OPG mRNA 表达。也有实验证明,TNF-α 能够刺激基质成骨细胞样细胞合成 IL-6、IL-11 和甲状旁腺激素相关蛋白(PTHrP),间接促进成骨细胞 RANKL 的表达,进而诱导前体破骨细胞的成熟分化。

15. 前列腺素 E2　2001 年,日本人杉山(Sugiyama)在对风湿性关节炎患者成骨细胞系细胞的研究中发现,骨性关节炎患者合成前列腺素 E2(prostaglandin E2, PGE2)的能力明显增高,说明 PGE2 表达量的变化参与了风湿性关节炎患者中炎症反应与骨质丢失。现已证明,PGE2 对原代培养的人骨髓干细胞是以浓度和时间依赖性的方式调节的。由于抑制 OPG mRNA 的表达,推测 PGE2 通过 OPG/RANK/RANKL 系统发挥促进破骨细胞成熟分化,进而促进骨吸收作用。

16. 活性维生素 D_3　活性维生素 D_3 是机体内骨代谢过程中具有重要作用的细胞因子,

通过促进钙吸收及骨形成、抑制骨钙丢失而发挥作用。鲁德曼（Roodman）等已经明确了 $1,25$-二羟维生素 D_3 对正常灵长类动物骨髓单核细胞具有 OC 特性的多核细胞诱导分化作用，CT 可以对抗这一诱导功能。

17. OPG/RANK/RANKL 系统　　OPG/RANK/RANKL 系统是成骨细胞调节破骨细胞功能的重要系统。作为破骨细胞生成的基本信号系统在骨代谢中具有重要作用。多种细胞因子或激素最终通过此系统完成对破骨细胞的分化、成熟的调控。其中 RANKL 和 M-CSF 是这一过程中处于核心地位的 2 个必需细胞因子。成骨细胞和基质细胞分泌的 M-CSF 和 RANKL 分别结合在前体 OC 受体 $c-Fms$、RANK 上，诱导前体 OC 成熟分化。OPG 是 RANKL 的饵受体，竞争性与 RANK 结合，抑制破骨细胞的分化、成熟，诱导其凋亡过程的提前发生。

RANKL、M-CSF 的具体作用机制如下：成骨细胞和基质细胞在 IL-1、IL-6、PGE、维生素 D_3 等细胞因子及激素作用下分泌 RANKL、M-CSF。M-CSF 和 RANKL 分别结合在前体 OC 受体 $c-Fms$ 和 RANK 上，协同发挥诱导作用。RANKL 与 RANK 形成三聚体，募连细胞质内肿瘤坏死因子活化因子 6（TRAF6）与胞质内蛋白激酶（$c-src$），刺激磷脂酰肌醇 3 激酶/苏氨酸蛋白激酶轴（PI3K/Akt 轴）。该轴是调控破骨细胞凋亡的重要通路。RANKL 与 RANK 结合后的另一重要通路是通过活化 3 个 MAPKS（丝裂素活化蛋白激酶，包括 $c-Jun$ 氨基末端激酶 JNK，细胞外调节蛋白激酶 ERK，P38）而发挥作用。OPG 亦由成骨细胞和基质细胞表达，作为成骨细胞 RANKL 的饵受体，与 RANK 竞争结合 RANKL，从而抑制 OC 成熟分化。由于多种激素和细胞因子均可通过调节 OPG/RANK/RANKL 系统发挥调节骨代谢作用，故雌激素下降后多种细胞因子的分泌异常是绝经后骨质疏松症的重要原因，同时高 RANK/OPG 浓度是决定 OC 发生的主要分子信号机制。

18. 其他　　Ⅱ型、Ⅸ型胶原等基因和其他一些细胞因子基因编码的蛋白质都参与了骨代谢活动的调控，这些基因的多态性及变异性均可导致骨代谢异常。因此，对这些基因的研究已成为骨质疏松症研究领域的热点。

二、研究新进展及展望

近年来，发现多种与钙离子跨膜转运有关的通道。$TRPV5$ 和 $TPRV6$ 为瞬时性受体电位通道（TRP）超家族中具有代表性的 2 个通道。国外有人对小鼠 $TRPV5$ 基因进行敲除后，出现严重的钙离子代谢紊乱，表现为明显的高血钙及骨质疏松发生，证明了 $TRPV5$、$TPRV6$ 对钙离子及骨代谢的作用。目前的研究主要集中在 $TRPV5$ 和 $TRPV6$ 在肾脏和小肠中表达及调节方面，在骨组织中的表达特点及调节机制尚不清楚。随着对 $TRPV5$、$TPRV6$ 研究的深入，为 OP 病因学及治疗开辟了全新的领域。

／第五节／　原发性骨质疏松症的遗传学研究进展

原发性骨质疏松症的病因是多方面的，既往的双生子和家系研究表明，遗传因素在骨质疏松症的发病中起重要作用。骨密度(BMD)的变异50%~70%是由遗传因素决定的,研究表明骨质疏松症是一种多基因遗传的复杂疾病,是环境因素和遗传因素共同作用的结果。

骨质疏松症的遗传学研究已成为骨生物学研究最为活跃的研究领域之一。鉴定多基因病的易感基因通常可采用连锁分析和关联分析的策略。连锁研究常用于疾病易感区域的定位,研究所需要的样本常为多代或至少两代疾病家系。连锁分析通过观察遗传标记在家系中与疾病表型的共分离情况,了解疾病位点和遗传标记位点间是否发生重组,通过遗传标记的位置对疾病的易感区域进行相对定位。至今,在数十个不同人群中开展的连锁分析已报道了有些与骨质疏松症相关的连锁区域,其中有几个区域在不同人群中得到了重复的结果,如1p36、2q23、24、4q32、7p21、11q12、13、13q等。连锁分析虽然提供了一些可能的骨质疏松症的易感区域,但发现的连锁区域通常较大,可能包含了很多个基因,要在这些区域中进一步定位骨质疏松症的易感基因还存在较大的困难。另外,连锁分析对由多个微效基因和环境因素共同作用所致的复杂疾病的研究效能较低,具体表现在不同的研究中难以重复。因此,对复杂疾病进行基因定位需要采取新的策略。

候选基因的关联研究是复杂疾病易感基因研究领域广泛运用的方法,常采用基于人群的病例-对照设计,通过比较候选基因某些多态性位点的等位基因或基因型频率在病例-对照组中分布的差异,了解该基因与疾病间的关系。候选基因的选择多是参照疾病的病理生理学机制、连锁研究定位的易感区域或比较基因组研究的结果。

自1992年莫里森(Morrison)等首先报道维生素D受体(VDR)基因型与骨密度密切相关后,迄今已发现并报道大量与骨质疏松症相关的候选基因,但对这些基因位点的研究结果尚存争议。研究的基因主要涉及与骨质疏松症相关的多个病理生理学通路。目前报道可能与骨质疏松症或BMD有关的基因超过100个,其中研究较多的基因包括VDR基因、雌激素受体(ESR1/ESR2)基因、1型胶原A(COL1A1)基因和LRP5基因,其他文献报道的与BMD或骨质疏松症有关的基因还包括瘦素受体(LEPR)基因、胰岛素样生长因子1(IGF-1)基因、白细胞介素6(IL-6)基因、亚甲基四氢叶酸还原酶(MTHFR)基因、钙敏感受体(CaSR)基因、骨钙素(BGP)基因、降钙素受体(CTR)基因、芳香酶19(CYP19)基因、护骨素(OPG)基因和骨形态发生蛋白2(BMP2)基因等。

近年来,随着基因组计划和HapMap计划的完成,以及高通量基因芯片的开发,使得全基因组关联研究成为可能。研究者利用基因芯片技术扫描的单核苷酸多态性(SNP)可达到数十万个,如此高密度的SNP检测使致病DNA变异的研究变得更加容易。

2007年,弗明汉(Framingham)研究首先完成了与骨质疏松症相关的全基因组关联分析。该研究采用100K的基因芯片,对241个家系的1141个个体进行了基因分型,分析了70987个SNP位点与骨量及骨形态相关表型的关系,结果发现6个基因与BMD有关,分别是COL1A1、CYP19、ESR1、LRP5、MTHFR和VDR基因。考虑到检验的SNP位点和表型的数目众多,研究者慎重地指出在没有得到独立样本重复验证或功能研究验证之前,还不能明确这些SNP位点和骨质疏松症的关系。

接着理查(Richards)等在欧洲人群中进行了一个样本总量达8557人的多阶段全基因组关联研究。结果显示LRP5基因的rs3736228与邻近TNFRSFl1B(OPG)基因的rs4355801多态和腰椎、股骨颈BMD以及骨质疏松症、骨质疏松性骨折均显著相关。该研

究进一步验证了 *LRP*5 基因和 *OPG* 基因与骨质疏松症的关系。

斯提卡斯多蒂尔（Styrkarsdottir）等应用基因芯片，获得 5 861 个冰岛个体超过 300 万个 SNP 位点的基因型数据，分析这些 SNP 位点与腰椎、髋部 BMD 的关系，从中挑选 74 个 SNP 位点分别在冰岛、丹麦和澳大利亚的 3 个独立人群中进行重复验证（样本量分别为 4 165、2 269 和 1 491 例），结果显示 5 个基因组区域和 BMD 显著相关，包括 *RANKL* (13q14)、*OPG*(8q24)、*ESR*1(6q25)、*ZBTB*40(1p36) 和 *MHC*(6p21)。同时发现，1p36、8q24、6p21、18q21（邻近 *RANK* 基因）、2p16、11p11 区域和骨质疏松性骨折有关。目前，对基因系 BTB 区域锌指结构(*ZBTB*40)的作用尚不明了，但其在骨组织中确有表达，提示可能与 Wnt 通路有关。

为了进一步验证上述研究结果，斯提卡斯多蒂尔（Styrkarsdottir）等对 5 375 人进行全基因组的分析，除证实之前的研究结果，还新发现了 2 个与 BMD 有关的基因，一个是位于 14q32 区域微管结合调节激酶 3(*MARK*3) 基因的 rs2010281，另一个是与硬化性骨病 (SOST) 相关基因的 rs72207ll、11sll07748 以及 rsl513670，位于 17q21 区域。这些新发现的基因与骨质疏松症的关系有待进一步研究和证实。

2009 年，里瓦德内拉（Rivadeneira）等对北欧人群的 GWA 研究结果进行了荟萃分析。样本量达 19 195 例，结果发现 20 个和 BMD 有关的位点，其中 13 个是新发现的，分别是：1p31.3(*GPRl*77)、2p21(*SPTBN*)、3p22(*CTNNBI*)、4q21.1(*MEPE*)、5q14(*MEF*2*C*)、7p14(*STARD3NL*)、7q21.3(*FLl*42280)、11p11.2(*LRP*4，*ARHGAPl*，*F*2)、11p14.1 (*DCDC*5)、11p15(*SOX*6)、16q24(*FOXLI*)、17q21(*HDAC*5) 和 17q12(*CRHRl*)。同时荟萃分析的结果证实了已经在全基因组分析中发现的与 BMD 相关的 7 个位点：1p36 (*ZBTB*40)、6q25(*ESR*1)、8q24(*INFRSFl* 1*B*)、11q13,4(*LRP*5)、12q13(*SP*7)、13q14 (*TNFSFl* 1) 和 18q21(*TNFRSFl* 1*A*)。

到目前为止，发现的基因包括已报道的基因 *ESR*1、*LRP*5、*OPG*(*TNFRSFI* I*B*)、*RNAK*(*TNFRSFl* 1*A*) 和 *RANKL*(1*NFSFl* 1)、*VDR*、*COL*1*A*1、*MTHFR*、*CYP*19、*PPARG*、*SOST*、*Osterix*(*SP*7) 和 *IBSP*；新发现的基因 *ANKH*、*MARK*3、*ADAM*19、*ZBTB*40、*ADAMTS*18、*TGFBR*3、*SOX*6、*PLCL*1、*CATSPERB*、*CLCN*1、*SFRP*4、*JAG*l 等，其中 *ESR*1、*LRP*5、*OPG*、*ADAMT*18、*Osterix*(*SP* 7)、*IBSP* 基因已在 2 篇及以上文献中得到重复发表。

维生素 D 是调节钙、磷代谢和骨骼矿化的重要激素，*VDR* 基因编码维生素 D 受体，该基因位于染色体 12q13 - 14，目前包括 BsmI、Apal、TaqI、Cdx2 启动子和 FokI 5 种限制性片段长度多态性(RLFP)已被深入研究。1992 年，莫里森（Morrison）等发现 *VDR* 基因多态性可以预测血清骨钙素水平，进一步研究发现 BsmI 多态与 BMD 变异存在一定的关联。随后世界各国研究者对 *VDR* 基因进行了大量的研究，国外一项对 *VDR* 基因多态性与女性骨质疏松症相关性的荟萃分析发现，BsmI 位点等位基因 b 和 B 在不同研究中存在异质性，高加索绝经后妇女 BsmI 位点多态性与 BMD 无明显相关性，高加索和东亚人 BMD 与 Apal、TaqI 和 FokI 多态性也无明显相关。乌特林登（Uitterlinden）等研究共有 26 242 名受试者参加（其中女性 18 405 名），其中有骨折史者为 6 067 名，结果显示 Fokl、BsmI、ApaI 和 TaqI 位点多态性与 BMD 和骨折均无相关性，但 Cdx2 启动子多态性可能与椎体骨折风险相关。

意大利学者对种族相对单纯的兰佩杜萨(Lampedusa)岛 424 名妇女 FokI 位点的研究表明，ff 型的腰椎 BMD 和骨超声值明显低于 FF 和 Ff 型，骨钙素和骨交联产物明显升高，提示该位点多态性与骨量和骨转换有关。我国也有 20 多项有关 VDR 基因多态性研究报道，得到的结果也不一致。

雌激素受体基因包括 ESR1 和 ESR2，分别编码雌激素Ⅰ型和Ⅱ型受体。ESR1 和 ESR2 分别位于 6q25 和 14q23 - 24。ESR1 内含子上的两个多态性位点 Pvull 和 XbaI 是各国研究者研究较多的，但不同的研究得到的结果也不一致。有研究者对以往的研究进行的荟萃分析提示 Pvull 位点和股骨颈 BMD 存在微弱的关联，而 XbaI 位点与 BMD 无显著相关。日本人市川(Ichikawa)等对 ESR2 基因上 11 个 SNP 位点与 BMD 的关系进行分析，结果发现 rs3020444 位点与 BMD 有显著的关联。我国香港 Kung 等在中国人群中的研究发现 ESR2 基因 5′末端的 T01213C 多态与内含子 5 内的 CA 重复多态之间存在强的连锁不平衡，1213C 等位基因携带者的 BMD 较低，发生骨质疏松症的风险增高。斯提卡斯多蒂尔(Styrkarsdottir)等在 GWAS 研究中结果发现，ESR1 基因的 rs9479055 和 rs4870044 两个 SNP 位点与髋部 BMD 具有显著相关性。而先前广泛研究的第 1 内含子的 PvuII (rs2234693)和 Xba I(rs9340799)两个酶切位点多态性和短重复序列并没有在 GWAS 研究中发现与骨质疏松症相关。

1 型胶原是骨基质中含量最丰富的蛋白质之一。COL1A1 基因编码 1 型胶原蛋白的 a_1 链、2 个 a_1 链与 1 个由 COL1A1 基因编码的 a_2 链一起组成 1 型胶原蛋白。COL1A1 基因启动子区一个 G 到 T 的突变可以破坏转录因子 Spl 的结合位点。该多态性位点被认为与 BMD 和骨质疏松性骨折有关。T 等位基因携带者发生骨质疏松性骨折的风险是 GG 纯合子个体的 2.9 倍，但也有研究认为该多态位点与 BMD 无关。对以往有关 Spl 位点和 BMD 以及骨质疏松性骨折关系的荟萃分析结果显示，Spl 多态位点与 BMD 存在一定的关联，并且能显著影响骨质疏松性骨折的发病风险。

LRP5 基因位于染色体 11q13，作为 frizzled 的协同受体，介导 Wnt 信号通路，而 Wnt 通路则参与成骨细胞的分化、增生和骨的形成。LRP5 是首先由龚瑶琴等在对一种单基因病，即骨质疏松-假性神经胶质瘤综合征(osteoporosis-pseudoglioma syndrome, OPS/ OPPG)致病基因研究中发现的。OPS 是一种常染色体隐性遗传病，临床主要表现为骨质疏松导致的骨折、骨骼变形以及异常的视网膜血管所导致的失明，二者均发生在婴幼儿期。LRP5 基因在胚胎发育过程和成年后广泛表达，存在于许多组织细胞的表面，在成骨细胞上也有表达，但破骨细胞上不表达。对 OPS 患者的基因分析，发现 LRP5 基因的功能突变导致 OPS，携带突变的杂合子个体 BMD 显著低于正常对照组，且易发生成年型骨质疏松。进一步对该基因作用机制的分析，提示 LRP5 可作为 Wnt 的共受体发挥作用，参与经典的 Wnt 信号转导途径，在成骨细胞增殖和功能维持中起关键作用。随后各国研究者对 LRP5 基因多态性与 BMD 的相关性进行了大量研究。2008 年，范·梅尔斯(van Meurs)等对欧洲及北美有关 LRP5 基因的研究结果进行荟萃分析，该分析共纳入 18 个研究团队 37 534 个个体，结果发现该基因的 Met667 以及 Vall330 位点与腰椎和髋部 BMD 均呈显著相关，同时这 2 个位点危险等位基因的携带者发生骨折的风险也明显升高。在弗雷明汉(Framingham)的 GWA 研究中，LRP5 基因的 rs4988300 位点与女性股骨颈 BMD 呈显著相关；在对欧洲人群

GWA 分析中,也发现 *LRP5* 的 rs3736228 位点(A1330V)与腰椎 BMD 和股骨颈 BMD 均呈显著相关。

OPG 基因位于染色体 8q24,属于肿瘤坏死因子(TNF)受体超家族的一种分泌性的糖蛋白,参与破骨细胞的分化以及骨的重吸收。对于转基因鼠模型的研究发现,在 OPG 过表达的小鼠中,其骨组织出现了类似石骨症样的改变;而在 *OPG* 基因敲除的小鼠中,则观察到早发的骨质疏松症。

朗达尔(Langdahl)等首先对欧洲人群 *OPG* 基因多态性和骨质疏松性骨折进行相关性的研究。研究发现,*A163 - G*、*T245 - G* 以及位于该基因 1 号外显子的 Gll81 - c 位点与椎体骨骨折存在密切关系。之后在不同人群中的重复性研究也陆续证明了该基因与 BMD 的显著相关性。最近,在 GWA 的研究中,也发现 *OPG* 基因 rs6469804 和 rs6993813 与 BMD 和骨质疏松性骨折呈显著相关,且这 2 个 SNP 位点之间还存在连锁分布。值得一提的是,这 2 个 SNP 位点和既往多次研究并得到重复验证的 G1181 - c 以及 T950 - c 也存在连锁分布。这一研究结果有力地说明 *OPG* 基因对于 BMD 的影响,提示 *OPG* 基因可能是导致骨质疏松症的候选基因之一。

从 GWA 研究的结果来看,Wnt 通路(LRP5)和 OPG/RANK/RANKL 系统可能在骨质疏松症的遗传中起重要作用。但骨质疏松症是一种由遗传和环境相互作用的复杂的疾病,而 GWA 研究很少能考虑到基因与环境之间的相互影响。虽然目前在骨质疏松症的遗传学研究方面取得了一定的进展,但这仅仅是一小部分,正如斯提卡斯多蒂尔(Styrkarsdottir)等所称,目前所发现的这些基因可能占所有与骨质疏松症和 BMD 相关基因不足 4%,对于临床诊断也无太大影响,因此还需要进行更深入的研究。随着全基因组扫描技术的日趋完善以及超大规模研究的开展,将为骨质疏松症的遗传学研究开辟一片新天地,并为该疾病的早期筛查、早期预防,新的靶向药物治疗的开发,提供有利的科学依据。

第六节　骨质疏松症的病理生理学概述

骨由骨基质、矿物质和细胞构成。骨基质由 90% 胶原及 10% 其他蛋白(骨钙素、骨粘连蛋白和骨桥蛋白)组成,这些均是目前临床用于检测骨转换的标志物;矿物质为羟基磷灰石(钙和磷);细胞为破骨细胞、成骨细胞和骨细胞等。

一、骨塑建与骨重建

塑建是指骨在生长过程中发生的骨大小和形状的改变。重建是指成熟骨骼更新骨和新骨替换旧骨的过程,常在疲劳损伤、微小骨折和其他因素下发生。

二、峰值骨量

峰值骨量是指一生中达到的最大骨量或骨密度,即在骨成长和骨矿积聚达到稳定时的骨量。

峰值骨量形成:不同部位的骨骼达到峰值的时间不同。转子 BMD 峰值骨量在青春期(14.2±2.0 岁);股骨颈 BMD 峰值骨量在青春后期(18.5±1.6 岁);脊椎 BMD 峰值骨量在20 岁早期(23.0±1.4 岁)。

峰值骨量主要由遗传和生活方式等决定。遗传包括性别和种族,它决定 70%~80%的骨量。生活方式包括钙、维生素 D 等摄取及锻炼、吸烟等,它决定 20%~30%的骨量。

三、骨密度随年龄变化而变化

在青少年期 BMD 迅速增加,随后平台期维持一段时间。每年年龄相关的骨丢失率在0.5%~1.0%。骨丢失在绝经后每年丢失 1.0%~2.0%,这种加速丢失持续 5~10 年;随着年龄增加,骨吸收大于骨形成、骨丢失发生。随着骨丢失的发生,骨质量同骨量一样开始下降。年龄相关的骨丢失将持续,直至骨量达到青少年前期水平(图 1-3、图 1-4)。

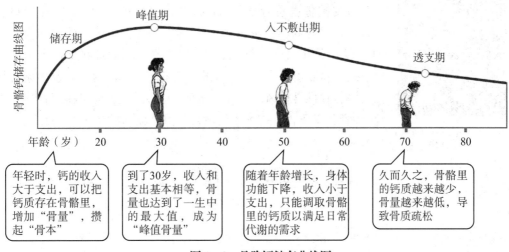

图 1-3 骨骼钙储存曲线图

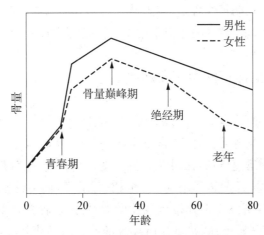

图 1-4 骨量相对于年龄的变化

四、性别和人种对 BMD 的影响

一般来说,男性 BMD 高于女性,黑种人 BMD 高于白种人。平均差异范围是白种人妇女的上限高于黑种人男人的下限。

五、DXA 术语:骨骼的区域分类

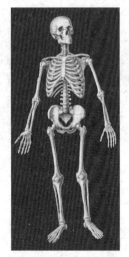

图 1-5　不同区域骨骼的骨构成不同

（1）中轴骨（轴骨）:脊椎、肋骨、胸骨、骨盆、肩和髋部。

（2）外周骨（附属骨,除了髋部和肩）:四肢（上肢和下肢）。

（3）不同区域骨骼的骨构成:皮质骨构成骨骼的外层和长骨的骨干和所有骨的外层。小梁骨或松质骨构成骨骼的内在结构,尤其是中轴骨。小梁骨和皮质骨的骨量、骨表面积、骨转换率不同。小梁骨占总骨量 20%、总骨表面积的 80%,每年骨转换率约为 25%;皮质骨占总骨量的 80%、总骨表面积的 20%,每年约更新 3%。每时每刻全身至少有 10% 的骨骼在重建。小梁骨和皮质骨的骨丢失发生时间不同,丢失率也不同。小梁骨在女性绝经早期快速丢失,随着小梁骨丢失,腕部骨折发生率增加;随着小梁骨持续丢失,脊椎骨折风险增加。皮质骨丢失较缓,但呈持续性。随着小梁骨和皮质骨的持续丢失,髋部骨折风险增加（图 1-5）。

／第七节／　骨折

一、骨折类型

骨折分为创伤性骨折、病理性骨折、应力性骨折和骨质疏松性骨折（又称脆性骨折或低创性骨折）。低创性骨折,就是"外力相当于站立时引起的跌倒"。

二、骨质疏松性骨折的流行病学和发病率

骨折的发病率呈双峰型,有 2 个发病率高峰,分别在年轻人（15～25 岁）及 45 岁以上的人群。在年轻人群中,以长骨骨折为主,常发生于创伤后,男性发生率大于女性;在 45 岁以上人群,女性骨折发生率迅速增加,比男性骨折发生率高 2 倍,且骨折均属于脆性骨折。女性在 45～50 岁时,前臂骨折发病率增加,到 65 岁后下降,而男性没有这种改变。女性在 55～60 岁时,临床脊椎骨折发生率开始呈线性增加,男性这种变化要晚 5～10 年。女性在 65 岁时髋部骨折发生率开始增加,并呈几何级数增加。而男性髋部骨折的增加要晚 5～10

年。骨折类型与摔倒方向有关,向前方跌倒(中老年人中较年轻妇女)易致腕部骨折;向侧方跌倒(较年长妇女)易致髋部骨折。

三、前臂远端骨折

前臂远端骨折为第 3 位常见的骨质疏松性骨折,女性该部位骨折风险开始早(45～50岁),60～65 岁后下降。不同部位骨折的影响因素较多。年纪较轻者,跌倒时的保护性动作使手着地在先,因此前臂骨折风险增加;年纪较大者或患有某些疾病者,跌倒时的保护能力下降,通常直接跌倒,因此髋部骨折风险增加。前臂远端骨折多发生于跌倒过程中手外展时,常发生在户外或冬天,以临床症状诊断,且以 X 线检查确认。前臂远端骨折的并发症有疼痛,暂时失能(如穿衣、如厕、做饭等),退行性关节炎,放射性交感神经萎缩。骨折后 6 个月 23%患者不能恢复正常功能。

四、椎体骨折

椎体骨折可以是楔形、双凹形或压缩性。女性在 55～60 岁时,临床椎体骨折发病率增加,并随年龄呈线性增加,而男性要比女性晚 5～10 年。椎体骨折是骨质疏松引起的最常见的骨折,大部分发生在日常生活中,如提、推和拉等。有临床椎体骨折的患者存在严重的疼痛,X 线检查可以诊断,仅 25%～30%椎体骨折在 X 线摄片检查上得到临床诊断。

椎体骨折的后果有背痛、身高降低、体态变形(如驼背、腹部膨出)、肺功能降低(肺活量减少约 9%)、生活质量降低(如丧失自信、依赖止痛药物、睡眠障碍、抑郁和生活不能自理),病死率增加。

五、髋部骨折

髋部骨折可能发生在股骨颈(约 40%)、转子间(40%)或髋部其他部位,包括股骨干。女性在 65 岁时髋部骨折发病率开始增加,并呈指数增加,男性比女性晚 5～10 年,是第 2 位最常见的骨质疏松性骨折。大多因站立高度跌倒所致,5%属"自发性",1%的跌倒会导致髋部骨折。大多临床诊断需要影像学检查确诊,需住院和手术治疗。世界各地髋部骨折发病率不同。

髋部骨折的并发症:骨折后 1 年内病死率增加 24%～30%,50%的幸存者永久失能,20%的幸存者需要长期家中护理(图 1-6)。

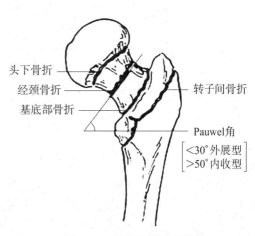

头下骨折
经颈骨折
基底部骨折
转子间骨折
Pauwel角
[<30°外展型
>50°内收型]

图 1-6　髋部骨折示意图

已发生骨折的患者是未来脆性骨折高风险人群。有腕部或椎体骨折的患者,腕部、脊椎和髋部骨折风险增加。有髋部骨折的患者,其脊椎和髋部骨折风险增加。髋部骨折后6~12个月内病死率增加20%~30%;脊椎骨折后病死率也逐渐增加。

第二章

骨矿物含量或骨密度测定方法

骨密度测量学的临床应用包括诊断、预测和监测等。按 WHO 诊断分类、T 值判断标准,没有症状和没有发生骨折的患者可以根据 WHO 诊断标准得到诊断,但根据 BMD 进行骨质疏松诊断有其局限性。根据 WHO 诊断标准,经 DXA 检测 T 值$\leqslant-2.5$,可以诊断为骨质疏松症。有些患者 T 值$\leqslant-2.5$,不是骨质疏松症;有些患者 T 值>-2.5,却属于骨质疏松症。不同骨骼部位的 T 值不同,可以诊断骨质疏松症但不能说明原因。诊断骨质疏松症患者的骨折风险可能存在明显不同,导致低骨量发生的原因有多种。正常骨丢失率,但峰值骨量低;正常峰值骨量伴快速骨丢失;单纯根据骨密度测量无法判断低骨量原因。注意,低骨量不等于骨丢失。

骨密度测量学在骨折风险评价中的价值:研究证明,根据 BMD 可以预测骨折风险。皮质骨、小梁骨(材料特性)和全骨(机构特性)的生物力学研究证明 BMD 与骨强度相关;流行病学研究显示,BMD 可以预测未来骨折的发生率(低骨量是预测第 1 次骨折的最重要风险因素,而且是可以量化的)。根据骨骼组成的特性,皮质骨 20 岁以后每 10 年骨骼的极限强度降低 2%~5%;小梁骨特性根据其组成材料的密度、解剖部位和年龄不同而不同。椎体 BMD 和失负荷相关性 DXA($r=0.80\sim0.94$)比 QCT($r=0.30\sim0.66$)好,因为 DXA 测量的骨密度受骨大小影响。股骨近端 BDM 与失负荷有很强的相关性($r>0.80$),桡骨远端 BMD 的预测性很好($r=0.78\sim0.94$),骨折负荷的最佳预测因素是皮质骨宽度和皮质骨面积。未来 10 年骨折风险可通过 WHO FRAX 计算器获得(https://www.sheffield.ac.uk/FRAX/)。

/第一节/ 骨密度测量学在监测病情中的价值

骨密度测量使量化评价骨量来监测病情成为可能。监测根据骨密度精确性和最小有意义变化值(LSC)进行并判断骨量变化。检测理想部位应该是骨转换快,精准度误差小,对治疗反应迅速,对治疗反应最大。腰椎是最理想部位,如果腰椎无法测量,则选择全髋。检测病情必须知道该骨密度最小有意义变化值(LSC)。

/第二节/　　骨矿物含量或骨密度测定方法

一、X线片测量

常用摄片部位是脊椎侧位和手正位片。肉眼X线片评估骨质疏松症时,多选用脊椎侧位X线片。在评估骨矿物质含量(bone mineral content,BMC)时,也对骨结构进行了初步的判定。虽在骨质疏松症时可见椎体的透过度增加、椎体内水平横向的骨小梁消失、垂直纵向的骨小梁代偿增粗及椎体的骨皮质变薄等征象,但这些征象常受X线投照条件的不同和观察者判定的主观因素影响,以致评估的差异较大。另外,出现上述阳性骨质疏松的X线征象时,其BMC的丢失已达30%以上,因此不适于早期骨质疏松症的评估,且不宜用于随访骨质疏松治疗过程中BMC的变化。

骨质疏松症早期X线敏感性较低;骨量减少达30%以上时可出现变化,主要表现为骨皮质变薄,髓腔增大,骨小梁变细、稀少或消失,骨密度降低。

脊柱骨折主要为压缩性骨折,多为楔形压缩、平行压缩或双凹畸形3种,以T11、T12、L1和L2最为多见;其他部位骨折多为线形骨折,偶见成角畸形。

常用检查部位包括椎体、髋部、腕部、掌骨、跟骨和管状骨等。手部X线片测量主要是用圆规或计算机辅助测量掌骨的皮质厚度,所测骨丢失情况均与中年后年龄增长呈负相关。最简易的方法是测量第2掌骨双侧皮质厚度。米曼(Meema)等认为掌骨的X线片测量在诊断绝经后妇女的脊椎骨折能力方面优于腰椎。

二、放射吸收法

放射吸收法(RA)通过扫描放一铝梯的手X线平片,使用电脑软件计算BMD。此法可反映老龄性骨质丢失情况。RA只能测量前臂、手掌指骨,主要反映骨皮质和骨小梁的共同变化。目前一种类似RA的技术不需要铝梯,测量结果是尺桡骨远端和第2～4掌骨的平均密度。由于这种测量方法是以正常人骨皮质厚度等数据作为参照信息,所以正常人骨皮质厚度等数据库的建立和确认对该方法的测量结果至关重要。苏楠等总结国内外对RA研究成果,认为RA对第3指骨BMD的测定与DXA检查结果一样准确,对骨折风险的预测也类似,其相关性高达87%,而费用仅为DXA的1/5。

三、单光子和单能X线吸收测量法

单光子(SPA)通过放射性核素^{125}I放出的光子对前臂骨,主要是桡骨远端1/3进行扫描。该方法是皮质和骨小梁BMD的总和,故不能反映代谢较快的小梁骨的变化,因此对骨代谢改变早期的监测尚有局限性;也不能测量软组织不恒定的骨骼部位。躯干及髋部单能

X 线吸收(SXA)主要以 X 线为放射源取代 SPA 的放射性核素光子放射源,使测量结果的精确性明显改善。为消除软组织影响,SPA 和 SXA 检查时都要求被测量部位放在水中。随着 DPA 和 DXA 的出现,SPA 和 SXA 已经很少应用。

四、双光子 γ 射线吸收法

双光子 γ 射线吸收法(DPA)基本原理与 SPA 相同,通过高、低两种不同能量的放射性核素同时扫描被测部位,以校正软组织因素的影响。所测结果是皮质骨和小梁骨的 BMD 总和。但 DPA 的结果受放射性核素衰变等因素的影响,且扫描时间长,目前已被 DXA 所取代。DXA 是通过 X 线源放射两种不同能量的射线,可明显缩短扫描时间,并改善测量的精确性和准确性,现已成为国内外 BMD 测定的常用方法之一,并广泛应用在临床药物研究和流行病学的调研中。

五、定量 CT 测量

上面几种方法测量的结果为松质骨和皮质骨的总和,但不是真正的体积密度。CT 技术能提供被扫描层面内密度分布客观的定量信息,具有良好的密度分辨率,因此可广泛应用于骨密度的测量。总量 CT(QCT)的测量方法可分为两种:即专用体模测量法和无专用体模测量法。专用体模测量法使用常规 CT 加上体模;无专用体模测量法需采用特定的扫描体位和扫描参数。现在,QCT 的软件可自动选择感兴趣区(regions of interest, ROI)测量,还可以测量皮质骨和综合 BMD。有学者用常规腹部 CT 扫描和增强扫描方法同时作 QCT 测量,而无须作专门的 QCT 测量。目前,QCT 是唯一可以分别测量松质骨和皮质骨密度值的技术。松质骨的表面积和体积比值高,故其代谢转化率比皮质骨高 8 倍。因而,选择性测量松质骨的 BMD 可较早地反映体内 BMC 的变化,对早期骨质疏松的发现及监测治疗方面有独特的贡献。

BMD 反映的是 BMC 整体数值,因而不能体现出骨的几何学、骨结构上的差异以及骨密度测量结果的不均一性对于骨强度的影响。虽然骨密度减低意味着骨强度的减弱、骨折风险的增高,但骨组织数量方面变化的研究在骨质疏松症的诊疗中只是一个方面,尚须探讨骨质量的相关特征,包括骨组织微结构、骨基质的矿化、骨组织的力学特性,以及微骨折的发生和修复能力等方面。一些研究显示,由 DXA 检查得出的 BMD 数值推测骨强度变化的准确度只有 60%～70%。BMD 测定不能单独作为评价骨强度的替代方法,其对骨折的预测能力是有限度的,所以要结合 BMC 与骨结构两方面内容进行分析观察。

第三节　骨密度与骨结构的测定

一、容积定量 CT

容积定量 CT(vQCT)是指在三维空间分布上衡量骨强度的方法,对扫描后的兴趣区进行表面体积相关方程的数据分析,并自动定位重建图像,可了解该区域的骨强度及骨几何学排列状况。近年来,随着 CT 技术的改进,提高了 QCT 的测量精准度并降低了放射剂量,在螺旋 CT 基础上的三维影像处理技术,如多平面重组(multiplanar reconstruction,MPR)等更是获得了长足的发展,vQCT 技术已推广应用于具复杂结构的椎体和股骨近端部位的骨强度评判。它能对区域性小梁骨和皮质骨进行测量,特别对骨微结构和骨形态学的评估能力、了解股骨近端各部位的骨强度具有重要作用,并可提供骨几何学排列状况方面的信息。

二、外周骨 QCT

外周骨 QCT(pQCT)是特殊设计的衡量末梢骨状况的仪器,具有高分辨率图像的三维重建功能,常测部位为近桡骨远端处(相当于桡骨全长的 4%)。新型 pQCT 仪改变了以往的单层面扫描,可对较大容积的骨作多层面数据采集。研究表明,pQCT 仪测量周围骨的桡骨皮质成分有较高敏感性,它不受周围软组织重叠影响,可分开对皮质骨及小梁骨进行精确的体密度定位,适用于末梢骨和对小动物的骨骼进行测量。对于观察小动物骨骼对药物治疗的反应较 DXA 更敏感,有利于了解各类药物干预后对不同类型骨骼成分的反应。有研究表明,pQCT 能同时提供骨量和骨强度的有用信息。锐克(Rico)等研究表明,桡骨皮质骨的 BMD 与总 BMD(即皮质骨和松质骨)的相关性明显高于小梁骨和总 BMD 的相关性。也有研究表明,pQCT 所示的年龄性骨量丢失以桡骨皮质的丢失最为显著,可能提示该部位的骨皮质 BMD 比较小。

第四节　骨结构的测定

一、显微 CT 技术

显微 CT(μCT)技术可直接计算骨体积和总体积之比(BV/TV),以及其他一些参数如骨小梁厚度、间隔和数目。辅以按 CT 密度调色的特殊显微 CT 染色技术,μCT 的图像将与常规病理切片的显色趋于一致。这对于观测松质骨三维的空间构建,早期发现骨小梁及骨结构的病变,对骨质疏松症作出早期、明确的病理诊断有了突破性的促进作用。研究显示,μCT 上测得的骨微结构参数结果与骨组织计量学上的数值具有较高的相关性,甚至在制动诱导的骨质疏松模型中,由三维 μCT 测出的骨丢失程度和骨微结构指标(如骨容积、骨小梁数目)上的变化早于骨组织计量学上的相应指标。因此,μCT 检测小梁骨结构变化在评价骨质疏松时具有很大潜力。由于 μCT 能在病理诊断中发挥作用,也有学者用此观察人工材料替代损伤骨组织的骨生物力学效果。

二、定量 MR 技术

定量 MR(QMR)是研究骨小梁与骨髓交界面的磁场梯度,以评价骨小梁空间排列的新方法。其梯度回波图像上测得的骨髓 T_2 值可反映小梁骨网状结构的密度及其空间几何形态的特点。活体研究显示,在富含小梁骨区域,T_2 值与 pQCT 所测的 BMD 值高度相关;T_2 值也是反映小梁骨结构随年龄变化的敏感参数,在骨质疏松症患者,T_2 弛豫时间明显增加。塞尔比(Selby)用小梁骨模型发现 T_2 值变化与小梁骨自身的弹性模数结构等因素有关。目前,用 T_2 值诊断骨质疏松症或者确定 T_2 值的有效域值尚无标准。

三、显微磁共振技术

显微磁共振(μMR)技术主要用于小梁骨微细结构的观察。韦赫利(Wehrli)等的活体研究表明,高分辨率 MRI 能区分桡骨 DXA 测量值较高的骨质疏松患者,并可预测骨质疏松性脊椎变形的发生。MRI 清晰地描绘了正常和异常组患者在小梁骨结构上的差异。有学者采用 20 种形态学结构参数,如表观骨容量/总容量(apparent bone volume/total volume,App. BV/TV)、表观小梁间隔(apparent trabecular separation,App. $Tb.$ Sp)、欧拉数 E(连通性的小梁骨数目 n 于封闭的骨髓腔数目 m 的差值)、骨髓间隙的星形容积等。也有学者采用纹理参数,如粗糙度、对比度、复杂度等。在形态结构方面进一步的探讨发现,这些参数对骨质疏松性骨折有显著的预测作用。但是,各种参数指标的可重复性尚需反复研究论证。MRI 检查评价骨微结构的优势在于无放射性。

四、定量超声技术

定量超声(QUS)技术是指利用声波反射和穿透衰减评价骨的力学特性,主要参数为超声传播声速(SOS)和振幅衰减(BUA)值。前者主要受骨密度及骨弹性的影响,后者主要是由骨密度及骨微结构决定。其测量结果不仅与 BMD 有不同程度的相关,更主要的是提供了可反映骨应力方面的信息。研究显示,用 QUS 鉴别骨质疏松性骨折与非骨折人群能力是肯定的。骨质疏松中骨皮质也受累,且疏松的骨骼最终是否骨折由皮质骨决定,而 QUS 技术能对皮质骨的多孔和空隙程度进行准确判断。QUS 价廉、便携、无辐射、仪器价格较低,而且可获得除 BMD 外影响骨折危险因素的其他信息,颇具研究潜力。目前 QUS 重要误差较大,精准性略低,且诊断骨质疏松性骨折标准可能与 DXA 不同,这一点有待于更充分的数据证明,还不能取代已有的 BMD 测量方法。

五、骨代谢的评估

正电子发射计算机体层显像仪(PET/CT)是指将 PET 提供的组织细胞代谢显像及在大分子、蛋白质、核酸基础上进行的分子显像,和 CT 提供的反映组织解剖结构、血流灌注的显像有机地结合在一起的最先进的设备。由于新型正电子放射性药物(分子探针)不断被推向临床应用,目前,PET/CT 已经从传统的代谢显像进入全新的分子显像时代,对疾病的研究已经从简单的解剖、血流灌注和代谢研究发展到特征性变化的研究阶段。李钦宗等利用 PET/CT 设备和 ^{18}F – NaF 骨骼中的摄取程度与骨骼的骨血流和成骨细胞的活性成比例的特性,对骨质疏松动物模型骨质中钙、磷等物质代谢的变化进行诊断,以此为骨质疏松症的诊断提供新的思路。

六、有限元分析方法的应用

有限元分析(finite element analysis,FEA)是借鉴工程学上评价物体结构强度的公式,包括其形态结构、物体性质及所受负荷等方面因素而衍生的模拟测量骨生物力学参数的应用数学方法。FEA 可以在力学上综合几何学和骨矿含量特性上的所有数据,提高对椎体强度的预测能力。在对椎体的研究中,可将这种技术用以评价椎体成形术、椎间盘退变以及椎体骨强度对骨折危险度的影响。目前这种称为体素法的 FEA 模型(即可将 QCT 中的体素直接转换为有限元)在相关领域中的应用引人注目。通过 FEA 方法,可了解骨质疏松症患者脊椎骨对骨强度产生重要影响的皮质壳、某些区域海绵骨骨密度和骨形态结构的变化情况。有学者应用多层 CT(MSCT)设备及容积性 QCT 技术建立骨质疏松老年妇女椎体的三维 PE 模型,分析在生理性负荷(2 倍于正常站立位时腰椎的承载)条件下骨质疏松性腰椎椎体的应力分布情况,骨质疏松性椎体骨折老年妇女 FEA 椎体内具骨折危险性小梁骨体积占骨小梁总体积的比例高于无椎体骨折老年妇女。FEA 可成为评价骨质疏松的骨"数量"和"质量"变化的有效手段。随着生物力学和工程学的发展,其可能在对骨质疏松症患者骨强度变化的临床检测中发挥重要作用(表 2-1)。

表 2-1　不同 BMD 测量方法活体测量的主要参数

测量方法	部位	松质骨比例(%)	精准度(%)	准确度(%)	放射剂量(μSv)
SXA	前臂远端	5	1~2	2~5	<1
	前臂超远端	40	1~2	2~5	<1
	跟骨	95	1~2	2~5	<1
DXA	正位腰椎	50	1~1.5	5~8	1
	侧位腰椎	90	2~3	5~10	3
	股骨近端	40	1.5~3	5~8	1
	前臂	5	1	5	<1
	全身	20	1	3	3
QCT	腰椎松质骨	100	2~4	5~15	50
	腰椎全椎骨	75	2~4	4~8	50
pQCT	桡骨松质骨	100	1~2	—	1
	桡骨全部	40	1~2	2~8	1
QUS	跟骨超声速度	95	0.3~1.2	—	0
	跟骨波宽衰减	95	1.3~3.8	—	0

引自:余卫.骨矿含量的测定方法简介及其相关问题[J].国外医学·内分泌学分册,2005,25(5):304—307.

第三章

骨密度测量的基础知识与工作原理

目前,最常用的骨密度测量工具有 DXA(包括中轴骨 DXA 和外周骨 DXA)、QCT/PQCT 和 QUS 骨强度仪。

第一节　DXA 解剖学基础

首先要确认并分析腰椎 ROI L1~L4 椎体,了解解剖学变异(如椎体节数差异,进行性前弯改变时,L5 会变扁)。由于与 X 线平成角,使其看起来像"领结"。发生解剖学变异时,应注意保持椎体标记一致。脊椎周围的结构有助于判定定位是否正确,如肋骨远端与 T12 相连、髂嵴等。髋部 ROI 亦称检测区,包括股骨颈,全髋,大、小转子和 Ward 三角区。

第二节　骨量测量技术

目前,有很多骨密度设备。根据其不同的性能和测量部位分类,中轴骨骨密度仪测量腰椎、髋部,也可以测量前臂和全身;外周骨测量仪测量腕骨、跟骨和指骨等。也可以根据其主要测量原理不同分类(X 线或超声检查)。根据测量部位分类可分为中轴骨(轴骨):脊椎、肋骨、胸骨、骨盆、肩和髋部;外周骨(附属骨,除了髋部和肩):四肢(上肢和下肢)。中轴骨骨密度测量设备有 DXA 扫描仪和 QCT 仪。

中轴骨 DXA 是"金标准"诊断方法,也是目前技术最成熟的测量方法。其重复性极好、辐射量低,是多数流行病学研究采用的方法。DXA 的 BMD 结果与骨折风险相关已被广泛认可,是多数临床药物研究和疗效观察采用的测量方法。外周骨骨密度测量仪有 pDXA、SXA、pQCT、QUS 和 X 线摄片。

/第三节/　　工作原理

一、X线

X射线衰减(X-ray attenuation)(吸收测量学)原理。衰减是指在X线光束中光子(photons)数目的减少(也就是强度降低),衰减多数取决于组织的密度与厚度,组织越致密,所含有的电子就越多(氢=1,钙=20),光子衰减也越大。如果衰减的程度可以被定量,那么组织的密度也可以被定量。单能X线衰减后的X线强度是指其X线穿过组织后所得的X线强度,但不能区分穿过的骨组织衰减多少及穿过后软组织衰减多少。

采用双能X射线其穿过受检部位的射线比例取决于X线光子的能量、身体的密度以及身体的厚度,DXA仪器分别记录在两种不同光子能量下的衰减曲线。在低能量(30~50 keV)时,骨骼的衰减比软组织的衰减程度要大;在高能量(>70 keV)时,骨骼的衰减和软组织的衰减程度相当。因此,可区分两种骨骼(羟基磷灰石)和软组织(包括软组织内的各种组织)。区分两种未知物质(骨骼和软组织)可用两种不同X线能量衰减的方法。在X线光束路径上的整体BMC除以该骨骼的投射面积(所有像素都经由边缘检测的运算法,以确认受检部位的骨骼)就产生了骨密度(BMD)(g/cm^2)。

二、DXA

DXA系统包括X线球管(X-ray tube)、准直器(collimator)和X线探头(X-ray detector)。X线光子是由X线球管所产生的。X线球管含有阴极和阳极,被包裹在一个真空管内。它使用高压电源。X线球管的能量约有99%会散失,不到1%的能量才会成为X线。在X线到达所测部位之前,X线束会被校正成为一道狭窄的笔形光束(使用针孔型准直器)或扇形光束。准直器是用来将散射的电子隔开,使其不能到达探头的接收器上。X线光束穿过受检部位,然后被该部位的骨骼与软组织选择性地衰减。当X线光束穿过人体组织到达X线探头接收器,穿过身体组织后放射线的强度会被转化成电子信号而被记录下来。探头的类型取决于设备系统的类型,如K缘滤过器或电压转换器、笔型光束、扇型光束和锥型光束。X线球管、准直器和探测器在同一扫描仪上通过机械性连接上下成为一体。

双能量的产生通过K缘滤过器和电压转换器两种方式。K缘滤过器的系统使用一个固定电位的产生器,以及一个K缘滤过器将多能量X线光束分成高能量成分与低能量成分。GE-Lunar使用铈(cerium)滤过器,产生的能量高峰在40 KeV和70 KeV。NORLAND使用钐(samarium)滤过器,产生的能量高峰在45 KeV和80 KeV。高能量或低能量光子均能以特定的力矩到达探头接收器。接收器能够识别该光子是高能量还是低能量,探头接收器在每个图像中计算高能量或低能量光子的数量,这种技术称为脉冲计数。光子识别和计数需要时间,光子计数能力受到限制,但它仍是测量低光子数量的一种好方法。对于这类系统,通常使用外部校准体模。电压转换系统使用一个高压产生器,它可以在主要能量供能的交换性半周期中,在高电压与低电压之间转换,产生能量高峰。在每个周期中,能量高峰在 50 keV 或 85 keV。在半个周期内,使用一个电流整合接收器收集所有包括高能和低能的光子能量信号,不再计数及区别能量的高低。该整合探测系统没有计数能力的上限。为了校正光束的硬化,系统使用内置的轮式或鼓式作连续性校正。临床应用不受双能量产生的方式和使用探头接收器类型的影响,除非不同制造厂商在仪器间作测量的比较。

中轴骨 DXA 仪可以是笔束或扇束。笔束扫描仪有一个 X 线光束的准直器,前后移动的单一探头。扫描是以点对点的方式进行的。扇束或矩阵扫描仪有一个 X 线光束与探头接收器矩阵,扫描是以线对线的方式进行。HOLOGIC 设备的宽角扇束是横过身体长轴的方向。GE-Lunar 设备的窄角扇束是平行于身体长轴的方向。一般来说,笔束和扇束扫描仪的准确度和精准度相似。某些扇束扫描仪配有转动扫描架,允许患者在仰躺的体位下做脊柱侧位扫描,笔束扫描仪则无此装置。一般来说,扇束扫描仪采集时间短,影像分辨率高,辐射剂量也稍高。不同制造厂商生产的骨密度仪测得的骨密度值是不可比较的,因为其双能量的产生方式不同,准直器不同,探头、探测器不同,边缘探测(edge detection)软件不同,仪器区 ROI 或检测区不同。

SXA 与 pDXA 具有下列特点:体积小、便于携带、辐射剂量低、扫描时间短、容易操作和费用低。

外周骨 DXA 扫描仪的特点:可以扫描一至两处骨骼部位;不需要水浴,因为双能 X 射线可以区分软组织和骨骼;扫描可以笔束或椎束,ROI 即检测区为手指或前臂或跟骨,同一骨骼部位,监测区不同(如跟骨);不同的正常参考值,结果之间没有相比性。

SXA 系统测量跟骨或前臂,需要水槽以完成软组织原效的等量化分析,现基本已被 DXA 系统所取代。

三、定量计算机断层扫描仪

腰椎定量计算机断层扫描仪(QCT)基于目前所有计算机断层扫描仪皆可使用。要附加相应软件,用来帮助将测量的 ROI 定位于椎体之内,通常是 L1～L3。它是体积密度测量,而 DXA 是面积密度测量。QCT 通常需要增加参照模体,用来转换 CT 值(hounsfield unit, Hu)成为 BMD。大多数扫描系统需要受检者和参照体模,有的不需要体模,而是以患者的脂肪和肌肉作为标准参照物。随着软件的不断改进,设备精准度明显提高,辐射剂量也降低了。与 DXA 不同,QCT 有明显的优势,测量的是体积骨密度,单位是 g/cm^3,且该测量和椎体的面积是不相关的。因此,椎体的大小在测量时并不会导致误差。这对于体重极重和身体极高的受检者可能非常有用。它是纯粹测量松质骨的骨密度,脊椎退行性病变对 QCT 的测量结果影响很小或几乎没有。但 QCT 也有它的局限性,比 DXA 测量腰椎的精准度低,3D 如螺旋 CT 测量可能改善其精准性;比 DXA 辐射剂量高。

外周 QCT(pQCT)可测量前臂体积骨密度。测量松质骨和皮质骨需要专用的 pQCT 扫描仪,其携带、使用方便,比测量椎体和髋部辐射剂量低,测量的是体积骨密度(g/cm^3),ROI 为皮质骨和松质骨,即小梁骨。

四、QUS 骨强度仪

QUS 骨强度仪应用声波即应用机械振动,没有辐射的,而 X 线仪器如 DXA、pDXA、QCT 和 RA 则有电离辐射。其在技术上比 DXA 更具多样性,表现在它测量的部位只能是外周的骨骼,如跟骨、指骨、胫骨及其他部位。最适合测量软组织最少的部位,因为软组织在声波的衰减上会产生变异。有的 QUS 设备声波穿透骨骼做横向传送,也有的沿着骨骼的皮质部做纵向传送。检测时使用含可溶性超声波凝胶的水,使皮肤和超声波探头之间形成偶联。有的设备使用凝胶形成偶联,有的设备同时使用水和凝胶形成偶联。大部分 QUS 设备固定单一部位测量,且依照骨骼的大小测量其不同区域,包括声波的声速值 SOS(m/s)或超声波宽衰减值(broadband ultrasound attenuation,BUA)。与对照组相比,骨质疏松症患者的 SOS 和 BUA 都较低。骨强度(stiffness)是通过 BUA 和 SOS 的数学运算而来的,这里的骨强度与生物力学和工程学的概念不同。定量超声波指数(quantitative ultrasound index,QUI)也是通过 BUA 和 SOS 的数学运算而来的。估计的 BMD 值是从 QUI 衍生而来。QUS 测量值与 DXA 测量的跟骨 BMD 值呈中度相关($r=0.6\sim0.8$);与 DXA 测量的椎体或髋部 BMD 值的相关性不显著($r<0.5$);QUS 的 T 值与中轴骨 DXA 的 T 值之间相关性较低,可能是因为参考人群不同所致。

五、骨密度准确性

骨密度准确性反映了骨密度测量学中的真实性和精准性。准确性的定义源于国际标准组织(ISD3534:3.11),是一个能够说明测量值与参考值相符程度的指标。骨密度仪的准确性受两种误差影响,即系统误差和随机误差,准确性包含了真实性和精确性。

真实性反映的是测量真实值的能力。目前,还没有一个完善的方法来测量骨标本中骨矿含量的"真实值"。通常用系统误差表示,即介于真实值和测量值之间的误差百分比。系统误差影响测量均值,对同一患者多次测量,得到"不真实"的或不同的真实值,系统误差影响系统真实性。真实性现行的表达方式也就是通常所说的"准确性"。所有技术测量都会产生误差,BMD 设备的误差不超过 10%。准确性/真实值对于诊断和骨折风险评估非常重要,对于监测连续性变化也很重要。使用骨灰化的方法(bone ash method)确定其准确性,确定 BMC 的实验室方法是将软组织从骨标本中去除并将骨干燥,将骨放置在钛坩锅上,并仔细称重。然后,放在火炉内将其焚化,称骨灰的重量。骨灰是剩下的矿物质,因为所有其他物质如胶原蛋白都已经被焚化。如果 BMC 是 0.95 g,而骨灰是 1.0 g,则其真实性准确误差是 5%。

精准性是比较同一物体或人体连续测量的结果。多次测量值分散导致随机误差,但测量的平均均值仍是真实的。因此,随机误差影响系统的精准性和可重复性。同一物体或人体连续测量的比较至关重要。精准性通常用精准误差表示,可用于体模(体外)或人体(体内)测量评估。体外测量精准性是用于监测系统稳定性的最好质量控制方法。体内测量精准性用于测量个体连续测量是否真实地发生变化,用最小有意义变化值(LSC)表示。人体测量精准性在患者监测过程中可区别是随机误差还是真正的生物性变化。很多因素都可以影响骨密度仪的准确性,准确性通常受设备技术工艺的影响,而精准性主要受操作人员的操作影响。

六、QUS 的准确性与精准性

QUS 的测量不仅受 BMC 影响,而且受骨骼的其他因素的影响。因此,要确定它的准确性,与 X 线为主的骨密度测量技术相比较是很困难的。QUS 的精准性不如 X 线骨密度测量的精准性,且它的精准性表达尚存争议。

第四章

骨健康的临床评价

　　骨质疏松症的临床诊断可以依据患者的临床病史、症状、体征、影像学检查和实验室检查等。骨质疏松症患者的症状和体征表现各异,有的没有症状,且骨折的症状表现也不同。骨质疏松症诊断多已较晚,第一次骨折发生前常未被诊断。首次骨折是再发骨折的主要风险因素。因此,最有意义的骨质疏松症的诊断是在第一次骨折发生前。各种不同的低骨量的风险因素、骨折的风险因素和跌倒的风险因素均有助于评价骨折风险。通过患者病史和体格检查可以发现骨折风险增加的风险因素和骨折的相关因素。骨折风险增加的风险因素包括脆性骨折、视力下降、直立性低血压、疼痛、行走不便或身体平衡能力下降、肌肉力量减弱、抑郁和长期残疾等。骨折的相关因素包括身高下降、驼背、胸廓变形、由于驼背严重导致的肋骨与骨盆重叠、胸廓空间减少等导致的呼吸困难、腹部膨隆和胃肠道症状。单纯以临床危险因素预测骨密度是不可靠的。临床风险因素包括身高降低、低体重、年龄大、妇女初次月经即初潮晚、绝经、绝经时间、吸烟、饮食钙量不足、饮酒、药物、炎症和脆性骨折史。研究表明,临床风险因素预测椎体骨量不可靠。年龄和体重是影响骨量最重要的因素,临床风险因素不能代替 BMD 的测量,风险因素不能预测骨质疏松症。研究表明,骨质疏松性骨折的独立风险因素有低 BMD,BMD 降低 1 个标准差(standard deviation,SD),骨折风险增加 1.7～2.6 倍;高龄,50 岁以后每增加 10 岁骨折风险增加 1 倍;骨折史,一次椎体骨折史增加椎体再骨折风险 4 倍;骨质疏松症家族史或一级亲属脆性骨折史,吸烟,低体重,跌倒,肌肉减少症和痴呆。不要混淆低骨量危险因素与骨折风险因素,二者是不一样的。

第一节　骨密度检查的指征

一、中华医学会骨质疏松和骨矿盐疾病分会发表的《原发性骨质疏松症临床诊疗指南(2017 版)》解读

　　包括:①女性 65 岁以上和男性 70 岁以上者,无其他骨质疏松危险因素;②女性 65 岁以下和男性 70 岁以下者,有一个或多个骨质疏松危险因素;③有脆性骨折史和(或)脆性骨

折家族史的成年人；④各种原因引起的性激素水平低下的成年人；⑤X线检查已有骨质疏松改变者；⑥接受骨质疏松治疗，进行疗效监测者；⑦患有影响骨代谢疾病和使用影响骨代谢药物史者；⑧IOF骨质疏松症一分钟测试题回答结果阳性者；⑨OSTA结果≤-1者。

二、国际临床骨密度测量学会(ISCD)对骨密度测量的共识

(1) 65岁以上的妇女：对于年龄＜65岁的绝经后伴低骨量风险的妇女有必要检测骨密度。低骨量的风险因素包括：①低体重；②有骨折史；③使用高风险性药物；④存在与骨丢失相关的疾病或情况；⑤正处于停经阶段，且存在骨折危险因子，如低体重、曾经骨折或使用高风险性药物的女性。

(2) 70岁以上的男性：对于年龄＜70岁的男性伴低骨量风险的也有必要检测骨密度。低骨量的风险因素包括：①低体重；②曾经骨折；③使用高风险性药物；④存在与骨丢失相关的疾病或情况；⑤脆性骨折者；⑥罹患可能导致低骨量或骨丢失的相关疾病者；⑦所服用药物和低骨量或骨丢失相关联者；⑧任何被认为需要药物治疗者；⑨任何接受治疗中需要监测治疗效果者；⑩未曾接受治疗者却有骨流失的证据，需要接受治疗者。

参照上述各项适应证，停止使用雌激素的女性应考虑接受骨密度检测。

三、美国骨质疏松基金会(NOF医师指南)《防治骨质疏松症临床指南(2014版)》的解读

包括：①年龄≥65岁女性和≥70岁男性；②有骨折风险因素的绝经后妇女及50~69岁男性；③50岁后发生过骨折的成年人；④患有可能使骨量丢失的疾病或使用可能使骨量丢失药物的成年人。

四、2010年《加拿大骨质疏松症诊断和治疗临床实践指南》的解读

见表4-1。

表4-1　骨密度检查的指征

中老年人(年龄≥50岁)	青年人(年龄＜50岁)
年龄＞50岁的中老年人	既往有骨质疏松性骨折史
绝经期妇女,50~64岁男性	长期使用糖皮质激素
既往有骨质疏松性骨折的40岁以上人群	长期使用其他高风险类药物
长期使用糖皮质激素	性功能减退或早绝经(年龄＜45岁)
长期使用其他高风险类药物	吸收不良综合征
父母有髋部骨质疏松性骨折史	有原发性甲旁亢
影像学检查提示椎体骨折或骨质疏松	合并其他可导致骨质疏松的疾病

（续表）

中老年人（年龄≥50岁）	青年人（年龄＜50岁）
吸烟 酗酒 低体重（＜60 kg）或出现明显的体重下降（较25岁时体重下降＞10%） 风湿性关节炎 合并其他导致骨质疏松的疾病	

五、《ISCD 儿童骨密度测量指南（2013 版）》的解读

（1）儿童和青少年（5～19岁）BMD 测量适应证：①对儿童和青少年的骨质疏松诊断不能仅根据骨密度测量指标进行；②罹患引起儿童和青少年骨丢失，如慢性炎性疾病、与低骨量相关的内分泌疾病、癌症病史、重型 β-珠蛋白生成障碍性贫血（β-地中海贫血）、10 岁或 10 岁前发生过骨折、非肾器官移植者等；③慢性制动者，如脑瘫患者等。

（2）局限性：儿童和青少年应测脊椎和全身（TBLH，不包括头部）BMC、BMD。

（3）中轴 DXA 检测禁忌证：①妊娠。不要对孕妇进行 X 线检查，除非检查的必要性明显超过其风险性。尽管骨密度检查风险性可被忽略，但仍利大于弊。②近期做过胃肠造影，测量腰椎时。③近期做过核医学检查，应在 72 h 后再做 DXA 检查。④过多的骨科固定器，测量其他部位时。⑤体重超过检查床的极限，可用测量前臂代替。中轴 DXA 扫描仪的体重上限为 113～204 kg，参考科室设备说明书上承重上限。

六、低骨量继发原因

（1）引起低骨量的内分泌疾病：①高尿钙症；②性功能低下，包括男性高泌乳素血症；③甲旁亢；④甲亢；⑤库欣综合征（Cushing syndrome）。

（2）引起低骨量的常见药物：①糖皮质激素；②抗甲状腺素药物；③肝素；④促性腺激素释放激素受体激动剂（GnRH agonists）；⑤长效甲羟孕酮醋酸酯；⑥芳香化酶抑制剂；⑦苯妥英钠；⑧苯巴比妥；⑨环孢素；⑩离子交换树脂；⑪有些药物可能因其影响骨量而增加骨折风险。

（3）与低骨量相关的胃肠道和风湿性疾病：①胃切除；②炎性肠道疾病；③腹腔病变；④小肠短路手术；⑤原发性胆汁性肝硬化；⑥胰腺功能不全；⑦类风湿关节炎；⑧系统性红斑狼疮；⑨强直性脊柱炎。

（4）与低骨量相关的饮食异常性疾病：①神经性厌食症；②女运动员"三联症"：饮食异常、月经不规律和低骨量。

（5）维生素 D 不足或缺乏：①日照不足和维生素 D 摄食不足；②胃肠道疾病；③肝脏

病变；④肾脏病变；⑤药物(苯妥英钠和苯巴比妥)。

(6) 低骨量相关的骨髓疾病和肿瘤：①多发性骨髓瘤；②溶血性贫血,血红蛋白病；③骨髓和淋巴增生病变；④骨转移(全身或局部)；⑤戈谢病(Gaucher disease)；⑥肥大细胞增多症(mastocytosis)。

(7) 低骨量相关的遗传病：①埃勒斯-当洛综合征(Ehlers-Danlos syndrome)；②马方综合征(Marfan syndrome)；③高胱氨酸尿症(homocystinuria)；④成骨不全(osteogenesis imperfecta)。

七、2018 年美国放射学院(ACR)关于《定量 CT(QCT)骨密度测量操作指南》的解读

1) 引言:QCT 骨密度测量是临床认可的脊柱、髋关节、前臂和全身 BMD 的测量方法。QCT 主要用于评估引起骨密度异常的病情和监测疗效。该指南介绍了应用 QCT 的原则。

QCT 比 DXA 具有某些优势。比如,DXA 的 BMD 测量容易受髋关节或脊柱严重退变、血管钙化、口服对比剂和含钙或其他矿物质的食物或添加剂的影响。

DXA 测量容易受体位的影响,在测量肥胖或低体重指数的患者时,QCT 测量结果更准确。

2) 目标:QCT 测量的目标是准确可靠测量 BMD,并与正常数据库和以往的结果相比。通过比较诊断无症状的骨质疏松,预测骨折风险和指导适当治疗和预防骨折。QCT 也有助于评估以往或目前的疗效。

3) 适应证、禁忌证和注意事项

(1) 适应证:包括但不限于骨骼或肌肉质量异常的。

A. 所有年龄≥65 岁女性和年龄≥70 岁男性(无症状筛查)。

B. 所有年龄<65 岁绝经后妇女和年龄<70 岁患有骨质疏松症男性的风险因素包括：①有骨折史:手腕、髋、脊柱或肱骨近端骨折,极小创伤或无创伤,排除病理性骨折；②骨质疏松性骨折的家族史；③低体重(<57.6 kg)；④目前吸烟；⑤过量使用乙醇；⑥身高减少,驼背。

C. 任何年龄者,有影像学低骨密度的征象,包括椎体压缩性骨折,如 X 线片、CT 或 MRI 检查。

D. 接受(或考虑接受)糖皮质激素治疗超过 3 个月者。

E. 已开始或接受对 BMD 有不良反应药物的长期治疗者(例如,抗凝血药、雄性激素剥夺疗法、芳香酶抑制疗法或长期肝素治疗)。

F. 影响 BMD 的内分泌疾病者(例如,甲旁亢、甲亢或库欣综合征)。

G. 经手术或化疗诱导阉割的性功能减低者。

H. 其他疾病可能影响 BMD 者：①慢性肾衰竭；②类风湿关节炎和其他炎症性关节炎；③饮食疾病,包括神经性厌食症和贪食症；④胃肠道吸收不良或营养不良；⑤骨软化症；⑥肢端肥大症；⑦长期酗酒或肝硬化；⑧多发性骨髓瘤；⑨胃旁路手术；⑩器官移植；⑪长期制动。

I. 受监控者：①评估骨质疏松症药物治疗的有效性；②与 BMD 异常相关的随访医疗条件。

J. 具有极高肥胖或低体重指数的个体，其中 BMD 的 DXA 测量可能不准确。

K. 肌肉 QCT 可被提示为测量肌肉减少症的工具（例如，对癌症患者）。

（2）儿童适应证和注意事项：儿童 BMD 测量和适应证与成年人明显不同。儿童骨骼快速生长，儿童 BMD 测量和结果解释很复杂。研究表明，DXA 不能区分儿童生长期身体和骨骼明显变化，所以 DXA 不能用于儿童 BMD 的随访。QCT 可以准确测量躯干或四肢骨的骨密度和体积，不受身体或骨骼大小的影响。所以，儿童 QCT 测量可能比 DXA 更有用。也有报道 QCT 用于婴儿以及青少年。在青少年，DXA 的面积骨密度反映的可能是椎体大小，而不是真正骨密度。采用非体积骨密度诊断骨质疏松时应慎重，这些人群 DXA 测量的骨密度增加可能是由于椎体形态增大所致。由于 pQCT 辐射剂量较低，评估四肢的 pQCT 可能优于儿童患者的中心 QCT。

在儿童和青少年中，临床决定可能直接受到测试结果的影响，会显示 BMD 测量值。QCT/pQCT 的适应证包括但不限于以下几种。

A. 接受（或考虑接受）糖皮质激素治疗≥3 个月者。

B. 接受放疗或恶性肿瘤化疗者。

C. 影响 BMD 的内分泌疾病者（例如，甲旁六、甲亢或库欣综合征）。

D. 已发现骨质增生异常者，骨折风险过高（成骨不全、骨质疏松症）或高 BMD，如长期接触氟。

E. 其他疾病影响 BMD 者。例如：①慢性肾衰竭；②类风湿关节炎和其他炎症性关节炎；③饮食疾病，包括神经性厌食症和贪食症；④器官移植；⑤长期制动；⑥炎症性肠病，营养不良；⑦囊性纤维化；⑧骨软化症；⑨肢端肥大症；⑩肝硬化；⑪HIV 感染，长期接触氟化物；⑫血液系统疾病（β-珠蛋白生成障碍性贫血、镰状细胞病）。

（3）禁忌证

A. QCT 没有绝对禁忌证。但是，QCT 检查的价值可能有限，或者在某些情况下需要修改技术或重新安排检查，包括：①给予血管内含碘造影剂。如果同时进行脊柱 QCT 和腹部对比度增强 CT 检查，则可通过对比度增强来改变骨骼或肌肉。②怀孕。③测量区域发生严重退行性改变或骨折畸形。④测量区域的植入物、硬件、设备或其他异物。⑤无法将患者完全定位在扫描视野内。

B. 对于怀孕或可能怀孕的患者，请参阅《ACR-SPR 实践》，并可用于怀孕或潜在怀孕的女性和具有电离辐射危险的妇女。

／第二节／　骨质疏松性椎体骨折

骨质疏松症最常见的并发症就是骨折，其中椎体骨折最为常见，可造成椎体单发或多发骨折，常为压缩性骨折（图 4-1）。

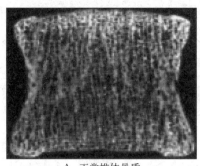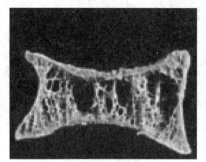

A. 正常椎体骨质　　　　　　　　　　B. 骨质疏松性椎体骨质

图 4-1　骨质疏松

一、骨质疏松性椎体骨折

骨质疏松性椎体骨折(osteoporotic vertebral fractures，OVF)常见于绝经后女性及老年男性。随着年龄增大，OVF 患病率明显增加。据统计，50 岁以上女性 OVF 的患病率约为 26%，而 80 岁以上女性 OVF 的患病率则高达 40%。骨折主要发生在胸、腰椎移行处，以 T12 及 L1 节段多见，还包括上述椎体的邻近椎体。由于 OVF 引起的脊柱骨折其部位仅局限于椎体，不影响椎弓，故导致脊髓损伤的情况罕见。

椎体骨折常被漏诊。仅 30% 的椎体骨折在 X 线片上被诊断，仅 10% 的患者住院治疗，50% 的患者椎体骨折没有症状，50% 椎体骨折患者检查报告的描述中提到椎体骨折。

NOF 建议，在没有创伤的情况下，如果发现椎体骨折，应诊断骨质疏松症。椎体骨折存在的数越多，再发骨折风险越大。椎体骨折的程度越重，再发骨折风险大。既往发生过椎体骨折，预示未来骨折风险越大，且与骨密度无关。VFA 可以在 DXA 检查骨密度的同时诊断骨折。

二、病史

低能量的外伤史，经常是 OVF 的一个致病因素。摔倒，甚至轻微的外伤可导致一个或多个椎体发生压缩性骨折，但部分骨折患者也可无明确的外伤史，如慢性咳嗽的患者等。

三、临床表现

常见的临床表现为胸背、腰部疼痛，身高降低，脊柱后凸畸形。

持续腰背部、胸背部疼痛，可伴有胸肋部疼痛。平卧休息时疼痛可减轻或消失，体位改变时疼痛加重。以下两种情况应考虑 OVF。

(1) 腰背痛在数天内逐渐发生并加重，尽管不一定有明确的外伤史。

(2) 腰背部疼痛在摔倒等轻微外伤后出现。

身高降低也提示 OVF 的可能，但不是特征性表现。脊柱后凸畸形也是 OVF 表现之一,通过拍摄X线片可以清晰地显示。胸椎压缩性骨折可出现肋间神经痛或者上腹痛的表现。若骨折压迫相应的神经,则可产生放射痛及双下肢感觉、运动障碍,严重者大小便障碍,但比较罕见。

四、体格检查

胸腰部活动受限,急性期可有明显的胸、腰段棘突压痛及叩击痛,一般无神经损伤体征。罕见情况下,如压缩或后凸畸形严重,相应节段脊髓或脊神经受压时,可出现下肢感觉、运动和反射减退等异常体征。

五、影像学检查

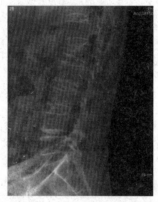

图4-2　椎体X线平片

1. X线正侧位片　椎体前缘骨皮质发生皱褶、中断、嵌入,椎体内出现横行致密带,椎体高度较相邻正常椎体丢失≥20%,同时还可发现不同程度的骨质疏松及退行性变。X线片仅反映椎体形态学的改变,无法将陈旧性骨折和新鲜骨折进行鉴别(图4-2)。

X线平片只能诊断明显的骨质疏松症;在明显骨质疏松症患者,X线平片也许只表现为骨量减少和(或)骨折;判断有主观性(不同的放射科或临床医师判断不同);取决于摄片条件,不同电压或曝光量可使骨表现不同;质量好的X线平片,大约30%的骨丢失平片才能发现骨量减少即低骨量;30%的骨丢失相当于T值为-2.5~-3.0;X线平片不能替代骨密度测量诊断骨质疏松症;如果X线平片提示骨量减少,患者应该做骨密度检查加以证实。

2. X线平片适应证　①骨折的诊断和随诊;②筛查需进行骨密度检查的患者;③辅助鉴别诊断,如多发性骨髓瘤、转移瘤等;④骨折呈双凹形,且无骨折风险因素或考虑做椎体成形术时,应进行骨X线检查或MRI检查;⑤怀疑肿瘤骨转移,应行放射性核素骨扫描,或MRI检查或骨活检;⑥有神经症状或怀疑椎体侧或后移位时,行MRI检查;⑦椎体内裂隙(Kummels征)提示活动性骨折,是骨坏死引起的,X线平片表现为真空像,MRI检查示无信号。

3. 椎体骨折VFA评价

(1) 使用DXA诊断椎体骨折。

(2) 视觉技术:定性检测,而非定量检测。

(3) 设备制造商之间使用的名称不同:如LVA、IVA、RVA。

2007年国际临床骨密度测量学会(ISCD)文件:VFA是使用椎体影像学发现椎体骨折方法的准确术语,可作为独立检查,并出具报告;在DXA检查时,应单独出具椎体形态评估报告。

(4) 根据椎体形态的改变,诊断椎体骨折:首先明确该诊断有局限性,即使在更高分辨率及低噪声的 X 线片上；低分辨率和噪声大的 VFA 更困难；腰椎和胸椎正位和侧位需分别摄影；正位片用于解剖标志和变异的识别，侧位片用于判断椎体的形态和大小。这些都是诊断椎体骨折的基本要素，该方法评价椎体骨折及其程度还有争议。椎体骨折可以通过以下方法进行诊断和分级：①定性法，即视觉判断，由经过培训的专科医生视觉判断椎体是否正常或有无骨折。②半定量法，即视觉判断并分级，由专科医师视觉判断椎体是否正常或有无骨折。③定量法，即形态测量法，以"六点法"测量每个椎体的前、中、后高度(T4～L4)。

(5) 争议：尽管没有公认的最好办法，但通过阅片判断椎体正常或异常是一个比较简单易行的办法。如何准确判断异常的椎体是骨折，还是非骨折性变形；视觉判断有骨折的椎体，应通过半定量法进行骨折分级；半定量法需经过专业培训的影像学医师来执行；定量法不建议用于临床评价，因为判断椎体骨折不能根据椎体的测量学、椎体形态，以及与邻近椎体比较的结果来获得。以上所有因素均应予以考虑。

4. VFA 与放射平片 VFA 的分辨率低，且由于受"噪声"的影响，使得椎体的外形不够清晰，但辐射量小。VFA 的优点：胸椎和腰椎可以显示在一个数字影像中；DXA 的扇束技术避免了锥束 X 线斜向投照导致的椎体变形，尤其是腰椎；检测骨密度的同时得到 VFA，使临床医师能根据骨密度和椎体骨折的情况进行综合评价。

VFA 与放射平片的敏感性和特异性相比：VFA 对于中、重度(2 和 3 级)椎体骨折仍不失为一种很好的方法，有报道敏感性为 90%～94%。对于轻度(1 级)椎体骨折的敏感性一般，文献报道仅为 50%。假阴性结果很高，在 95% 以上，尤其是中、重度骨折。

5. VFA 对椎体骨折的诊断 需要进行椎体形态评估，VFA 较难做到，因其分辨率差，且不如 X 线清晰，但 X 线上也不容易分辨。可根据以下方法对骨折进行评估。①定性法-视觉判断：阅片检查每个椎体是否正常，是否有骨折存在；②半定量法：视觉判断并对骨折进行分级，异常的椎体根据 Genant 图判断骨折级别或程度；③"6 点法"测量：所有椎体包括骨折椎体均标记 6 个点。VFA 软件可以自动放置这 6 个点。一般无须调整这些点，仅存在关节变化和骨赘时调整这 6 个点的位置。VFA 的测量包括椎体的前、中、后高度，并确定椎体高度减少百分比。HOLOGIC 设备的软件对有问题的椎体进行畸形分类和分级。GE-Lunar 设备的软件通过比较与正常人同一椎体高度的比值计算 Z 值。

6. VFA 检测的指征

(1) VFA 检测结果可能影响临床治疗时。

(2) 骨量减少伴下列任一项：①年龄。女性>70 岁，男性>80 岁。②与年轻时相比，女性身高降低 4 cm，男性 6 cm。③身高进行性下降。女性降低 2 cm，男性降低 3 cm。④自述有椎体骨折，但没有检测记录者。⑤具备以下 2 个以上时。女性 60～69 岁，男性 70～79 岁；存在非椎体骨折；全身慢性疾病；去势治疗；女性身高降低 2～4 cm，男性身高降低 3～6 cm。

(3) 长期服用糖皮质激素泼尼松龙每日 5 mg 以上 3 个月或以上者。

(4) 进行 DXA 检查，如发现 1 个或以上椎体骨折将改变诊断并修改治疗方案时。

总之，对于 VFA 的检测指征还没有统一的意见。VFA 是一种低辐射，在检测骨密度(BMD)同时进行全脊柱扫描的检查方法，可以发现骨折或新骨折的发生。轻度 1 级骨折的诊断应当谨慎。诊断椎体变形时应进行鉴别诊断，避免误诊。VFA 是一种视觉判断技术，

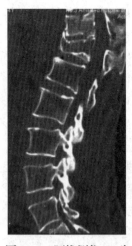

图 4-3　腰椎侧位 CT 片

正确的 VFA 检查和报告需要阅读大量 VFA 检查,并具备脊椎影像学检查的丰富经验。

7. CT 扫描　可用于判断椎体后缘有无破裂。椎体呈楔形或双凹形改变,其高度减低以椎体中部为明显,常可见骨折线,可有骨折片移位突入椎管内,亦可表现为椎体后方皮质弧形突出。另外,可见骨质疏松所致的骨松质密度降低(图 4-3)。

8. MRI 检查　可用于判断 OVF 是否为急性期。椎体变形呈楔形、双凹形或扁平形,椎体后上缘后翘,突入椎管内压迫硬脊膜,这是较为特征性的表现。另外,急性期 OVF 表现为椎体边缘或中央部带状 T1WI 低信号、T2WI 高信号

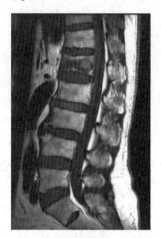

图 4-4　腰椎侧位 MRI 片

影,这是由于急性期椎体骨折产生骨髓水肿所致。慢性期 OVF 常表现为 T1WI 椎体内混杂高信号影(图 4-4)。

骨质疏松性椎体骨折的 Genant 半定量法分级(1993)在标准侧位 X 线片上,如果 T4~L4 椎体的形态及大小正常,则为 0 级(正常);椎体高度降低 20%~25% 和椎体投影面积降低 10%~20%,为 1 级(轻度变形或 Ⅰ 度骨折);椎体高度降低 25%~40% 和椎体投影面积降低 20%~40%,为 2 级(中度变形或 Ⅱ 度骨折);椎体高度和椎体投影面积降低 >40%,为 3 级(严重变形或 Ⅲ 度骨折)。

1) 临床分型:椎体压缩呈楔形、双凹形和垂直压缩形,Genant 影像分型如下(图 4-5)。

(1) 轻度压缩骨折,在原椎体高度上压缩 20%~25%。

(2) 中度压缩骨折,在原椎体高度上压缩 25%~40%。

(3) 重度压缩骨折,在原椎体高度上压缩 >40%。

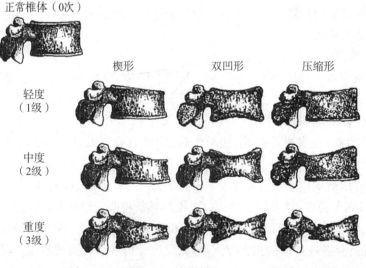

图 4-5　压缩性骨折

2）诊断与鉴别诊断：一般根据病史、临床表现以及影像学检查可明确诊断。

需排除其他原因导致的椎体骨折或破坏，如椎体血管瘤、转移瘤、多发性骨髓瘤、脊柱结核等，通过病史、临床表现、实验室检查以及影像学检查等，一般不难鉴别，必要时可行病理活检以明确诊断（表 4 - 2）。

表 4 - 2 新鲜与陈旧骨质疏松性椎体骨折的鉴别

项目	新鲜骨折	陈旧骨折
病史	常在外伤后 4～6 周内	常在外伤 6 周后
症状	常有明显的胸、腰、背痛	疼痛可不明显
体征	常有轴向叩击痛、胸腰段棘突压痛、叩压痛	可无明显体征或程度较轻
影像学检查（MRI）	T2WI 相，尤其是 T2 抑脂相呈高信号，提示骨髓水肿	T2WI 相不呈高信号

第五章

骨密度测量在骨质疏松症诊断中的应用

中轴 DXA 诊断骨质疏松症，基于 WHO 建立的绝经后白种人妇女的 T 值标准。1994年，WHO 工作组公布绝经后妇女骨质疏松症的诊断分类（表 5-1），以确定骨质疏松症的患病率。骨密度测量的结果用年轻白种人女性平均骨量的标准差（SD）来表示，后称为 T 值。

表 5-1 骨密度诊断标准

正常	骨密度值≥−1.0SD，即 T 值≥−1
低骨量（骨量减少或低骨密度）	骨密度值为−1.0～−2.5SD，即−2.5<T 值<−1
骨质疏松症	骨密度值≤−2.5SD，即 T 值≤−2.5
严重骨质疏松症	骨密度值<−2.5SD，即 T 值<−2.5，并有脆性骨折史

尽管在 WHO 诊断分类中未提及脆性骨折，但无论 T 值如何，只要存在脆性骨折，且除外其他骨折原因，则可诊断为骨质疏松症。BMD 正常而出现骨质疏松性骨折时，应考虑到如下情况：骨密度值虽然正常，但其他部位骨密度可能异常，可以测量多部位；骨折可能是非骨质疏松性骨折，如病理性骨折、外伤等；如果除外非骨质疏松性骨折的原因，可以诊断为骨质疏松症。有些患者属骨质疏松性骨折，BMD 正常，即使骨折部位 BMD 也正常。

WHO 选择 T 值≤−2.5，是根据这个截断值，通过对脊椎、髋部或前臂测量，能发现大约 30% 的绝经后妇女患骨质疏松症。这个界值与这些部位的终身骨折风险基本一致。但 WHO 的标准有其局限性：它不是实施治疗的标准；不是针对所有的人群，如男性、非白种人、绝经前女性；没有指出患者出现低或无创伤性骨折即脆性骨折时，可以诊断骨质疏松症，而不必考虑患者的 BMD 值；"骨量减少"即低骨量可能对流行病学研究有用，但它不是病，不能鉴别骨质疏松症和其他低骨量骨病。导致低骨量的非骨质疏松常见如下疾病：骨软化，遗传如成骨不全，慢性肾脏病-矿物质和骨代谢异常（CKD-MBD），多发性骨髓瘤和其他恶性肿瘤，骨髓浸润性疾病如巨细胞增多症等。

第一节　中轴 DXA 测量值标准化评分

中轴 DXA 测量结果包括 T 值和 Z 值。T 值和 Z 值作为标准化评分,将不同的扫描仪所测量的 BMD 结果转换为共同的计算单位。

T 值是指所测值高于或低于正常青年人群参考值的 BMD 平均值的标准差数。T 值是与人类平均峰值骨量比较的结果。峰值骨量是正常人骨量常态分布,即正态分布曲线下最高值区域。因此,不能用于判断骨丢失与否,只能反映其属于正态分布曲线下的低值人群。

一、T 值

$$T 值 = (BMD_{所测值} - BMD_{正常青年人群参考值})/SD_{正常青年人群参考值}$$

T 值有助于分析受检者所测的 BMD 是否正常,Z 值用于诊断。

二、Z 值

Z 值是指所测值高于或低于同年龄人群参考值的 BMD 平均值的标准差数。Z 值有助于分析受检者所测值是否低于同龄人群的骨密度范围,尤其是在骨密度很低时。Z 值用于儿童、绝经前妇女和 50 岁以下男性。Z 值不能用于 WHO 的骨质疏松症的诊断。没有证据支持一个特殊的 Z 值截断值作为寻找继发原因的标准。如果有临床症状或体征应考虑是否有继发原因存在。

$$Z 值 = (BMD_{所测值} - BMD_{同年龄人群参考值})/SD_{同年龄人群参考值}$$

三、诊断骨质疏松症使用 T 值的几个原则

诊断骨质疏松症用 T 值而不用 Z 值,因为骨密度随年龄而降低。如果用 Z 值,那么骨质疏松症患病率不随增龄而增加。T 值取决于正常年轻人参考数据库的选择。要看制造商提供的数据库,是 NHANES 数据库,还是同人种、不同人种的数据库。ISCD 建议使用白种人数据库。对于男性,使用男性数据库还是女性数据库? 男性使用男性数据库。T 值还取决于研究人群的 SD。如果一次测量骨密度低,不能说明骨丢失,可能是患者本身的峰值骨量低。在正常年轻人中,大约 16% 的人 Z 值 <-1.0,2.3% 的人 Z 值 <-2.0。之所以选用 T 值而不用 BMD 值,是因为只有一种骨密度仪时,选用 BMD 绝对值作为标准是可取的。现已有多种骨密度仪,BMD 测量的方法也有所不同;不同种类的骨密度仪不能使用同一个 BMD 标准。理论上,T 值使所有类型的骨密度测量设备可以有个统一的诊断标准。

第二节　使用不同的骨骼部位和感兴趣区诊断骨质疏松症

ISCD 建议测量下列部位:腰椎正位,适于所有人;股骨,左或右侧,适于所有人;前臂,在腰椎和髋部无法测量或其测量结果无法解释时使用。常见情况如下:腰椎异常,如退行性关节炎;椎体骨折史;椎体手术植入物史,即椎体成形术等;严重的椎体侧弯;髋部异常,如退行性关节炎、全髋置换术后、甲旁亢患者;高度肥胖者,DXA 检查床的承重上限一般为 126～204 kg(1 kgf＝9.8 N),需要核对厂方的设计要求,患者不能平躺于检查床者。

(1) 脊椎 ROI:脊椎测量使用 L1～L4;分析所有没有结构改变或伪影的腰椎;如果不能分析 4 个椎体,可分析 3 个或 2 个;不能用单个椎体诊断;如果仅有 1 个椎体可分析,诊断应根据其他有效部位来诊断;侧位腰椎测量不用于诊断。

(2) 髋部 ROI:选择全髋或股骨颈,根据最低 T 值诊断;任一侧髋部测量均可;Ward 区、大转子不能用于诊断;双髋平均 BMD 值可用于监测,但以全髋 BMD 值为好。

(3) 前臂 ROI:非利侧桡骨的 33% 处,有时在 1/3 处,为备选部位;其他 ROI 不建议使用。

(4) 中轴 DXA 骨质疏松症的诊断 ISCD 官方立场:骨质疏松症是根据测量部位,如腰椎、股骨颈、全髋和桡骨 1/3 的最低 BMD 值诊断的;测量技术符合要求;低骨量不是其他疾病导致的。

(5) 同时测量腰椎和髋部 2 个部位:因为骨质疏松症是根据测量部位 BMD 最低部位诊断的,腰椎和髋部 BMD 情况不一致;骨折预测:用腰椎 BMD 预测脊椎骨折,用髋部 BMD 预测髋部骨折;监测疗效:如果仅选择一个部位,当治疗持续一段时间后,可能由于患者该部位出现骨性关节炎或骨折而无法继续监测。不同部位的 BMD 值随治疗时间产生变化。

(6) 导致 BMD 值不一致的原因:成年人骨骼各部位峰值骨量和骨丢失率不相同;绝经后妇女松质骨丢失速度比皮质骨丢失快;有些疾患多影响皮质骨,如甲旁亢;伪影,如退行性疾病和骨折等;技术原因,如髋部旋转不一致等。

最初 WHO 诊断标准仅限于特殊人群、特殊部位和特定设备,适用于腰椎、髋部和前臂的 DXA 测量,不适用于腰椎侧位、跟骨和指骨等;适用于中轴 DXA 测量和前臂 DXA 测量,不适于周围骨 DXA 测量,但前臂除外。不适用于 QCT 和 QUS。WHO 建立的诊断分类是在绝经后白种人女性人群中研究得出的。这个标准现在已经被应用于其他人群,但需在一定限制的条件下使用。

第三节　绝经前和围绝经期妇女、儿童、男性和非白种人骨质疏松症诊断的 ISCD 立场

一、绝经前和围绝经期妇女

对于绝经前女性的诊断分类,ISCD 认为,WHO 诊断分类不适用于绝经前,即 20 岁到

绝经的健康女性。使用 Z 值，不能用 T 值，尤其是儿童。Z 值≤-2.0 时，正确的解释是：低于同龄骨密度范围；Z 值>-2.0 时，正确的解释是：在同龄人骨密度范围内。

对于绝经过渡期，即围绝经期妇女的骨质疏松症诊断，WHO 诊断标准可以用于围绝经期妇女。如果围绝经期妇女存在骨折风险因素，如低体重、骨折史和高危药物的应用等，应进行骨密度检测。

二、儿童和青少年

儿童和青少年，即 5～19 岁的骨质疏松症的诊断：儿童和青少年检测骨密度时应检测椎体和全身 BMC 和 BMD。在生长期，髋部随着生长变化很大，因其不具重复性而不适合作为测量部位。儿童正常生长或发育延迟需要根据绝对身高、年龄相关身高，或者与年龄、性别相关 BMD 的升高或身高特异性 Z 值来校正。在此特别强调：儿童和青少年的骨质疏松症诊断不能仅根据骨测量标准得出。要用 Z 值，不能用 T 值，在儿童或青少年的 DXA 检测报告中也不能出现。儿童和青少年骨质疏松症的诊断需要综合临床骨折史、低 BMC 或低 BMD 来诊断。具有下列一项或以上者均为临床骨折：下肢长骨骨折；椎体压缩性骨折；上肢长骨 2 次以上骨折。低 BMC 或 BMD 是指 BMC 或 BMD 的 Z 值经年龄、性别和身材大小校正后≤-2.0，可解释为"低于同龄人骨密度范围"。

三、男性 BMD 特点

正常青年男性 DXA 测量的骨密度值约高于女性 10%，因男性的骨骼大于女性。所有厂家 DXA 计算的男性 T 值和 Z 值均是基于男性参考数据库计算出来的。相同的 BMD 值，男性和女性的 T 值不同。

1. 男性骨质疏松症的诊断　现有的男性骨密度和骨折的关系研究数据不一致。选用女性正常值数据库诊断男性骨质疏松症可能有其价值。有研究表明，男性骨折时的 BMD 与女性相同；脊椎形态骨折患病率研究显示老年男性和女性的患病率相似，这可能与男性年轻时创伤性骨折有关。由此，可选用女性正常值数据库诊断男性骨质疏松症。其他一些研究认为，男性脊椎骨折时的 BMD 值高于女性。尽管如此，目前的数据仍不足以确定男性和女性骨折是否有同样的 BMD 值。使用男性数据库 T 值计算的男性骨质疏松症患病率更接近其终身骨折风险，约为 13%。

2. ISCD 对男性骨质疏松症诊断建议　年龄≥50 岁的男性使用 T 值，适用于 WHO 骨质疏松症诊断标准；20～50 岁的男性使用 Z 值，而不是 T 值，不能根据骨密度诊断骨质疏松症。如果 Z 值≤-2.0，应解释为"低于同龄人骨密度范围"，Z 值>-2.0 时，应解释为"在同龄人骨密度范围内"。

四、非白种人 BMD 特点

约 10% 的年轻黑种人 DXA 检测到的 BMD 值高于白种人，亚洲人与白种人相似，西班牙人介于二者之间。一些厂家的设备需对 T 值做种族校正,有些则不用。HOLOGIC 骨密度仪新版软件同 GE‐LUNAR 骨密度仪一样,是基于白种人数据库,不需要进行校正。NORLAND 骨密度仪女性需要进行人种校正,而男性无须进行人种校正。HOLOGIC 骨密度仪测量前臂无须进行人种校正,最新软件以白种人为 T 值参考人群。因此 T 值无须进行人种校正。GE 缺省了 Z 值体重校正。目前,GE‐Lunar 骨密度仪中的人种校正仅有白种人或美籍非洲人选项,亚洲人和西班牙裔选择白种人数据库。

(1) ISCD 的立场:非白种人人群用同一白种人数据库进行骨质疏松症的诊断,无须进行人种校正。该建议仅限于美国使用,目前未被骨密度仪制造商广泛接受。

(2) ISCD 立场说明:人种和种族的构成模糊不清;是否所有人种均使用 NHANES 数据库尚有争议;与环境因素有关,如亚洲人的生活地区存在很大差异;ISCD 立场的应用可以根据地区的需要来应用;需要了解和掌握使用设备的软件解决问题。

第四节　　不同测量技术在骨质疏松症诊断中的应用

中轴 DXA 测量方法以外的骨密度测量设备在诊断中的应用,其 T 值不能等同于中轴 DXA 的 T 值,且不可比。因为测量原理不同,测量部位不同,不同部位骨丢失的时间和丢失率不同,设备间正常值数据库不可比,无统一的诊断标准,所以不能使用 WHO 诊断标准。

非中轴 DXA 以外骨密度测量设备不能应用 WHO 骨质疏松症和骨量减少,即低骨量的诊断标准进行诊断,除 DXA 或 pDXA 测量桡骨 33% 处外,可以用于评价骨折风险(表 5‐2)。

表 5‐2　WHO 骨质疏松症诊断标准的应用

项目	WHO, 1994 年	WHO, 1999 年	ISCD, 2007 年
绝经后白种人妇女	是	是	是
其他人种绝经后妇女	否	否	是
绝经前妇女	否	否	否
所有人种的老年男性	否	否	是
其他测量技术或部位	否	否	否

第六章

骨折风险评估

BMD 是一项良好的检查指标,对评价骨质疏松症具有十分重要的意义。骨折风险评估旨在减少骨折风险,给骨质疏松症带来新的临床治疗益处。美国国立卫生研究院(NIH)发展共识会议将骨质疏松症定义为:骨骼强度受到破坏且诱发骨折风险的骨骼疾病。该定义包括 3 个内容:低 BMD、骨质量与强度的下降和骨折风险增加。

BMD 成为过去 20 年筛查骨质疏松症和骨折风险的主要工具,是一项可靠、有效的临床检测工具。尽管采用这些标准,仍有 1/3 的 70 岁及 1/2 以上的 80 岁老年人患骨质疏松症;但是,>1/2 的脆性骨折老年女性并未进展到骨质疏松症。

全国骨骼联盟北美医师组指出,相比使用 DXA 仪检测骨质疏松症,骨折风险评估更常用于预测 10 年间骨折风险。此外,他们认为骨质疏松症的诊断主要是髋部骨折,而椎骨、近端肱骨、骨盆及一些手腕骨折则与骨质减少相关。骨折风险评估工具(FRAX)髋部评分≥3%或 10 年骨折风险≥20%均可诊断为骨质疏松症。然而,骨折风险评估并未被广泛认可,尚有许多争议。

第一节　骨折风险评估工具

在一项系统回顾中,鲁宾(Rubin)及其同事评论称很多工具仍缺乏方法学及明显的证据。他们发现在 40 种工具中,仅 20 种工具通过外部验证,6 种工具进行过多次方法学质量测试;同时并没有证据表明复杂的工具优于简单的。另一项系统回顾则强调这些工具缺乏绩效评估和风险校正。科学家严格检验了这些风险评估工具的开发、验证和透明度,其中只有 3 种评估方法通过以人群为基础的实验验证。因此,需要进一步研究这些工具的适宜人群。

一、英国

目前,英国是实行骨折风险评估最完整和全面的国家,英国国家卫生及护理研究所(NICE)提出了骨质疏松症的简要临床指南《脆性骨折的风险评估》。

1. 谁适宜评估　该指南推荐的适宜人群为:年龄≥65岁的女性及≥75岁的男性。

对于年龄≥50岁的患者,一些临床高危因素与骨折风险增高有关。这些临床风险因素(CRF)包括:曾有过脆性骨折、正在服用糖皮质激素、跌倒史、髋部骨折家族史;其他继发性骨质疏松症的原因;低 BMI($<18.5\,kg/m^2$)、吸烟(每天>10支)、酒精(每天>4个单位)。对于40~50岁的患者,仅用于具有重大危险因素的患者,如经糖皮质激素治疗、未经治疗的提前绝经、曾有脆性骨折。

2. 何时重新评估　2年内不应重复评估骨折风险,除非有危险因素改变或治疗调整。

NICE 推荐应用骨折风险测评系统(FRAX ®)和骨折风险预测工具(QFracture)进行脆性骨折的风险评估。二者的区别如下。

(1) FRAX 应用于许多国家,而 QFracture 则用于英国。

(2) FRAX 适宜年龄为40~90岁,而 QFracture 则为30~99岁。

(3) 2种工具都能用于评估10年间骨折风险,而 QFracture 还能评估年度风险。

(4) FRAX 能基于 CRF 和 BMD 评估骨折风险,而 QFracture 则不能。

(5) QFracture 需要较多的临床高危因素。

(6) 排除年龄、体重、身高、BMD 等,FRAX 使用的是二进制语言(例如,糖皮质激素治疗与否、吸烟与否),而 QFracture 则包括了剂量-反应等变量语言(例如,未吸烟、曾吸烟、轻度吸烟、中度吸烟、重度吸烟)。

然而,苏格兰并不使用《NICE 指南》,《苏格兰学会联合指南网络(SIGN)》于2004年发布了《骨质疏松症指南》,内容如下。

(1) 曾发生1次以上骨折的患者需要优先考虑骨质疏松症的筛查和治疗。

(2) 评估家族史时需包括父系、母系及兄弟姐妹。

(3) 家族史不仅包括骨质疏松症的诊断,还包括50岁后发生的脊柱后弯及创伤性骨折。

(4) 相较于未吸烟者,吸烟者患骨质疏松症的风险更高,建议戒烟。

(5) 某些特殊情况也需考虑骨质疏松症。例如,神经性厌食、慢性肝病、乳糜泻、甲亢、炎症性肠病、男性性功能减退、肾病、类风湿关节炎、长期服用糖皮质激素或维生素 D 缺乏。

SIGN 表示骨质疏松症的风险评分并不完善,更新版的《SIGN 指南》正在完善中。

目前,很多学者认为 DXA 能提高骨折风险评估的准确度,而《NICE 指南》特别推荐 BMD 用于年轻患者,以评估骨质疏松症骨折风险。

英国国家骨质疏松症指南专业组(NOGG)也发布了补充版指南,适用于骨折风险较高的人群。包括:①曾发生过脆性骨折的绝经期妇女需纳入治疗考虑;②适宜人群:年龄≥50岁的男性,伴1个以上的 CRF 或 BMI$<19\,kg/m^2$ 者;未发生骨折的绝经期妇女,伴有1个以上的 CRF 或 BMI$<19\,kg/m^2$。

二、美国

美国国家骨质疏松症联盟提出了一些不同建议,具体如下。

(1) 所有绝经期妇女及年龄≥50岁的男性都应进行骨质疏松风险的临床评估。

（2）BMD 在骨质缺乏范围的患者都应接受治疗，因为其髋部骨折风险≥3％或其他主要相关骨折风险≥20％。

三、欧洲

国际骨质疏松症基金会（IOF）、欧洲骨质疏松和骨关节炎临床经济学会（ESCEO）对绝经期妇女骨质疏松症的评估和治疗，表明 FRAX 可用于评估骨折风险。此外，它阐述了糖皮质激素诱导的骨质疏松症。例如，低剂量治疗能降低 35％的骨折风险，而高剂量治疗可使髋骨折风险增加 20％。

/第二节/　　骨密度和骨折风险

BMD 与生物力学测试的骨密度高度相关。一些前瞻性研究显示，在未发生骨折和没有治疗的情况下，低 BMD 是骨折的最佳预测指标。BMD 值与骨折呈指数性相关，骨折风险呈梯度改变，没有阈值。低于阈值的患者有可能发生骨折，而高于阈值的患者不发生骨折。尽管诊断不同，低骨量 T 值−2.4 和骨质疏松症 T 值−2.6 患者的骨折风险相似；尽管诊断相同，但骨质疏松症 T 值−5 的患者骨折风险比 T 值−2.5 的患者高。骨折患者与非骨折患者的 BMD 可能相同，出现重叠现象。骨折人群和非骨折人群的 BMD 均呈正态分布，但骨折人群的平均 BMD 值较低。不是所有低骨量患者都会发生骨折，但所有低 BMD 患者的骨折风险增加。X 线平片可以诊断骨折，BMD 检测虽不能诊断骨折，但可以预测骨折风险，且提示是否需要治疗。

一、骨折风险的表达方法

相对风险（relative risk，RR）是两种不同人群的绝对风险的比值（$RR=AR1/AR2$）。经典的骨折相对风险表达是根据与年轻正常人 BMD 相对的情况，BMD 标准差的异同，其相对骨折风险不同。患病率（prevalence rate）又称现患率，是指某特定时间总人口中骨质疏松症新旧病例或发生某种事件如骨折所占比例。患病率可按观察时间的不同分为期间患病率和时点患病率 2 种。时点患病率较为常用，通常患病率时点在理论上是无长度的，一般不超过 1 个月。期间患病率是指特定的时间，多超过 1 个月，通常用百分比表示。例如，吸烟者骨折绝对风险是 6％，不吸烟者是 2％，那么吸烟者相对骨折风险是 6/2＝3。相对风险的判断需要了解事件或疾病的绝对风险，与奇数比相似，由于其不需要前瞻性数据计算而简单得多，可通过回顾性研究数据比较 2 个人群的患病率。

值得注意的是，任一部位的骨折均能预测其他部位的骨折风险。每降低 2 个 SD，骨折风险增加 4 倍；每降低 3 个 SD，骨折风险增加 8 倍。股骨颈 BMD 是髋部骨折的最好预测指标。相对风险是评估危险因素与疾病转归之间相关强度的最好指标。相对风险为 1 并不意味这 2 组没有绝对风险。它表示 2 组的绝对风险相同，或危险因素与疾病之间没有相关性。

二、绝对风险

绝对风险(absolute risk，AR)是指具有某种特征的人，如骨质疏松症等患者在一段时间内发生某一事件(如骨折等)的概率，通常用发病率、病死率等表示。例如，对 100 名吸烟者随访 1 年，如果 6 名发生骨折，那么绝对骨折风险是 6/100＝6％/年。

测量 BMD 可以预测骨折风险，但不能确认哪个患者即将发生骨折。仅根据 T 值确定是否开始治疗，将使一半可能发生骨折的患者得不到治疗。当然还有其他多种风险存在，独立于 BMD 的骨折主要风险因素还包括患者年龄、既往骨折史和骨转换增加等。

年龄是预测骨折风险的一个独立因素：骨折风险在 50～54 岁之间是低的，尽管存在低 BMD；与 50～54 岁的人相比，随着 BMD 降低，80 岁人的骨折风险呈指数级增加。与骨质量相关的因素还包括在雌激素性骨丢失前，如果峰值骨量低，但是很稳定，那么因其几乎没有显微结构破坏，从而不会明显增加骨折风险。

任何既往骨折均可预测骨折发生风险，且再次骨折的相对风险增加。骨折后再次骨折风险增加与 BMD 无关。

既往骨折史与骨折绝对风险增加有关。有关椎体骨折的研究报道，安慰剂组中有骨折史者意味着其 3 年内新椎体骨折发病率为 20％。又有研究显示，安慰剂组患者骨折的发生，在 1 年后新椎体骨折的发病率也近 20％。有关髋部骨折的研究结果显示，髋部骨折史预测未来 20 年对侧髋部骨折风险为 29％。同一人群，男性终身髋部骨折风险为 6％，女性为 17％。

任何骨折均可预测骨折风险。英国一个数据库有 22.2 万人，用其 1988—1998 年发生的骨折预测骨折风险。如，65～74 岁患者的 5 年骨折风险，前臂骨折男性为 15.1％，女性为 20.7％；椎体骨折男性为 18.1％，女性为 33.3％。

即使在知道 BMD 数值后，一些临床危险因素仍会增加髋部骨折的风险，称为独立危险因素，包括 50 岁后发生骨折，父母有髋部骨折史，吸烟，曾经服用糖皮质激素，每日饮酒超过 2 个单位，类风湿关节炎。

综合多个危险因素可以改善骨折风险预测能力。骨折风险因素越多，骨折可能性越大。根据有关研究和瑞士髋部骨折数据，使用既往骨折史、低 BMD、骨转换增加奇数比预测骨折风险模型，可以预测 80 岁女性 10 年髋部骨折风险。相对风险是根据年龄相关奇数比校正得出的。

使用 DXA 诊断的不足在于根据 T 值决定是否需要治疗，将漏掉近 50％可能发生骨折的患者。根据 BMD 诊断为骨质疏松症的患者中，发生非椎体骨折的患者中仅 44％的女性和 21％的男性诊断为骨质疏松症。

WHO《骨折风险评价工具》(2008)可以预测 10 年发生骨折的可能性。骨折风险因素的入选标准：在多个人群中得到验证；临床医师容易使用；这些危险因素可以帮助医师确定治疗方案。WHO FRAX2008 模型使用 12 个队列研究，入选人数 59 232，女性占 74％，每年共 249 898 人，在其他 11 个队列研究中验证。

三、FRAX

FRAX 风险因素包括：①年龄；②性别；③BMI；④骨折史；⑤父母髋部骨折史；⑥现在吸烟；⑦曾长期服用糖皮质激素；⑧类风湿关节炎；⑨其他原因，如 BMD 等；⑩每日饮酒＞3 单位(75 mL)。

FRAX 10 年骨折风险计算网址：http://www.shef.ac.uk/FRAX。FRAX 优点：定量判断未来骨折可能性，而不是定性；骨折可能性比相对骨折风险对临床更有用；可以用于白种人女性以外的其他人种；可以用于成本-效益分析确定有效的干预阈值。FRAX 缺点：目前仅输入髋部股骨颈 BMD，女性也可以用全髋；风险因素的考虑仅是简单的"是/不是"，而没有考虑数量、严重程度、骨折部位、吸烟程度、糖皮质激素用量、饮酒量以及风湿性关节炎的程度等；对于继发性骨质疏松症危险因素的清单只是一些虚拟的危险因素，如果提供BMD，它们的作用就很小；仅适用 40～90 岁的人；没有包括绝经前的女性；骨折风险因素的不确定性范围尚不清楚。没有考虑风险因素有：跌倒、骨丢失率、骨转换、除父母髋部骨折外的家族骨折史和除糖皮质激素外增加骨折风险的药物等；仅对未接受治疗的患者适用；必须根据国家和种族的期望寿命、骨折发病率来使用，取决于疗效与成本比、国家财富情况和医保支付意愿等。

ISCD2010 年 11 月 FRAX PDC 声明，即 28 个声明摘要。骨折风险的增加还不能量化的情况有：类风湿关节炎的功能损伤程度，吸烟时间和吸烟量，糖皮质激素的使用量和使用时间，经常跌倒，骨折类型和次数，椎体骨折的严重程度。骨转换标志增加骨折可能性的证据尚不能使人信服。仅 DXA 检测的股骨颈 BMD 或 T 值可以使用，不能用于检测疗效。当椎体的 T 值与髋部显著不同时，可能低估或高估骨折风险。加入 BMD 可以改善单独用危险因素判断的骨折可能性。至少，建立一个可靠的髋部骨折发生率数据库需要创建一个骨折模型。还没有包括在这个模型中的国家可以选择一个和自己的特殊病死率相似的国家数据库。

治疗适应证：绝经后妇女和年龄≥50 岁男性出现以下情况，应考虑药物治疗：①临床或影像学检查显示髋部或椎体骨折；②除外继发原因，股骨颈、全髋或腰椎 T 值≤－2.5 时；③低骨量，股骨颈或腰椎 T 值在－1.0～－2.5，10 年髋部骨折风险≥3％，或 10 年全身骨折风险≥20％时；④临床诊断和(或)患者有治疗要求时，应根据 10 个骨折风险的高低实施治疗。

四、不同测量技术对骨折风险的预测

非中轴 DXA 骨测量设备，除 DXA 测量的桡骨 33％处外，不能用 WHO 诊断标准进行的临床诊断，也不能用于监测。可用于预测骨折风险的检测设备如下。①QUS：可预测绝经后妇女髋部、椎体、全身骨折风险和老年男性非椎体骨折风险；②pDXA：可预测绝经后妇女椎体和全身骨折风险，但预测能力比 DXA 和 QUS 低；③QCT：可预测绝经后妇女椎体骨折风险；④pQCT：可预测绝经后妇女髋部骨折风险；⑤QUS 结合临床危险因素可以筛选出低骨折风险的人群，而无须进一步检查。

第七章

使用骨密度仪进行病情监测

目前,常用的疗效监测与评估内容包括随访(不良反应、规范服药、基础措施以及骨折风险因子再评估等)、新发骨折评估(临床骨折、身高降低和影像学检查)、骨密度(BMD)测量和骨转换生化标志物(bone turnover markers,BTM)检测,以及基于这些数据的综合再评估等。

对于治疗的患者,如何看待新发骨折的疗效监测与评估呢? 骨折风险降低是抗骨质疏松治疗的最终目标,也是骨质疏松药物Ⅲ期临床研究的主要疗效评价终点。影响骨折的因素复杂,既有骨骼本身因素,也有骨外作用因素。所以,不能简单地将骨折发生和治疗失败等同,应在全面评估各种因素并与其他检测指标相互印证的前提下作出综合判断。

髋部、椎体和前臂等部位发生新的骨折,意味着相同部位或者其他部位再发骨折风险明显升高。目前抗骨质疏松药物治疗不能消除骨折,只能降低骨折风险。相关药物的临床研究显示,药物治疗只能降低 40%～70% 的骨折风险,而且通常需要使用较长时间才能达到效果。因此,不能仅凭 1 次骨折的发生推断治疗的失败。另外,无论骨折发生与否,绝大部分患者均可从治疗中获益。对于在治疗过程中出现骨量丢失的患者,不治疗将导致更多的骨量丢失;对于治疗中新发骨折的患者,不治疗可能导致更早发生骨折或多次骨折。因此,新发骨折后,应首先评估药物依从性、继发性骨丢失因素及其他药物或疾病的影响,排除其他因素后才可考虑调整治疗方案。

随访中新发骨折的评估:通过紧密随访,关注患者临床骨折以及影像学骨折。椎体骨折不同于髋部和前臂等骨折,发生时往往无临床症状,也无明确的跌倒史,极易漏诊。椎体影像学检查是发现椎体骨折的有效方法。

即使没有测量 BMD 或 BMD 结果没有达到骨质疏松标准,在排除其他代谢性骨病和肿瘤骨转移等的前提下,出现脆性骨折就可诊断骨质疏松症。脆性骨折是独立于 BMD、年龄和其他临床风险因素的新发骨折预测因子,提示骨质量及骨强度下降,可能改变诊断分级、改变未来骨折发生风险和随后治疗策略的制定。开始治疗前,应仔细记录患者基线时已发生骨折的影像学证据。随访时应评估新发骨折,包括椎体、非椎体及原有骨折的加重。

第一节　关于骨密度的疗效监测与评估

BMD 在疗效监测与评估中的意义：BMD 检测是目前应用最广泛的疗效监测和评估方法，可在一定程度上反映治疗后骨折风险降低情况。DXA 和 QCT 测量的骨密度与骨骼的生物力学强度之间存在显著正相关性，抗骨质疏松治疗后骨折风险减低程度也与 BMD 上升显著相关。

治疗后 BMD 上升或稳定，BTM 有预期变化，如抗骨吸收药物的使用出现 BTM 下降，服用促骨形成药物的使用出现 BTM 上升，同时治疗期间无骨折发生，可认为治疗反应良好。如果出现 BMD 明显下降，首先判断是否是"真性"骨量丢失，如 BMD 降低是否超过最小有意义变化(least significant change，LSC)。很多检查报告的 BMD"下降"，其实是由于检测操作误差造成的。如果是真性骨量丢失，应寻找造成骨量丢失的原因。例如，不规范服药导致吸收障碍，钙和维生素 D 摄入不足以及合并其他内分泌代谢疾病等。大部分骨量丢失的患者都能找到一项或多项影响治疗结果的因素，需要找出这些因素并加以纠正，最后才考虑是否改变治疗方案。

第二节　骨密度的检测方法和时间间隔

DXA 检测是目前最常用的疗效监测方法。QCT 测量的是体积 BMD，并可选择性测量椎体松质骨 BMD，较 DXA 能更敏感地反映治疗后 BMD 变化的中轴骨或腰椎松质骨，QCT 可用于骨质疏松疗效监测。目前，尚无足够证据支持外周 BMD 测量方法用于疗效监测。

治疗开始后可每年检测 1 次 BMD，在 BMD 达到稳定后适当延长间隔，例如 2 年监测 1 次。对于特殊病例，如糖皮质激素引起的骨质疏松等可以每 6 个月监测 1 次。最好使用同一台机器进行疗效监测的 BMD 随访。随访监测的扫描条件、ROI 应与以前保持一致，便于前后结果比较。使用 QCT 检测腰椎小梁骨密度，也可用于监测治疗相关的骨密度变化。在含松质骨成分越多的部位，BMD 值提高越明显。典型的 BMD 升高程度依次为腰椎＞全髋＞股骨颈＞前臂远端，治疗开始后的前 6～12 个月升高最快，随后趋于缓慢。

第三节　DXA 的监测方法

ISCD 对系列检测的立场如下：对未接受治疗的患者，如发现有显著的骨丢失，说明其骨折风险增加，应进行治疗；对已接受治疗的患者，可用 DXA 检测治疗效果。如果 BMD 稳定，说明治疗有效，骨折危险降低；如 BMD 仍丢失应进一步查找原因，包括患者服药的依从性或继发原因等。

骨质疏松症患者比较的是 BMD 值，不是 T 值。T 值取决于正常数据库参考值，可因软件版本的升级而变化,因此不能用于随访检测的比较。比较的是 2 次检测的 BMD 值(g/cm²)。判断 BMD 值的差异是否有意义,还要观察所比较的 2 个 DXA 图像,ROI 必须一致,2 次测量的面积应该基本相同。如果 ROI 相同但面积不同时,应核实定位是否准确,扫描分析是否有误,是否有伪影(如骨折和退行性变)等。髋部旋转不同会导致股骨颈 BMD 显著不同。应用比较分析软件进行分析。有些软件可计算 BMD 变化的百分比或 BMD 每年的变化率。

第四节　精准性误差和最小有意义变化值的计算

精准性(precision)是指对同一物体的某特征重复观察值或对某参数的重复估计值彼此之间的接近程度。精准误差(RMS-%CV)有助于判定 BMD 变化达到多少才具有显著意义。不论 BMD 值如何,显著的骨丢失增加骨折风险。

关于最小有意义变化值(LSC):是指除去操作误差、仪器误差等因素后评判骨密度真正有变化的阈值,也是指同一技术人员在某一特定时间、同一台机器上进行评估的结果。每个操作人员的 LSC 范围不同,对于结果解读可能受到影响,要加强整个检测团队内部培训,提高精准度,减少操作人员之间的精准度差异,使团队 LSC 最低化,每个检测中心需要在随访的 BMD 报告中注明相应的 LSC 值。

BMD 精准度评估及 LSC 计算方法如下:①测量 15 例患者 3 次或 30 例患者 2 次,每次测量都应重新摆位;②计算这组人群标准差的平方根(root mean square standard deviation,RMS-SD);③根据②的结果,计算在 95% CI 的 LSC。$LSCSD = 1.96 \times \sqrt{2} \times RMS$"-"$SD = 2.77 \times RMS$"-"$SD$。

变异系数(coefficient of variation,CV)=[标准差(SD)÷平均值(means)]×100%

LSC"-%"　$CV = 1.96\sqrt{2} \times CV\% = 2.77 \times CV\%$

国际临床骨密度测量学会(ISCD)推荐 BMD 的精准度及 LSC 的可接受范围分别为:①腰椎 1.9%($LSC = 5.3\%$);②全髋 1.8%($LSC = 5.0\%$);③股骨颈 2.5%($LSC = 6.9\%$)。

如果测量的精准度不能满足以上最低标准,BMD 测定人员应该接受再培训。每个检测中心应该有自己的精准度误差或 LSC。对于不止一个技术员的骨密度室应使用所有技术员的平均精准度。这些技术员的精准度必须在事先确定的精准度范围内,该精准度称为实验室精准度。每个技术员应该选择具有临床人群代表性的患者进行检测精准性评价。每个技术员应该在接受基本技能培训和测量 100 例患者后进行一次检测精准度评估。如果系统更新或技术员水平显著提高后,应再进行检测精准度评估。精准度检测应该是规范化操作的基础。精准性评价不是单纯性研究,其对患者有益,应遵循当地的放射安全规范和规定。

精准性以绝对值 g/cm² 表达,上面介绍了 $RMS-SD$ 方法绝对值受 BMD 的影响小于其受 $RMS-CV$ 或 $RMS-\%CD$ 的影响。因此,选用 $RMS-VC$ 或 $RMS-\%CV$,而不选用 CV 或 $CV\%$。用变异系数 $RMS-\%CV$ 计算标准误同 $RMS-SD$ 的计算一样,但每个个体用%CV 表示。%CV 的计算是(SD/均值)×100。

举例：

RMS -%CV 计算标准误；

RMS - SD，如上述计算：绝对值为 0.010 g/cm²；

RMS -%CV，已知 BMD 均值为 1.000 g/cm²；

变异系数 CV=0.01/1.000=0.01；

%变异系数%CV=0.01×100%=1%。

最小有意义变化值(LSC)取决于：测量单位的精准度误差；期望可信限范围，通常为95%；得到的精准误差应代表该单位人群测量的精准误，避免过度评估显著变化。可信限为95%时，LSC=2.77×精准度误差。

当 BMD 变化超过 LSC，BMD 的变化才是有意义的。比如，已知精准度的绝对值g/cm²，LSC 的绝对值 g/cm²。这次 BMD 减去前次 BMD，即基线 BMD 值或最近一次测量值。观察此差值是否超过 LSC，如果超过 LSC，报告有显著变化。

例如：基线腰椎 BMD 0.866 g/cm²；复查腰椎 BMD 0.832 g/cm²；差值 0.866-0.832=0.034。LSC=0.028。该差值 0.866-0.832=0.034，大于 LSC 绝对值 0.028。因此，报告结论有显著变化。如果以%变化的方式表达，即为 n%±LSC=(0.832-0.866/0.866)×100=丢失率 4%±2.8%。

第五节　监测骨密度变化首先要确定测量部位和感兴趣区

1. 首选腰椎(正位)　因为腰椎部位的骨密度精准性好，对治疗反应最大，常规选用L1～L4。如果腰椎正位无法测量，则用全髋。因为全髋骨密度精准性较好，可以使用双髋平均 BMD 值。

2. 次选股骨颈　股骨颈可作为替代部位，不用 Ward 区，可测量腰椎侧位。但腰椎侧位只用于监测，不用于诊断。

3. 再选前臂　前臂的 33% 或 1/3 桡骨。精准性好，但对疗效不敏感。可用于甲旁亢的监测。

4. 最后选全身　全身精准性好，但对治疗反应不敏感，适用于儿童，儿童生长时期骨面积的变化比 BMC 的变化快。有些外周骨测量仪的精准性非常好，治疗时测量部位的 BMD值增加与治疗不同步。当然，中轴 DXA 是监测的首选技术。

第六节　复查时间选择

复查时间选择：预期 BMD 变化超过最小有意义变化值(LSC)时；根据患者的临床情况；通常情况下，在开始或改变治疗方法后 1 年复查 BMD，一旦疗效确定，可每 2 年复查 1 次。

但有例外的情况,骨矿物质快速丢失时,如糖皮质激素治疗 3～6 个月就能检出骨丢失,因此骨密度检测应该 6 个月或更短时间检测 1 次。

／第七节／　骨密度变化监测结果的解释注意事项

　　确认此次测量与前次测量的部位是否一致,同一部位才具有可比性。了解本中心的检测精准性和 LSC。选用中轴 DXA 对中轴骨进行检测,腰椎正位最好,全髋是候选部位或取双髋平均值。BMD 增加或稳定均表明有疗效。如果 BMD 丢失,要寻找原因,如核实患者的用药依从性;了解钙和维生素 D 的摄取情况;进一步查找有无其他疾病或潜在因素。治疗后复查需要根据临床情况,在预期能发生疗效时检测,通常在治疗后 1 年复查,当然要遵照当地或国家的规定。

第八章

DXA 在肌少症中的应用

/第一节/ 肌少症概论

随着老龄化社会的来临,老龄化带来的一系列问题也越来越引起人们的关注。在多种衰老引起的代谢及生理功能改变中,人们对瘦体重减少的概念越发重视。瘦体重(lean mass),又称去脂体重(fat-free mass),为去除脂肪以外身体其他成分的重量,其中肌肉和骨骼占很大的比重。除了与年龄增长相关的 BMD 下降之外,与衰老相关的一个重要变化就是骨骼肌质量的逐渐下降,并可能导致机体力量和行动能力不同程度的丧失。

1989 年,美国塔夫茨大学罗森博格(Rosenberg)教授提出肌肉减少症(sarcopenia)一词,用以描述与年龄相关的肌肉质量下降。肌肉减少症,简称肌少症,目前定义为以广泛的、渐进性的骨骼肌质量和力量减少或丧失为特点,并可能导致机体残疾、生活质量下降,甚至死亡的综合征。据统计,60～70 岁的老年人群中 5%～13%存在肌少症,而 80 岁以上的老年人群中肌少症的患病率高达 11%～50%。根据病因不同,可将肌少症分为原发性肌少症和继发性肌少症(表 8-1)。但大多数老年患者可能同时存在老龄与其他继发因素,因此难以简单区分其病属原发性或继发性。

表 8-1 肌少症分类及常见病因

分 类	病 因
原发性肌少症	
年龄相关性肌少症	除年龄外,无其他继发因素
继发性肌少症	
运动相关性肌少症	卧床,久坐不动的生活方式,失重状态
疾病相关性肌少症	器官衰竭(心、肺、肝、肾、脑),炎症,恶性肿瘤,内分泌疾病
营养相关性肌少症	蛋白-能量摄入不足,如吸收不良、胃肠道功能紊乱或药物引起的厌食症等

2010 年,欧洲肌少症工作小组(The European Working Group on Sarcopenia in Older People,EWGSOP)提出以骨骼肌质量及功能为指标诊断年龄相关性肌少症。具体诊断标

准如下。①肌肉质量减少：肌肉质量低于青年男性或女性 2 个标准差以上；②肌力下降：男性手部握力<30 kg(1 kgf=9.8 N)，女性手部握力<20 kg；③身体活动能力下降：平地行走速度<0.8 m/s。凡是符合以上第 1 项及第 2 或 3 项中任意 1 项者诊断为肌少症；仅符合第 1 项者诊断为肌少症前期；符合以上 3 项者诊断为严重肌少症。亚洲肌少症工作组(Asian Working Group for Sarcopenia，AWGS)根据亚洲肌少症相关研究结果，在延续《欧洲诊断共识》使用肌肉质量、肌肉力量及身体活动能力联合诊断肌少症的同时，在 2014 年对《欧洲诊断共识》中的异常截断值提出了部分修改。具体为：以 DXA 为检测手段，并使用身高校正后，男性骨骼肌指数<7.0 kg/m² 、女性骨骼肌指数<5.4 kg/m² 为肌肉质量下降诊断标准。男性手部握力<26 kg、女性<18 kg 为肌力下降诊断标准。AWGS 推荐诊断流程仍延续《欧洲诊断共识》(表 8-2)。

表 8-2 AWGS 肌少症分级及诊断标准

分级	肌肉质量减少(以 DXA 检测 $hSMI^*$ ：男性<7.0 kg/m²、女性<5.4 kg/m²)	肌力下降(手部握力男性<26 kg、女性<18 kg)	身体活动能力下降(平地行走速度<0.8 m/s)
肌少症前期	√		
肌少症	√	√ 或	√
严重肌少症	√	√	√

* : $hSMI$ ，身高校正的骨骼肌质量指数(height-adjusted skeletal muscle mass index)。

除此之外，还有其他地区或组织提出的诊断标准，但在日常诊疗中较少应用。肌少症可导致患者行动障碍、跌倒及骨折风险增加，从而引起日常生活能力丧失、残疾等严重后果，不仅增加了患者本身的死亡风险，而且加重了家庭经济负担及社会保障负担。因此，肌少症的早期检测和识别显得尤为重要。

第二节　肌少症 DXA 检测

目前，临床已有多种检测手段用于评估肌肉质量。在各种测量肌肉质量的图像技术中，CT 及 MRI 检查为评估肌肉质量的"金标准"，但 DXA 具有检测价格便宜、快速、可重复性高、辐射剂量小及同时呈现肌肉、脂肪和骨量等优点，现为研究及临床应用中估测肌肉质量的首选方法。

DXA 检测的基本原理为通过 X 线球管产生两种能量的 X 线，根据透过人体不同组织后高低能 X 线衰减程度不同，借助光密度计进一步分析出体内脂肪、瘦组织及骨骼的质量。在肌少症的 DXA 测量中，AWGS 推荐使用 hSMI 作为评价骨骼肌质量的指标。该指标与 EWGSOP 推荐的体重校正的骨骼肌质量指数相比，排除了身体脂肪重量对结果的影响，与骨骼肌功能的相关性更好。hSMI 为四肢骨骼肌质量(appendicular skeletal muscle mass，ASM)，又称四肢瘦组织质量(appendicular lean mass，ALM)与身高平方的比值，即双上肢和双下肢骨骼肌质量的总和与身高平方的比值。

身高校正的骨骼肌质量指数($hSMI$)＝四肢骨骼肌质量／身高^2（kg/m^2）

（公式 8 - 1）

该公式中四肢骨骼肌质量可由全身 DXA 体成分测定中分别获得，分别取两侧上、下肢肌肉量（arm lean mass，arm LM；leg lean mass，leg LM），得到四肢骨骼肌质量的总和（单位为 kg）（表 8 - 3）。

表 8 - 3　DXA 体成分检测结果

区域	BMC (g)	脂肪质量 (g)	瘦组织 (g)	瘦组织＋BMC (g)	总质量 (g)	脂肪百分比 (%)
左臂	154.35	1 718.5	1 981.8	2 136.2	3 854.6	44.6
右臂	163.31	1 846.5	2 201.2	2 364.5	4 211.0	43.8
躯干	521.51	10 648.6	18 052.4	18 573.9	29 222.5	36.4
左腿	331.41	4 551.1	5 519.7	5 851.1	10 402.2	43.8
右腿	356.75	4 664.4	6 295.8	6 652.6	11 317.0	41.2
小计	1 527.32	23 429.0	34 050.9	35 578.2	59 007.2	39.7
头	505.75	912.4	3 485.9	3 991.7	4 904.1	18.6
总计	2 033.07	24 341.4	37 536.8	39 569.9	63 911.3	38.1

引自：ANDREOLI A，SCALZO G，MASALA S，et al. Body composition assessment by dual-energy X-ray absorptiometry (DXA) [J]. Radiol Med，2009，114(2)：286 - 300.

DXA 检测前应测量受检者身高：受检者光脚，背靠站立于身高测量仪上，头、臀和足跟三点靠测量仪，头顶最高点与身高测量仪立柱垂直线的交叉点读数即身高，以米（m）表示。得到 2 项数值后即可计算 hSMI。

《AWGS 共识》提出 60 岁或 65 岁以上的老年人只要存在肌力或步速之一异常就应进行肌肉质量的评测（图 8 - 1），而根据《EWGSOP 共识》和《中华医学会骨质疏松和骨矿盐疾病分会肌少症专家共识建议》的筛查步骤，60 岁或 65 岁以上的老年人在测定步速后，步速＜0.8 m/s，或虽步速＞0.8 m/s 但随后的肌力检查异常者，应进一步评测肌肉质量（图 8 - 2）。以上筛查流程也可应用于存在肌少症高危因素的青年人。

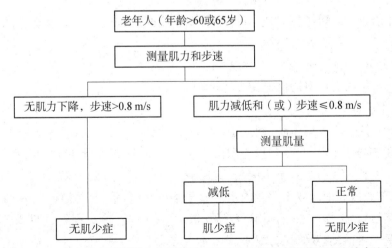

图 8 - 1　AWGS 及中华医学会骨质疏松和骨矿盐疾病分会推荐肌少症筛查流程

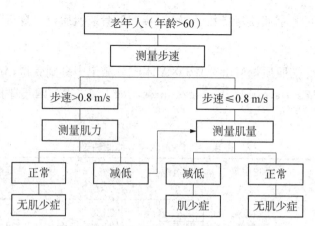

图 8 - 2　EWGSOP 肌少症推荐筛查流程

四肢肌肉质量检测作为 DXA 全身体成分指标中的一部分,应遵循 DXA 全身体成分分析检测步骤,具体如下。

1) 预约检查前应告知受检者并予以确认

(1) 受检者可以平躺,并保持不动至少 10 min。

(2) 受检者体重低于 DXA 仪器检测上限(参见不同仪器说明书)。

(3) 受检者近期没有进行其他医学影像学检查,若近期已使用造影剂,则推迟 DXA 检测时间。

(4) 育龄期女性应排除怀孕可能,告知受检者怀孕行 DXA 检查的相关风险。

(5) 检查前 24 h 避免服用钙剂。

(6) 受检者需身着宽松舒适的衣物进行检查,且避免佩戴金属物品,如拉链、纽扣、硬币、带铁扣的胸衣或铆钉等装饰品。

(7) 检查前夜 8～12 h 空腹后于清晨进行,保证检查前夜充分休息。

2) 检查当天再次确认

(1) 受检者已明确上述告知事项并严格遵守。

(2) 受检者近期是否进行 CT、MRI 等影像学检查,2 周内是否口服或注射造影剂。

(3) 育龄期女性是否存在怀孕可能。

(4) 患者穿着轻薄舒适,除去衣物以外的所有物品。

(5) 检查范围内无任何摆位辅具或其他物品。

3) 检查中注意事项

(1) 受检者检查前排空膀胱,到达检查室后适当休息。摆位:以扫描床正中线为对照,受检者仰卧于扫描床中心,身体与扫描床长轴平行,身体各个部分,包括四肢在内,均保持在扫描范围内。受检者头靠近扫描床的头端,保持竖直,头顶距离扫描范围上水平线 3 cm 左右,避免头部伸张或屈曲。双手手背向上平放于躯干两侧,手指自然伸开,并和躯干及下肢保持最大距离(最少保持 1 cm 的间隙),双腿、双脚尽量并拢,两脚踝处或两踇指可使用尼龙带固定以防受检者活动,双脚保持放松,脚趾自然指向上方。

(2) 同一受检者如需与以前检查结果对比,应尽量使用同一设备、在相同的扫描参数下由同一操作者进行。

（3）检查过程中随时关注受检者情况,一旦发现其姿势改变或移动,应重新摆放体位进行扫描。扫描过程中不应与受检者交谈,应给予其适当的鼓励并及时告知检查进度。

（4）检查结束后受检者离开扫描床前,再次确认图像采集质量,确保扫描过程中受检者没有移动(图8-3)。整个图像的采集必须包括患者的整个身体(包括头、足和手臂),如受检者移动或扫描不完整均需重新扫描。

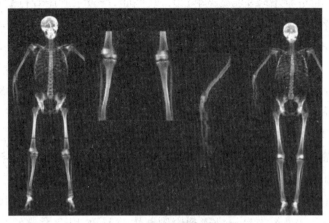

图8-3　受检者移动对图像的影响
引自:BAZZOCCHI A, PONTI F, ALBISINNI U, et al. DXA: Technical aspects and application [J]. Eur J Radio, 2016, 85(8): 1481-1492.

（5）确定 ROI:骨骼肌质量检测主要的 ROI 区域包括如下。①手臂 ROI:由两侧上臂、前臂和手组成,分别由扫描范围的边界(外侧界和下界)、头线(上界)、躯干线和髋关节线(内侧界)定义。②腿部 ROI:由两侧大腿、小腿和脚组成,分别由扫描范围(下界)、腿线(内界)和腹股沟线(上界)定义(图8-4)。

4）特殊注意事项:骨骼肌含量的 DXA 检测除受常见的因素,如错误摆位、检查范围内的金属物品等影响外,还有以下一些特殊的注意事项。

（1）食物的影响:进食对 DXA 四肢瘦组织质量、骨矿盐含量、脂肪的检测结果无显著影响,但会使躯干瘦组织质量检测结果升高。因此,行全身体成分分析时,应在空腹时进行。对于难以耐受严格禁食的老年患者,如单纯评估其四肢骨骼肌质量,则可少量进食。DXA 检测前应正常饮食,路乐尔(Rouillier)等给予非肥胖的年轻人短期内的高糖类(碳水化合物)饮食(3天,每日糖类提供热量占全部食物提供热量的75%以上),发现受检者

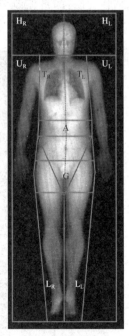

图8-4　体成分检测 ROI 划分
引自:BAZZOCCHI A, PONTI F, ALBISINNI U, et al. DXA: Technical aspects and application [J]. Eur J Radio, 2016, 85(8):1481-1492.

DXA检测四肢瘦组织含量升高0.8%。因此,DXA检查前应告知患者避免高糖类饮食,特别是在以糖类饮食为主的地区者。

(2)水合状态的影响:DXA检测瘦组织是对肌肉中水的测量,而不是直接检测肌肉本身,且无法区分细胞内外水分。因此,体内水合状态改变将对DXA骨骼肌质量检测产生影响。当体内细胞外水分增加时,如肾衰竭、心功能不全等导致水肿的疾病状态,将会使骨骼肌质量检测结果偏高。研究表明,当血液透析去除尿毒症患者0.9~4.4kg含盐液体后,上肢及下肢瘦组织质量分别下降了5.5%和30%。因此,严重水肿患者行DXA测量准确性较差。在评估受检者骨骼肌质量时,应考虑其是否存在水肿状态,客观地分析检测结果。

(3)运动的影响:运动后马上行DXA检测可使骨骼肌质量检测结果偏高,主要原因为运动引起体内血液的重新分配,四肢血流增加,躯干血流减少,导致四肢重量增加,肢体瘦组织检测结果升高,同时躯干重量和瘦组织检测结果减少。因此,建议在DXA全身体成分检测前一晚保证充分休息,受检者到达检查室后稍做休息再行检查。

(4)肥胖的影响:对于身体宽度超过扫描范围上限的肥胖受检者,无法按照常规摆位将其四肢限制在扫描范围内。此时,对这类患者行全身体成分分析存在一定的困难。国际原子能机构(International Atomic Energy Agency, IAEA)推荐2种方法:①使用床单等将受检者包裹,使其身体尽可能保持在扫描范围内,但这种方法无法使手臂和躯干分开,会影响扫描结果的准确性。②进行半身扫描得到一侧肢体的参数,以此数值的2倍得出全身体成分分析参数。由于DXA设备的扫描臂在扫描床的右侧,因此可以把受检者放置在扫描床的左边,对其右半身进行扫描(图8-5),应用这种方法时要注意中线的划定。不同生产商还提供了供肥胖受检者的扫描分析系统,具体可查阅说明书。需注意,体重上限超过DXA仪器检测上限者,不应进行DXA检查。

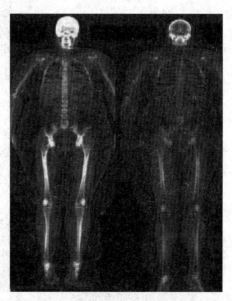

图8-5 (左)不准确的扫描:由于受检者肥胖导致双侧手臂无法扫描。(右)改行半身扫描,保证右侧肢体全部显示

引自:INTERNATIONAL ATOMIC ENERGY AGENCY. Dual energy X ray absorptiometry for bone mineral density and body composition assessment [M]. Vienna, Austria: Marketing and Sales Unit, Publishing Section. 2013:55.

（5）身高的影响：对于身高高于检查范围上限的受检者，可仅行躯干部和四肢扫描，即可得到四肢骨骼肌质量结果；也可使受检者头部超出扫描范围上界，保证四肢均在检测范围内。需注意为了划分 ROI，受检者下颌骨应保持在扫描范围内。另外，也可使其膝盖略弯曲，或将头部和躯干四肢分开扫描，但临床上不常用。

/ 第三节 / 　 DXA 质量控制

虽然 DXA 在全身体成分分析方面存在很多优势，但仍需要专业操作人员通过校准程序保证其报告的准确性。要想得到受检者准确的身体成分信息，必须进行严格的质量控制。

质量控制是 DXA 扫描至关重要的环节，主要包括系统误差（准确度误差）、随机误差（精准度）和操作误差（由操作者产生的误差，包含在准确度和精准度误差中）的控制。

一、系统误差

系统误差又称准确度误差（accuracy error），指 DXA 仪器体成分分析测量值反映真值的一致程度，应首先进行校正。不同的生产商提供了不同的用于体成分分析质量控制的体模，所有这些体模都可以用于纵向校准以及同一系统之间的交叉校准，但不能用于不同制造商或同一制造商不同型号系统的交叉校准。

二、随机误差

随机误差又称精准度误差（precision error），指同一个体模或受检者某一部位在相同仪器和条件下重复测量后的差别，精准度误差可表示为一组测量值的标准差（SD）（g/cm^2），即绝对精准度误差，或变异系数（coefficient of variation percent，CV%），即相对精准度误差。

随机误差对 DXA 评估肌少症有重要的意义：在使用 DXA 对受检者肌少症病情变化进行随访时，需要区分结果变化是由受检者体成分变化引起，还是由检测本身固有的精准度误差引起。在此，需要使用最小有意义变化值（least significant change，LSC），它表示连续测量之间能归因于实际变化的最小差异（95% 可信区间）。如果测量值的改变≥LSC，则变化是由受检者全身体成分变化引起。国际临床骨密度测量学会（ISCD）推荐对每台机器进行 LSC 评估，如多个操作者操作同一机器，则需保证每个操作者精准度误差在预先确定的可接受范围内，然后计算所有操作者的平均精准度误差，确定该机器的精准度误差和LSC。

$$LSC = 2.77 \times 精准度误差$$

例如，69 岁老年女性，诊断为严重肌少症，其第一次 $hSMI$ 测量结果为 5.56 kg/m^2，经过 1 年运动及药物治疗后，再次行 DXA 测定 $hSMI$ 为 6.07 kg/m^2。2 次检测在同一 DXA

设备由同一操作者进行,已知该操作者操作该 DXA 仪器检测四肢骨骼肌含量的 $CV\%$ ($CV\%$ SMI)为 1%,如何评价该患者肌少症治疗效果?

根据以上公式计算 LSC=$2.77\times$($CV\%$ SMI)=$2.77\times1\%$=2.77%,该患者 $hSMI$ 治疗后提高了治疗前水平的 6%,大于 LSC。因此,该患者骨骼肌质量升高为其本身体成分变化所致,该患者肌少症治疗有效。

LSC 还可用来估计成人肌少症 DXA 预计随访间隔时间(monitoring time interval, MTI),即 2 次检测可区分出大于 LSC 差别的间隔时间。由精准度误差和预计 $hSMI$ 年变化大小确定,MTI(年)=LSC(g)/预期年变化(年)。

下面提供一些降低精准度误差的方法。

(1) 每位操作者应接受扫描摆位和结果分析的正规培训。

(2) 受检者随访应使用同一地点的同一设备,由同一位操作者进行,扫描模式应保持不变。不同制造商和模式下的扫描不能进行量化对比。

(3) 应使用制造商或研究推荐的标准摆位。

(4) 每次扫描应准确划定 ROI,使用"比较"和"复制"功能。

(5) 操作者应使用并监测机器自动分析功能,仅在必要时进行轻微调整。

三、操作误差

操作误差是指 DXA 仪器操作者在准备、受检者摆位、ROI 划分等过程中出现的误差,通过系统培训可以尽量降低。受检者检查前准备、受检者摆位等应严格遵循上述步骤。在进行结果分析前应按照以下步骤再次确认扫描过程是否准确。

(1) 确保正确的摆位:摆位是否和基线检测结果保持一致? 是否遵照摆位标准进行?

(2) 确保受检者整个身体都在扫描范围内:双手、双脚是否在扫描范围内?

(3) 确保扫描范围内的人工制品,包括受检者体内的植入物。

在全身扫描中常见的影响因素见表 8-4。

表 8-4　DXA 全身扫描结果常见影响因素

原因	说明	上肢	下肢	躯干	头部
扫描中活动	应重新扫描	B, ST	B, ST	B, ST	B, ST
扫描不完整	应重新扫描	B, ST	B, ST	B, ST	B, ST
肢体残缺	ROI 内骨和软组织缺损	B, ST	B, ST		
肥胖	干扰可导致骨密度测量精准度下降			B, ST	
胸部植入物	躯干软组织			ST	
生殖器植入物				B, ST	
肩关节内固定	植入区域金属影响骨测量	B		B	
髋关节置换术	植入区域金属影响骨测量		B	B	
膝关节置换术	植入区域金属影响骨测量		B	B	
脊柱内固定	植入区域金属影响骨测量			B	

（续表）

原因	说明	上肢	下肢	躯干	头部
骨盆内固定	植入区域金属影响骨测量			B	
外固定（石膏或玻璃纤维）	固定部位影响骨和软组织测量	B, ST	B, ST		
助听器（外置）	电池在上衣口袋中			B	
助听器（内置）	无影响				
头发	影响较小				B
手镯、手表	根据大小不同对局部 ROI 影响不同	B			
手的姿势	握拳或扫描中位置改变	B			
软禁脚镣	金属脚镣仅影响下肢扫描		B, ST		
起搏器				B, ST	
手机、寻呼机等	影响所在 ROI 骨和软组织扫描			B, ST	
钱包	影响所在 ROI 骨和软组织扫描			B, ST	
穿刺	影响少或无				
戒指	对手部骨密度影响较小				
脊柱侧弯	无影响，但保证每次测量摆位尽量一致				
非金属纽扣、拉链	影响较少				

注：B，影响骨骼（bone）测量；ST，影响软组织（soft tissue）测量。

第四节　肌少性肥胖

　　人体肌肉质量和强度在 30 岁开始逐渐下降，60 岁后进入快速下降期。而脂肪量随着年龄的增长逐渐增加，并在 60～75 岁达到峰值。1996 年，希伯（Heber）等将肌肉量减少和脂肪量增加的共存状态命名为肌少性肥胖（sarcopenic obesity）。目前，将其定义为肌少症和肥胖症共存的状态，即出现与年龄增长相关的肌肉质量下降、力量不足合并脂肪组织堆积，脂肪组织分布不均的状态。

　　肌少性肥胖的诊断标准如下。

　　（1）Baumgartner 标准：身高校正的肌肉质量指数小于年轻人参考均值 2 个标准差以上；身体脂肪含量男性＞27%，女性＞38%。

　　（2）NHANES：身体脂肪重量占体重 2/5 以上和肌肉质量占体重 3/5 以下。

　　（3）美国全国卫生研究所肌少症项目（Foundation for the National Institutes of Health，FNIH）以 ALM/BMI 作为肌少症肥胖诊断标准，男性＜0.789，女性＜0.512 即可诊断。

　　（4）肌少性肥胖与单纯性肥胖或单纯肌少症相比，有着更高的体内代谢障碍和行动障碍发生风险（图 8-6）。

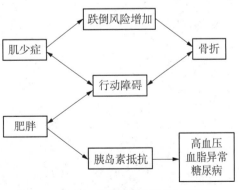

图 8-6　老年人肌少性肥胖的可能危害

第五节　　肌少性骨质疏松症

骨质疏松症是一种全身性骨骼疾病,主要表现为骨强度下降、骨脆性增加,易于发生骨折。研究表明,在发生髋部骨折的老年人中,肌少症患病率很高。因此,宾克利(Binkley)等提出"肌少-骨质疏松症"的概念,主要指存在骨质疏松症的临床表现或骨密度诊断同时伴有肌肉质量和(或)功能的下降。肌少症和骨质疏松的综合影响会导致身体平衡能力下降,跌倒风险升高,脆性骨折风险增加,最终导致老年人生活质量下降。目前,尚无"肌少性骨质疏松症"的准确诊断标准。既往研究中有学者采用肌少症和骨质疏松症诊断标准的结合,既满足 EWGSOP 或 AWGS 肌少症诊断标准,且骨密度 T 值$<-2.5SD$ 来定义"肌少性骨质疏松症"。肌少性骨质疏松患者与单纯肌少症或单纯骨质疏松患者相比,发生骨折风险显著升高。

第六节　　运动障碍综合征

虽然以骨密度为基础的骨质疏松诊断可以预测骨折风险,但人们逐渐认识到除骨质流失外还存在其他因素,如肌肉质量下降、肥胖、跌倒风险等,应综合评价骨折发生风险。因此,宾克利(Binkley)等将肌少症、肥胖、运动功能受损结合起来,提出运动障碍综合征(dysmobility syndrome)的概念,定义一系列发病机制相似,共同导致老年人残疾、跌倒和死亡风险增加的肌肉骨骼疾病。宾克利(Binkley)还提出运动障碍综合征的评价标准,即在上一年中,符合以下 6 项中至少 3 项即可诊断:骨质疏松,肌肉质量下降,肌力下降,步速下降,跌倒史和高体脂。运动障碍综合征和老年人死亡风险增高密切相关。运动障碍综合征的提出能更好地识别因肌肉骨骼问题出现不良后果的高风险人群,从而加强对此类人群的重视程度和早期治疗。

第九章

儿童骨密度检测

现代生活方式显著影响着儿童期的骨健康,如维生素 D 不足或缺乏、钙摄入量不足,以及普遍的体育运动较少,导致儿童发生骨折的风险增加。儿童骨健康也越来越受到家长的重视,导致相关的诊断和治疗需求明显增加。骨密度的检测成为骨健康综合评估程序中极为重要的一环。

儿童骨密度可以通过 DXA、QCT、pQCT、高分辨 pQCT(HR‐pQCT)、QUS、MRI、骨平片、骨全身 SPECT/CT 和 PET/CT 检测。每种检测方法各有优劣。由于 DXA 具有实用性、可重复性好、便捷、离子辐射暴露少、参考价值高的优点,成为临床儿童骨密度检测的首选方法。三维骨密度检测可以提供有价值的微观和宏观容积骨密度信息。

对于有反复骨折、骨痛、骨骼畸形、骨量减少的儿童,推荐进行骨骼健康评估。多种先天性或后天性疾病可影响骨健康,导致幼年时骨骼脆性增加,骨折多发。

骨骼脆弱的风险受基础疾病起始年龄和严重程度的影响。相关风险因素还包括营养状况、体育活动、辐射暴露、使用骨毒性药物(如糖皮质激素、氨甲蝶呤、抗痉挛药)。引起骨量降低和骨折风险增加的原发性和继发性疾病如下。

(1) 原发性骨骼疾病:①幼年特发性骨质疏松。②成骨不全。

(2) 潜在的继发性骨病:①慢性炎性疾病:炎性肠病、幼年特发性关节炎、乳糜泻和囊性纤维化。②长期制动:脑性瘫痪、肌病和大疱性表皮松解症。③内分泌功能障碍:特纳综合征、神经性厌食症和 1 型糖尿病。④肿瘤和肿瘤治疗相关的骨异常:急性淋巴细胞白血病、儿童期肿瘤化疗和器官移植。⑤血液系统异常:β-珠蛋白生成障碍性贫血(地中海贫血)、镰状细胞贫血。⑥遗传性疾病:半乳糖血症和马方综合征。

DXA 测定 BMD 的首选部位是腰椎(L1~L4)和全身。颅骨占全身骨量的比例较大,但颅骨 BMD 受生长、运动或疾病的影响较小。颅骨扫描会潜在掩盖其他部位的骨量水平。因此,全身骨扫描时不应包含颅骨。

中国批准临床对 5 岁及以上儿童进行 DXA 检查。而 5~19 岁的骨骼形态变化较大,尤其是股骨近端、髋部(全髋或股骨颈)的 DXA 测量数据不可靠。需要制动的患儿,不能摆出正确的姿势进行脊柱和全身骨密度检测,可以选择股骨远端侧面进行 DXA 骨扫描。"儿童使用 Z 值"。椎体用 L1~L4 最低值,不能用单个椎体的最低值。

有些患儿需长期治疗和随访、经常进行 DXA 监测,但家长可能担心孩子暴露过多的电离辐射。其实，DXA 检测仅暴露极低水平的电离辐射（$5 \sim 6\ \mu Sv$），未发现存在健康风险。

　　骨矿密度的降低与儿童骨折风险的增加相关，但单一的骨密度数据并不足以确立骨质疏松的诊断。综合的骨健康评估还应包括营养、运动、青春期、疾病严重程度、家族史和药物暴露等情况。

第十章

不同设备DXA骨密度检测方法及其常见伪影与错误

/ 第一节 /　日常使用与安全

一、注意事项

(1) 操作DXA仪之前,应先阅读相应设备操作手册。依据我国法律、法规要求,新购置设备必须配备说明书,外文说明书需要配备中文翻译版本。

(2) 未获得仪器授权人员的事先指示,请勿取下组件面板或尝试任何维修。

(3) 操作DXA仪器者需获得相应资质,如省级卫生行政部门颁发的《放射工作人员证》、省级环境行政部门与当地医学会的年度培训证明、仪器厂家授予的设备培训证明。国际临床骨密度测量学会(ISCD)也提供相应的技师与医师培训与考核,可取得ISCD医师资格证书CCD(certified clinical densitometrist)、ISCD技师资格证书CDT(certified densitometry technologist)。

(4) DXA设备均须配有紧急暂停按钮,当需要紧急暂停DXA仪时,使用这个按钮。

(5) 依据国标要求,设备必须选用符合"CCC"标准的电源、电线和插座。

(6) 检查室内通风良好,温度控制在18~22℃,相对湿度控制在30%~70%。检查室内禁止饮水和进食。

(7) 设备表面不积灰尘,保证DXA仪C臂(扫描臂)移动轨道上轮滑油有足够的补充,同时清洁移动轨道上的积灰。

(8) 不同骨密度设备检查床面限制重量略有不同(表10-1)。

表 10 - 1　常见骨密度设备检查床面重量限制

公司	系列/型号	床面重量限制(kg)
HOLOGIC	Discovery™ QDR ® 系列	204
NORLAND	XR - 800	205
	XR - 600	181
GE	Lunar iDXA 系列	204.12
	Prodigy 系列	159
	DPX - NT/Pro/MD+	136.08
	DPX - Duo	159
	DPX - Bravo	159

二、系统开机

（1）系统启动前，先检查设备供电情况，开启断路器。常规供电电压为 220 kV，但部分型号 HOLOGIC 骨密度设备电源电压为 110 kV。

（2）系统关机后，再次开机时间≥1 min。

（3）将设备机身上"I/O"开关，拨到"I"。

（4）在机身或扫描臂控制面板上，确认没有按下紧急停机按钮。

（5）打开设备。HOLOGIC 骨密度设备机身主控板上有次级开关，请确认开关同时开启（图 10 - 1）。正常系统启动期间，显示器和打印机应该打开。

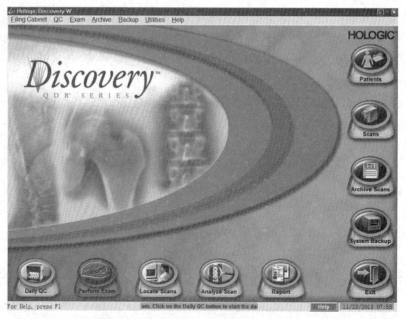

图 10 - 1　HOLOGIC 骨密度设备软件界面

（6）骨密度设备可以独立使用,如需要通过 Dicom 传输数据,设备需连接医院内网,确认网络连接正常。

（7）进入操作软件。NORLAND 设备登录需要正确输入账户与密码(图 10-2、图 10-3)。

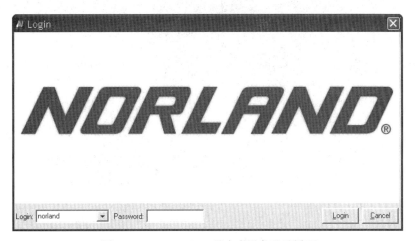

图 10-2 NORLAND 骨密度设备登录界面

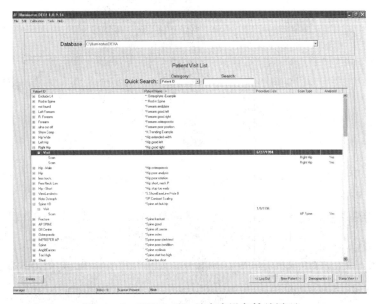

图 10-3 NORLAND 骨密度设备软件界面

（8）I′ACN 骨密度设备是意大利产的,操作系统语言必须改为意大利语,不能使用英语或者简体中文,工程师借助"南极星"翻译软件可调整软件为英语界面。关于优先意大利时区:工程师反馈可以使用美国时区,但是不能使用中国 UTC＋08:00 时区。因时区/时间问题,理论上当天生日的受检者,会因为数据库匹配不同,导致结果不同。在实际使用操作中若改为"中国 UTC＋08:00 时区"后,软件启动后缺少默认骨密度设备质控提示,其他变化不明(图 10-4～图 10-6)。

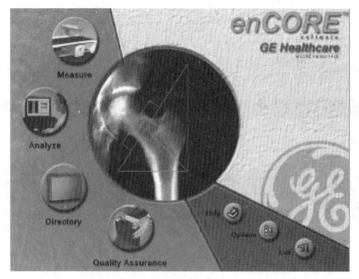

图 10 - 4　GE 骨密度设备软件界面 1

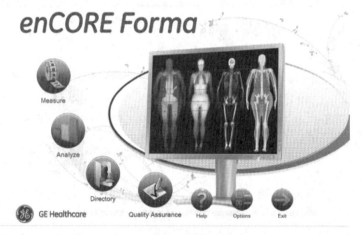

图 10 - 5　GE 骨密度设备软件界面 2

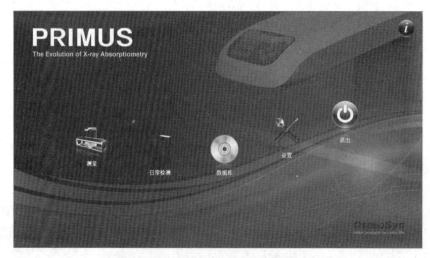

图 10 - 6　OsteoSys 骨密度设备软件界面

三、系统关机

（1）每日下班后必须关机。

（2）确认设备不在运动、曝光、备份或者其他工作状态。

（3）点击软件主窗口内的退出。HOLOGIC 骨密度设备有选项，一般随着软件关闭而关闭计算机。

（4）计算机关机。HOLOGIC 骨密度设备机身主控板上有次级开关，请确认开关同时关闭。

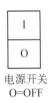

电源开关
O＝OFF

图 10 - 7　常见设备开关"ON/OFF"示意图

（5）关闭显示器和打印机。

（6）长时间不使用应把设备机身上"I/O"开关拨到"O"，必要时关闭断路器（图 10 - 7）。

（7）部分骨密度设备在断电后，C 臂（扫描臂）受外力作用后会沿着轨道滑动。注意固定 C 臂，避免设备或人员受损。

/ 第二节 / 　质量控制程序

（1）质量控制分为 QC（质量控制）、QA（质量保证）两部分。

（2）骨密度设备须每日进行质量保证系统校准，每日质量保证校准系统应该总是在扫描患者之前运行，保证骨密度评价的质量。HOLOGIC 骨密度设备必须进行每日质量保证校准，否则不能采集患者信息。NORLAND 设备说明书中要求进行每日质量保证校准。实际上，14 天后停止每日质量保证校准，软件才会暂停采集患者。I'ACN 设备开启后需进行球管预热质控。GE 骨密度设备要求每日必须进行 QA 校准。OsteoSys 骨密度设备日常检测程序要求每日或者每 3 日校准 1 次。

一、ISCD 体模的扫描及校准要求

厂商提供的系统维护指南包括骨密度检测中心的质量控制程序。如果无建议程序，遵照以下的步骤进行。

（1）进行周期性的体模扫描（至少每周 1 次），作为系统校准的独立评价。

（2）绘图并分析体模扫描资料。

（3）机器维护后重新建立体模平均骨密度基线。

（4）建立一个维修阈值，达到这个阈值时给售后服务打电话进行维护。

（5）保存好维修记录。

（6）遵从政府机关的督查、辐射防护及其规章的要求。

二、QC

QC 又可分为腰椎模型与全身模型。其中 I′ACN 骨密度设备没有全身模型，NORLAND 骨密度设备没有全身模型（图 10-8～图 10-14）。

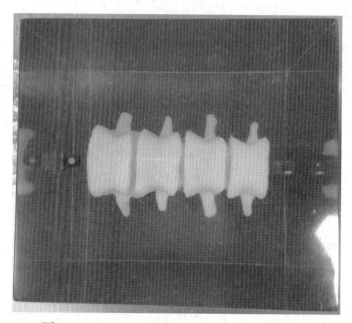

图 10-8　HOLOGIC 骨密度设备腰椎 QC 模型（旧款）

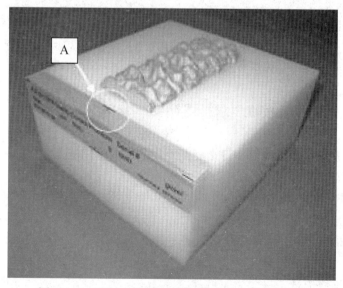

图 10-9　HOLOGIC 骨密度设备腰椎 QC 模型（新款）

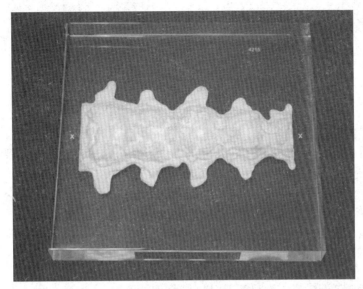

图 10 - 10　NORLAND 骨密度设备腰椎 QC 模型(XR - 600 型配置)

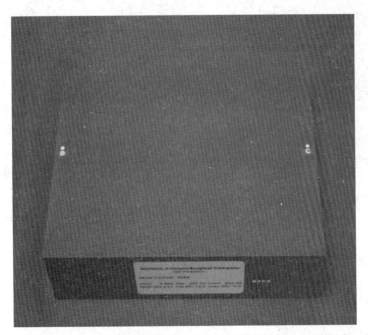

图 10 - 11　NORLAND 骨密度设备腰椎 QC 模型(XR - 800 型配置)

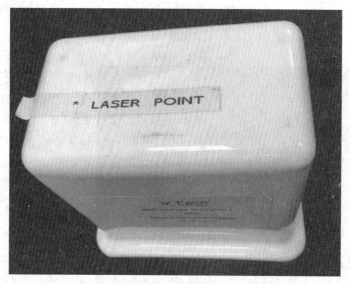

图 10 - 12 I'ACN 骨密度设备腰椎 QC 模型

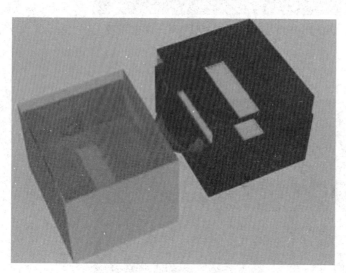

图 10 - 14 GE 骨密度设备脊柱模型(腰椎)

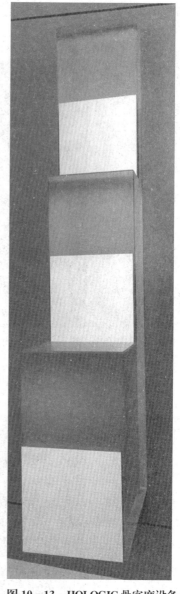

图 10 - 13 HOLOGIC 骨密度设备全身
(身体成分)QC 模型

(1) 检查 QC 模型质量是否完好。

(2) 点击主窗口内的 QC 质控菜单,可进行 QC 质控。

(3) 将体模放在工作台指定位置处。摆放位置、方向随着模型与骨密度设备具体型号的不同而不同。相同设备与模型也会因为设备维修后摆放位置而有所不同。具体需要与设备厂家工程师沟通。HOLOGIC 骨密度设备对模型摆放的位置范围较为宽松,激光定位时可以选择起始位置。

(4) GE 设备在测量水模前,可选择这个模型是否曾经被测量过。一个新的模型,需要在测量前输入以下信息:名字-脊柱;中间名首个大写字母-无;姓-模型;Birth Date(出生日

期)-记录当前日期为减去 40 年(例如,如果今天的日期是 2019 年 2 月 14 日,则输入 02 -
14 - 1979。不要在未来的脊柱水模测量中更改此日期)。身高- 67 英寸或 170 cm;Weight
(重量)- 154 磅或 70 kg;Sex(性别)-男性;种族-白色。

　　(5) 将激光十字线与登记标记对准,一般模型上会有"十"字。NORLAND 模型上有 1
或 2 个点需要对准。旧款 HOLOGIC 骨密度腰椎 QC 模型定位点在模型内,新款
HOLOGIC 骨密度腰椎 QC 模型定位点在模型边缘。I′ACN 模型定位点也因为装机或设备
维修后有所调整。

　　(6) HOLOGIC 骨密度设备有 APEX 或者 QDR 功能。QDR 系统包含身体成分自动校
准,系统监测何时进行上一次校准。如果时间超过 1 周,则进行 QC 时自动进行校准。

　　(7) 点击继续(点击 MARK,点击下一步)按钮。

　　(8) 一般可以获得设备 BMD(骨密度)、BMD SD(骨密度值标准差)和 BMC、AREA(面
积)的质控结果(图 10 - 15~图 10 - 24)。

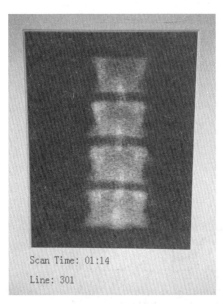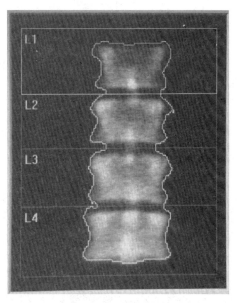

图 10 - 15　HOLOGIC 骨密度设备模型扫描图　　图 10 - 16　HOLOGIC 骨密度设备模型分析图

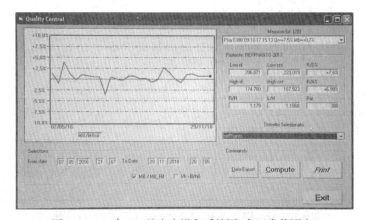

图 10 - 17　I′ACN 骨密度设备质控图(在正常范围内)

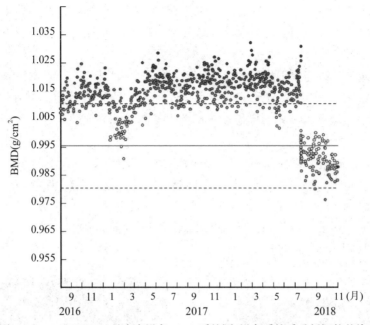

图 10 - 18　HOLOGIC 骨密度设备 BMD 质控图(设备质控后重新调整基线)

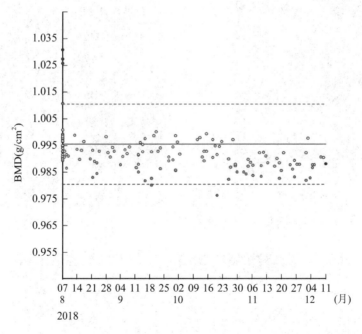

Setup	Reference Values	Plot Statistics
a Lumbar Spine phantom ♯13264 System S/N:81293	Limits ±1.5% of mean Mean:0.995(g/cm²) SD:0.004(g/cm²)	Number of points:136 Mean:0.992(g/cm²) SD:0.007(g/cm²) CV:0.755%

图 10 - 19　HOLOGIC 骨密度设备正常 BMD 质控图

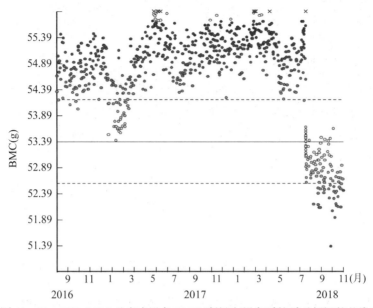

图 10 - 20　HOLOGIC 骨密度设备 BMC 质控图(设备质控后重新调整基线)

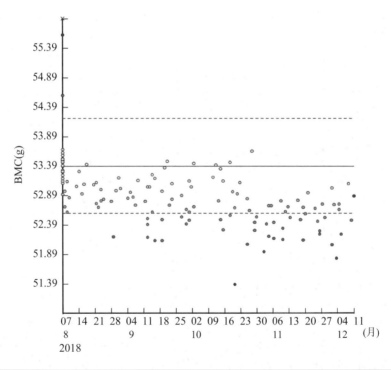

Setup	Reference Values	Plot Statistics
a Lumbar Spine	Limits ±1.5% of mean	Number of points:136
phantom #13264	Mean:53.391(g)	Mean:52.910(g)
System S/N:81293	SD:0.184(g)	SD:0.641(g)
		CV:1.211%

图 10 - 21　HOLOGIC 骨密度设备正常 BMC 质控图

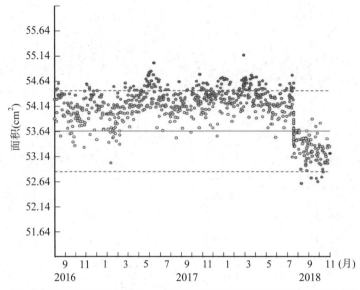

图 10 - 22　HOLOGIC 骨密度设备 AREA(面积)质控图(设备质控后重新调整基线)

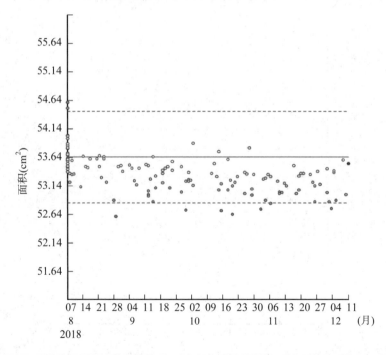

Setup	Reference Values	Plot Statistics
a Lumbar Spine phantom #13264 System S/N:81293	Limits ±1.5% of mean Mean:53.639(cm²) SD:0.160(cm²)	Number of points:136 Mean:53.343(cm²) SD:0.328(cm²) CV:0.615%

图 10 - 23　HOLOGIC 骨密度设备正常 AREA 质控图

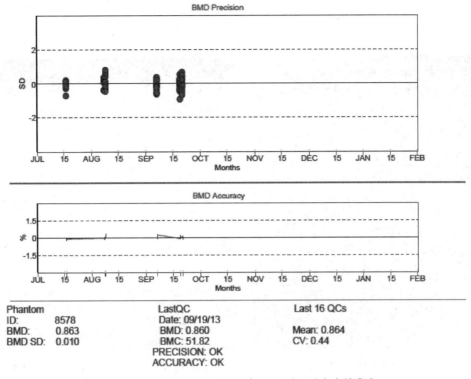

图 10 - 24　NORLAND 骨密度设备 QC 结果(骨密度精准度)

三、QA

（1）骨密度设备 QA 为质量保证，也是系统质量测试一部分。HOLOGIC 骨密度设备自动 QA，HOLOGIC 骨密度设备无须特别做 QA 测试(图 10 - 25～图 10 - 28)。

（2）GE 骨密度设备 QA 至少每周测试 1 次，如果室温变化≥5℃，立即进行 QA 质控。I′ACN 骨密度设备仅仅需要球管预热质控。I′ACN 骨密度设备在调试时，配备一个体模，此体模属于水模一种。

（3）如果系统质控测试失败，建议检查设备与模型，并重复 QC。

（4）特别需要指出，I′ACN 骨密度设备的质控球馆预热不会显示通过，一般预热 5 min 后退出预热程序。有时会提示是否再次进行预热，出现提示时注意查看相关参数，如果数值在预设范围内，可以认为通过预热程序。

（5）如果自动质控通过，可以进一步扫描患者。如果质控失败，请及时通知维修工程师。

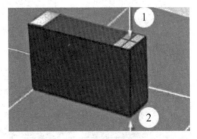

图 10 - 25　GE 骨密度设备 QA 模型
激光定位在"1"处，"2"处为铜片位置。

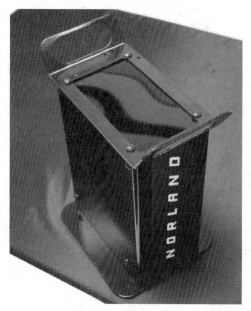

图 10 - 26　NORLAND 骨密度设备 QA 模型

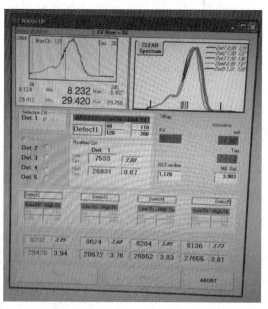

图 10 - 27　I'ACN 骨密度设备球管预热

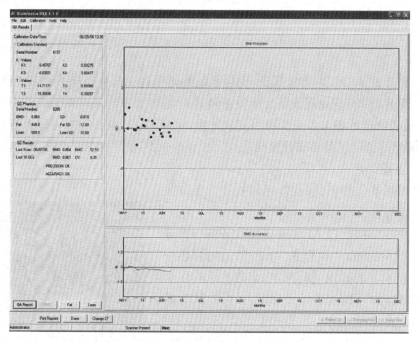

图 10 - 28　NORLAND 骨密度设备 QA 图

四、ISCD 精准度评价

ISCD 认为任何骨密度中心必须有自己的精准度误差,并计算 LSC(最小有意义变化值)。同一台设备由不同技术员操作,应该建立每位技术员的精准度评价。

1. 精准度评估的方法

(1) 测量 15 个患者 3 次或 30 个患者 2 次,每次测量都应重新摆位。

(2) 计算这组人群的标准差的平方根(RMS-SD)。

(3) 计算在 95% 置信区间的 LSC。

2. 每个技术员的最低可接受精准度

(1) 腰椎:1.9%(LSC=5.3%)。

(2) 全髋:1.8%(LSC=5.0%)。

(3) 股骨颈:2.5%(LSC=6.9%)。

(4) 如果技术员的精准度不能满足上述最低标准,应该接受再培训。

3. DXA 设备的横向校准　当更换硬件而不是整个设备时,或更新设备为同一厂家、同一种模式的设备时,应该由同一个技术员完成横向校准。即在新旧设备上分别扫描 10 次体模,每次需重新放置体模。如果两个设备的 BMD 数值差别>1%,应请厂家进行修理或维护。

当更新设备为同一厂家但不同模式的设备时,或不同厂家时,应做如下横向校准。

(1) 60 天内在旧设备上扫描 30 个有代表意义的患者,然后在新设备上扫描 2 次。

(2) 测量临床常用部位,尤其是腰椎和髋部。

(3) 测量中心必须遵循当地 DXA 设备相关的政策、法规。

(4) 利用 ISCD DXA 计算工具(需登录 ISCD 英语官方网站注册),计算新旧设备的平均 BMD 和 LSC。

(5) 使用 LSC 比较新旧设备;如果每个临床常用部位分别被进行横向校准,那么就能得出新旧设备间的定量差异。

(6) 一旦新的精准度在新设备上应用,那么未来的扫描应该使用新的 LSC。

(7) 如果没有进行横向校准,就不能有定量的新旧设备间的比较。但应该在新设备上建立一个新的 BMD 基线值和设备间 LSC。

(8) 各骨密度检测中心间的 BMD 比较:没有横向校准就不能定量比较设备间 BMD 检测差异或计算 LSC。

五、设备故障图片

当设备出现异常图像时,及时排查故障原因。通知科室内质量控制专员,去除干扰因素,重新执行相关质控程序。如仍然不能解决问题时,可通知医院设备科、设备厂家相关人员等(图 10-29~图 10-32)。

图 10-29　扫描故障,扫描后自动暂停 1

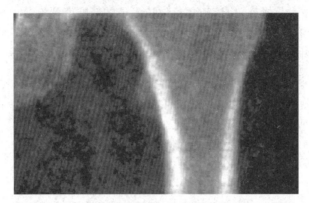

图 10-30　扫描故障,扫描后自动暂停 2

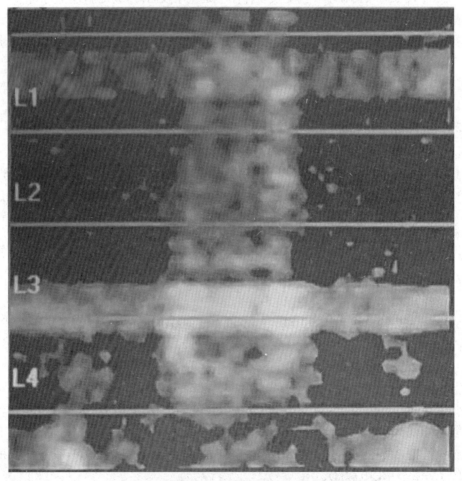

图 10-31　设备故障,扫描图出现横向高密度伪影

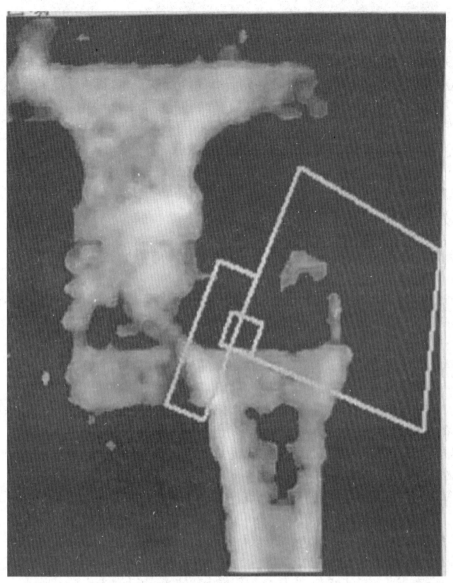

图 10 - 32　设备故障,扫描图内出现低密度伪影

/ 第三节 /　骨密度分析

一、ISCD 分析要求

1. AP 腰椎分析

（1）使用前后位测量腰椎 L1～L4 骨密度。

（2）使用所有可评估的椎体,去除病变的椎体。如果无法使用 4 个椎体,则使用 3 个椎体；如果无法使用 3 个椎体，则使用 2 个椎体。

(3) 不能用单个椎体的 BMD 来诊断和分类。

(4) 如果只有 1 个椎体，那么诊断必须根据其他部位的 BMD 测量来获得。

(5) 如果存在以下情况，在分析时必须排除解剖异常的椎体：①椎体显著异常，超出系统的设置而无法分析评价的椎体；②有问题的椎体和邻近椎体的 BMD T 值相差 1.0 以上时，需排除此异常椎体。

(6) 除外异常椎体后，可以利用余下椎体计算 T 值。

(7) 侧位腰椎测量不能用于诊断，但有时可用于监测。

2. 髋部分析

(1) 用股骨颈或全髋最低的部位诊断。

(2) 可测量任一侧髋骨。

(3) 还没有足够的证据表明双侧髋部的平均 T 值可用于诊断。

(4) 平均髋部骨密度可以用于监测，但以全髋最好。

3. 前臂分析　选择非利手的桡骨远端 33% 处(有时称桡骨 1/3 处)用于诊断，不建议使用其他 ROI(补充说明：前臂分析时包含尺骨茎突，但不一定包含桡骨茎突)。

二、I'ACN 骨密度设备

1. AP 腰椎分析　Analysis→New Area(新的区域)→选择自动→选择 L1 的顶端→第 2 个点选择 L4 的低端→这时会生成一个蓝色的四分格表格，把每根分格 L1、L2、L3、L4 分开→双击蓝色的表格使其变灰色→再点 analysis→end Area→print 打印→Printer Window(打印文档)→image→exit→退出并保存。

I'ACN 骨密度设备会提供 L1～L4、L2～L4 和腰椎平均骨密度的 T 值、Z 值。I'ACN 公司工程师建议使用腰椎平均 BMD 数据用于诊断。

2. 髋部分析　Analysis→New Area(新的区域)→选择自动→选择髋骨的大转子凹陷处→第 2 个点选择小转子凹陷处→这时会生成一个蓝色的十字架，调节后使之与股骨颈上下沿平行→双击蓝色的十字架，生成 3 个区域→再点 analysis→end Area→print 打印→Printer Window(打印文档)→image→exit→退出并保存。

3. 全身分析　Analysis→New Area(新的区域)→选择自动→第 1 点选择左肩→第 2 点选择右髋→第 3 点选择脚尖→调整中间脊柱的框区域，使其包括颈椎、胸椎、腰椎→调整红色的三角形使其包括双髋→双击图像内区域，分析完成后再点 analysis→end Area→print 打印→Printer Window(打印文档)→image→exit→退出并保存。

4. 前臂分析　Analysis→New Area(新的区域)→选择取点，点在尺骨和桡骨的夹角顶端→对着自动右键→analysis→end Area→print 打印→Printer Window(打印文档)→image→exit→退出并保存。

三、NORLAND 骨密度设备

1. AP 腰椎分析　用 2 条线将 L2～L4 夹起来→点 Continue→用 4 条线将 L2、L3、L4 区分开来→点结论→点保存→点报告→点打印→点确定→点关闭。

NORLAND 骨密度仪提供 L2～L4、AP 腰椎骨密度的 T 值、Z 值等数据(图 10‑33)。

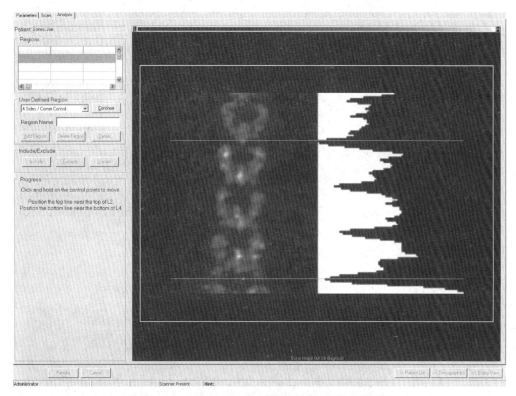

图 10‑33　NORLAND 骨密度设备 AP 腰椎分析界面

2. 髋部分析　将圆圈移动到股骨颈中心→点继续→点结论→点保存→点报告→点打印→点确定→点关闭(图 10‑34)。

3. 前臂分析　点分析→点结论→点保存→点报告→点打印→点确定→点关闭(图 10‑35)。

4. 全身分析

(1) 点击"分析"按钮。当分析选项卡窗口打开时,光标将显示在 ROI:胸部、骨盆区域和下肢(图 10‑36)。

(2) 使用单击和拖动方法,将胸部光标定位在胸部中间。将上光标点定位在左、右肱骨和肩胛骨接合处上方。将底部光标点放在手臂和躯干之间,使底部边缘几乎不包围胸腔(图 10‑37)。

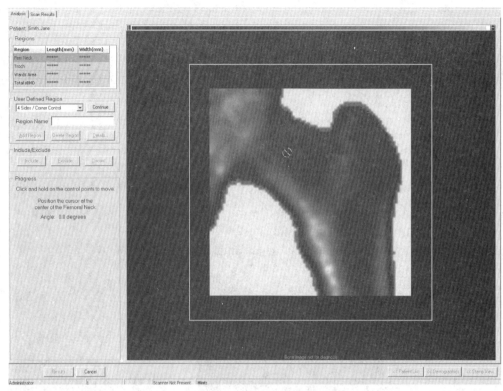

图 10 - 34　NORLAND 骨密度设备左髋部分析界面

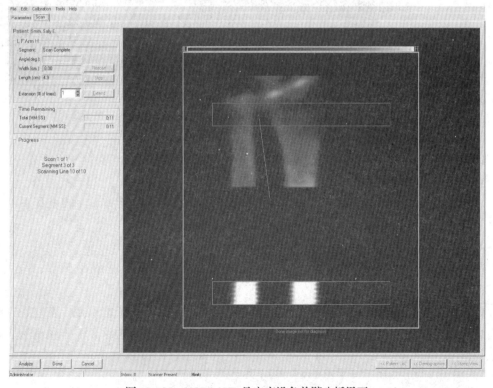

图 10 - 35　NORLAND 骨密度设备前臂分析界面

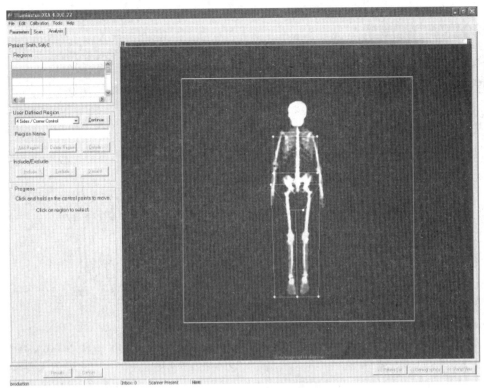

图 10 - 36　NORLAND骨密度设备全身分析界面

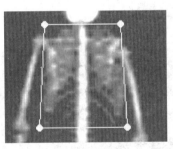

图 10 - 37　NORLAND骨密度设备全身分析胸部光标定位

（3）下一步定位骨盆光标。将上控制点移动到髂嵴正上方手臂和躯干之间。定位左下盆腔光标，使左光标边缘穿过股骨颈并靠近盆腔，盆腔光标的下边缘刚好位于耻骨联合处下方。将右下角光标同样放置在另一侧，确保将梯形设置为包围骨盆。

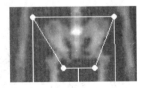

图 10 - 38　NORLAND骨密度设备全身分析骨盆光标定位

如果定位正确，骨盆光标将完全包围骨盆，并包含最小中隔、腿部和股骨颈组织（图 10 - 38）。

（4）定位左小腿光标，使左腿光标边缘位于左大腿和左手之间的最小身体组织区域。底边应该在脚趾下面。同样放置右腿控制点。定位中心腿光标，使中心腿光标边缘位于左腿和右腿之间的最小身体组织区域（图 10 - 39～图 10 - 41）。

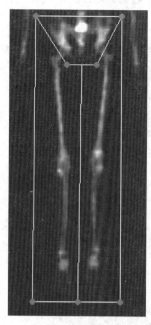
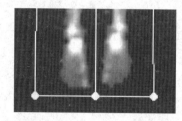
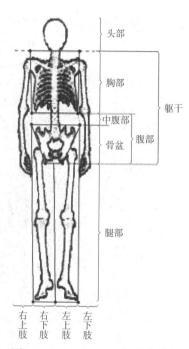

图 10 - 39　NORLAND 骨密度设备全身分析下肢光标定位

图 10 - 40　NORLAND 骨密度设备全身分析足部光标定位

图 10 - 41　NORLAND 骨密度设备全身分区示意图

（5）点击"继续"按钮，"结果"按钮将变为可用（图 10 - 42）。

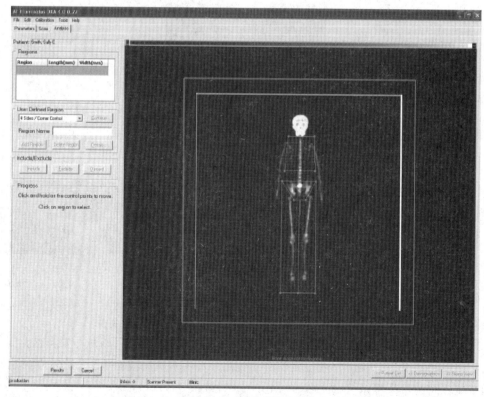

图 10 - 42　NORLAND 骨密度设备全身分析界面

　　(6)点击"结果"按钮。查看图像,确保光标位置正确,分析结果令人满意。

　　扫描图像、趋势图、全身结果将显示在"结果"选项卡中,总 BMD(单位:g/cm²)和总 BMC(单位:g)将显示在趋势图下方。

　　还将显示总的 BMD、BMC 和面积(单位:cm²)以及分析的每个 ROI(图 10-43)。

　　(7)单击"保存"按钮,以保存扫描结果(图 10-44)。

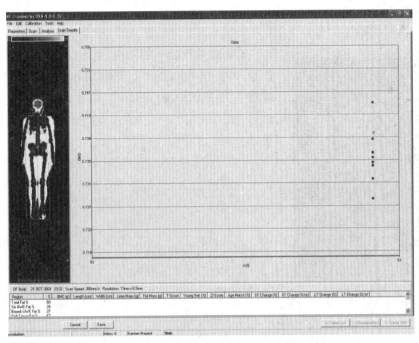

图 10-43　NORLAND 骨密度设备全身结果界面

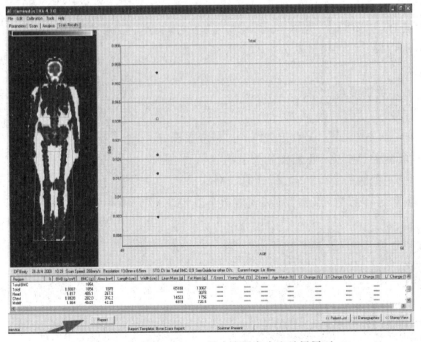

图 10-44　NORLAND 骨密度设备全身结果界面

（8）点击"报告"按钮，使用当前默认报告模板生成和打印报告。

四、HOLOGIC 骨密度设备

1. AP 腰椎分析

1）分析扫描

（1）点击分析扫描。

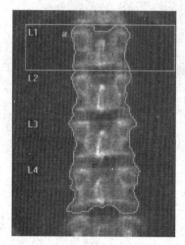

图 10-45　AP 腰椎 One-Time™ 设备自动分析

（2）如果有较早的扫描，点击结果：①如果没有较早的扫描，点击 Next＞＞。②也可以从 DXApro 配置屏幕配置直方图。③One-Time™ 设备自动分析完成时，显示结果（图 10-45）。④如果自动分析不令人满意，则进行手动分析。

（3）HOLOGIC 骨密度设备提供 L1～L4 椎体与 AP 腰椎骨密度的 T 值、Z 值等数据。

2）退出分析

（1）点击关闭。

（2）点击报告。

3）生成和打印报告：点击完成，生成报告。点击打印，打印报告。

4）髋部分析

5）分析扫描

（1）点击分析扫描（图 10-46）。

（2）如果有较早的扫描，点击结果。①如果没有较早的扫描，点击 Next＞＞。②One-Time™ 设备自动分析成后，显示结果。③如果自动分析不令人满意，则进行手动分析。

6）人工髋关节检查

（1）退出髋关节分析。

（2）扫描非双髋关节：①点击关闭；②点击报告。

（3）双侧髋关节扫描：①右侧髋关节的分析后，点击关闭；②分析左侧髋关节，点击分析其他扫描。

7）产生和打印报告：点击完成，生成报告。点击打印，打印报告。

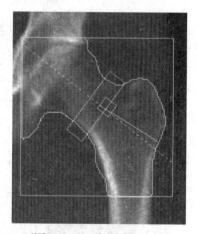

图 10-46　左侧髋部分析

2. 前臂分析

（1）分析扫描：①点击分析扫描；②点击 Next＞＞。

（2）输入前臂长度：①点击长度，前臂长度必须为 4.0～42.0 cm。②输入长度（单位：cm）。

（3）定义整体 ROI：①点击整体 ROI。②使用整体模式和行模式工具，调整 ROI（图

10-47、图10-48)。

（4）浏览骨骼图像：①点击骨骼图像（图10-49）。②大多数情况下，没有必要编辑骨骼图像。如有必要，使用工具箱工具编辑骨骼图像。③应包含尺骨茎突，桡骨茎突可能未被包含。

（5）检查MID/UD区域：①点击MID/UD。②大多数情况下，没有必要调整MID/UD区域或重新定位尺骨/半径分割线。有必要的话，使用工具箱工具进行调整（图10-50）。

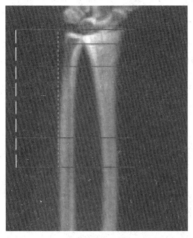

图10-47　左侧图，前臂整体定位（尺骨侧）

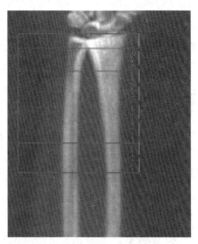

图10-48　右侧图，前臂整体定位（桡骨侧）

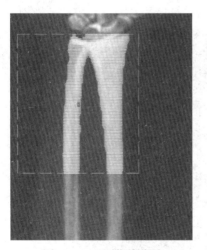

图10-49　浏览前臂图

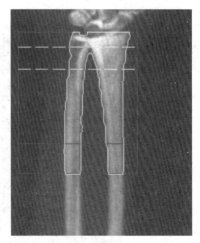

图10-50　前臂MID/UD

（6）查看结果：点击结果。

（7）退出分析：①点击关闭。②点击报告。

（8）生成和打印报告：点击完成，生成报告，点击打印，打印报告。

3. 全身分析　默认的HOLOGIC QDR系统全身扇形射束分析法采用自动全身功能，能够为体重在8 kg(17.6磅)和40 kg(88磅)之间的患者自动调整分析。对于体重≥40 kg

(88 磅)的患者,自动全身分析能够提供与之前全身分析版本相同的结果。没有针对体重＜8 kg(17.6 磅)的患者对该软件进行评估,但是不推荐使用该软件用于体重＜8 kg(17.6 磅)的患者。

由于自动全身分析为体重＜40 kg(88 磅)的患者自动提供改进的分析,因此不再推荐使用 Legacy PWB 对人体进行分析。由于参考数据库比较和 Z 值数据无效,因此应该使用自动全身分析对之前使用 Legacy PWB 分析的患者进行重新分析。

注意:如果对体重＜40 kg 的受测者(如儿童)进行全身检查,应确保在系统分析配置中启用自动全身分析。

分析扫描:①点击分析扫描。②点击结果。

注意:身体成分分析与全身分析同时进行,区域和模式有效时,显示分析窗口。

五、GE 骨密度设备

1. AP 腰椎分析

(1) 选择一个图像文件进行分析。

注意:结果可能包括 ScanCheck 选项卡,可用来协助图像分析,以及在必要时帮助更正。

(2) 如有必要,可从"分析"工具栏选择 Imaging(图像处理)调整图像。

(3) 如有必要,从"分析"工具栏选择 ROI 调整 ROI。

在多数情况下,enCORE 都能够正确放置 ROI。不要对分析进行任何调整,除非明显需要调整。手动调整如图 10-51 所示。

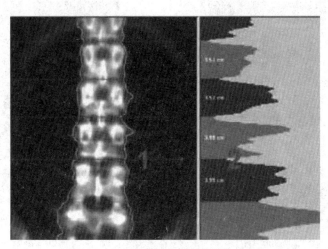

图 10-51　确定可正确识别椎骨以及椎间
标记在椎骨体之间(1)而且处于骨轮廓中显示的骨密度最低点(2)

(4) 如果需要调整 AP 腰椎图像的 ROI,使用以下这些工具,见表 10-2。

表 10-2　GE 骨密度仪 ROI 分析工具

图标	工具	说　明
	添加 ROI	选择"添加 ROI"工具可在 AP 脊柱分析期间添加 ROI。添加新的 ROI 时,它将会插入在图像上所选择的 ROI 下方。选择标记 ROI 可依序标记 ROI
	删除 ROI	选择"删除 ROI"工具可在 AP 脊柱分析期间移除 ROI。单击 ROI,然后选择 Delete ROI(删除 ROI)图标。如有必要,可选择"标记 ROI"重新标记 ROI
	移动 ROI	选择"移动 ROI"工具可移动 ROI
	旋转 ROI	选择"旋转 ROI"工具可旋转 ROI
	标记 ROI	选择"标记 ROI"工具,可在添加或从图像删除 ROI 之后重新标记 ROI
	排除 ROI	"排除 ROI"工具,可从 AP 脊柱结果移除 ROI 选择"排除 ROI"工具,然后选择从分析排除的 ROI。排除 ROI 的 ROI 标签周围将会出现圆括号 即使 ROI 已从分析排除,个别 ROI 的结果仍会显示。排除 ROI 不包括在椎骨组合的结果中
	显示/隐藏 ScanCheck™ 标记	此工具允许显示/隐藏 ScanCheck™ 标记,这些标记用于标示可能的高密度区。例如,伪影或骨赘 只有 ScanCheck 启用,才显示 ScanCheck 标记

(5) 选择结果可查看分析结果。

(6) 如有必要,从"分析"工具栏选择"点"来调整点输入;不要调整"点"输入,除非程序明显出错。

(7) 如果调整点输入,请选择结果来查看根据所作更改的新分析结果(图 10-52～图 10-54)。

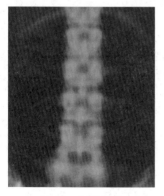
图 10-52　骨点

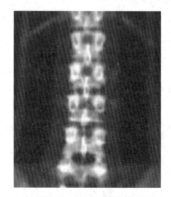
图 10-53　中性点

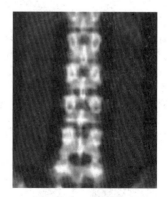
图 10-54　软组织点

(8) 选择 Save(保存)可保存更改,如果不保存更改,则选择 Close(关闭),然后选择 No(否)。

2. 髋部分析

(1) 选择一个图像文件进行分析。打开双股骨图像进行分析时,左侧和右侧股骨图像都会显示。活动股骨图像窗口周围会显示一个蓝色的框。在图像窗口中单击将使该股骨图像成为活动图像。结果包括每个股骨每个区的 BMD 值,以及股骨之间的平均值和差异。参考数据和倾向都可用。

注意:结果可能包括 ScanCheck 选项卡,可用来协助图像分析,以及在必要进行更正。

(2) 如有必要,可从"分析"工具栏选择图像处理来调整图像。

(3) 如有必要,从"分析"工具栏选择点来调整"点"输入(图 10-55～图 10-57)。

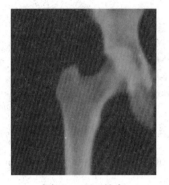 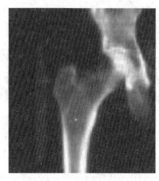 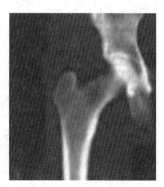

图 10-55　骨点　　　　　图 10-56　中性点　　　　　图 10-57　软组织点

不要调整"点"输入,除非程序明显出错。

(4) 如果您调整"点"输入,请选择结果来查看根据您所作更改的分析结果。

(5) 通常不必对 ROI 的放置进行调整。不要调整"颈 ROI"(移动、旋转或调整大小),除非其明显不正确。

颈 ROI 应该按照下列方式定位:①"颈 ROI"不包含较大转子的任何部分。②"颈 ROI"与股骨颈垂直。③颈部包含很少或根本没有 ROI 的坐骨。

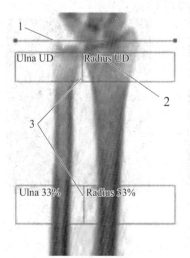

图 10-58　前臂 ROI 定位
UlnaUD,尺骨定位线;Radius UD,桡骨定位线;Ulna 33%,尺骨远端 33%处;Radius 33%,桡骨远端 33%处。

3. 前臂分析

(1) 选择一个图像文件进行分析。

注意:结果包括 ScanCheck 选项卡来协助图像分析,以及在必要时帮助进行更正。

(2) 如有必要,可从"分析"工具栏选择图像处理来调整图像。

(3) 如有必要,可从"分析"工具栏选择 ROI 来调整 ROI。

(4) 确保前臂 ROI 按照下列方式正确定位:①参考线位于尺骨茎突的末梢尖端。②UD ROI 不包含桡骨茎突。③UD 和 33% ROI 中间的垂直线位于桡骨和尺骨之间(图 10-58)。

不要对 ROI 的位置进行任何更改,除非程序明显出错。

(5) 选择长度,确定患者前臂的长度正确。

（6）选择移动/调整 ROI 大小：工具或旋转 ROI 工具，然后将参考线移动到正确位置。所有 ROI 会在移动参考线时移动。

（7）如果 UD ROI 中包含桡骨终板，请将 UD ROI 移至最接近终板的位置。

（8）如果调整点输入，请选择结果来查看根据更改的分析结果。

（9）如有必要，从"分析"工具栏选择"点"来调整点输入。

不要调整"点"输入，除非程序明显出错。

（10）如果调整点输入，请选择结果来查看所作更改的分析结果（图 10-59～图 10-61）。

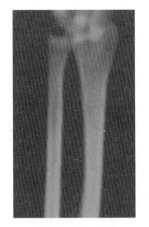 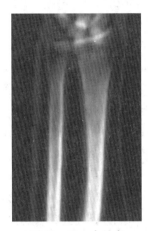 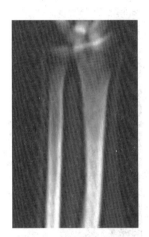

图 10-59　骨点　　　　图 10-60　中性点　　　　图 10-61　软组织点

（11）选择 Save（保存）可保存更改，如果不保存更改，则选择 Close（关闭），然后选择 No（否）。

4. 全身分析

1）初步调整

（1）选择一个图像文件进行分析。当打开全身图像进行分析时，骨和软组织图像都会显示。在一个图像上的切线位置所作的更改，也会在其他的图像上更改。可以在 Tools（工具）＞User Options（用户选项）＞Image（图像）选项卡上关闭双图像选项。

（2）如有必要，选择图像处理，然后调整图像（图 10-62）。

（3）全身切线位置。

● 头部：头部切线位于下颚的正下方。

● 左臂和右臂：两条臂的切线通过臂窝，并且尽可能靠近身体。确保切线将手和臂与身体隔离。CoreScan 结果需要削减手臂在中间的空气间隙。

● 左前臂和右前臂：两条前臂的切线尽可能靠近身体，并且将肘和前臂与身体隔离。CoreScan 结果需要削减前臂在中间的空气间隙。

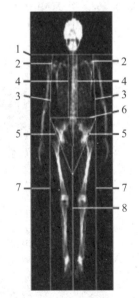

图 10-62　全身切线位置示意图

- 左脊柱和右脊柱：两个脊柱的切线尽可能靠近身体，并且不包括肋骨支架。
- 左骨盆和右骨盆：两个骨盆的切线通过股骨颈，并且不碰触骨盆。
- 骨盆顶部：骨盆顶部切线位于骨盆顶部的正下方。
- 左小腿和右小腿：两条小腿的切线可将手和前臂与腿隔离。
- 中腿：中腿切线可隔离右小腿和左小腿。

2) 调整全身切线

(1) 从 Analysis(分析)工具栏中选择 ROI 工具。

(2) 如果需要，选择 Move Vertex(移动顶点)工具来定位 ROI 顶点或切线。

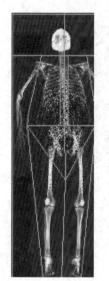

图 10 - 63　半身(MirrorI-
mage)扫描

(3) 调整切线本身，或选择顶点来调整切线位置。

(4) 选择结果可查看分析结果。

(5) 选择 Save(保存)可保存更改，如果不希望保存更改，则选择 Close(关闭)，然后选择 No(否)。

3) 调整左侧全身/右侧全身区域：生成左全身和右全身区的选项位于 Tools(工具)＞User Options(用户选项)＞Analysis(分析)选项卡中。选取该选项框可启用 Left/Right Total Body(左/右全身)结果。

4) 通过半身/MirrorImage 扫描估计全身

(1) 对于非常宽和不能适合扫描边界的患者，建议执行半身分析。

(2) 对于只有整个右半身可进入扫描区域(图 10 - 63)，单击 Estimate(估计)工具根据身体的一侧估计另一侧。

5) 全身密度测量参考图形

(1) 如果被选中为总机构参考人口 NHANES 的 1999 用户选项，显示的 NHANES 密度测量如图 10 - 64 所示。

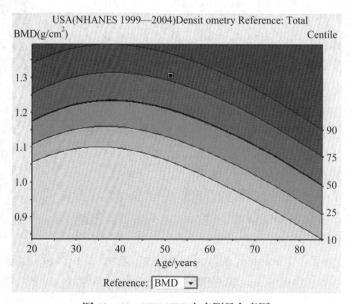

图 10 - 64　NHANES 密度测量参考图

（2）NHANES 密度测量参考图表选项"对话框"，允许更改 NHANES 密度测量参考图断点和颜色。可在 Tools（工具）＞User Options（用户选项）＞Results Display（结果显示）＞Composition Options（成分选项）＞中访问这些选项（图 10 - 65）。

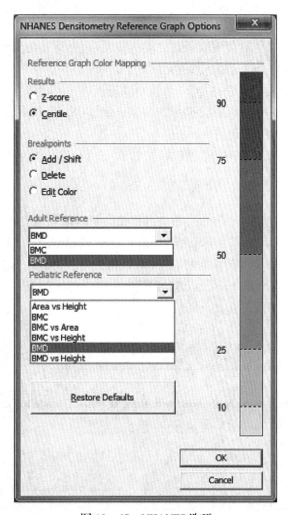

图 10 - 65 NHANES 选项

（3）Results（结果）：可以设置为 Z 值或百分位数。有 2 组可编辑的图表断点和颜色，每个结果类型一组。选择 Z 值或 centile（百分位数）参考颜色控制对话框，可在其中调整该结果的设置。

（4）Breakpoints（断点）颜色控制有 3 个选项。

• Add/Shift（添加/转移）：通过将鼠标移动至现有断点之间的开放区域来添加断点。当指针变为一个加号时，单击添加新的断点。

在"百分数"模式下，可以添加的断点范围为 1～99，以整数为单位递增。在"Z 值"模式下，范围为－4.0～＋4.0，以 0.1 为单位递增。

通过将指针移动到现有的断点来转移（移动）现有的断点。当指针变为箭头时，将选中的断点拖动至期望的水平。

在移动断点时,不能将其移动经过相邻的断点。

• 删除:通过将指针移动至现有的断点来删除断点。当指针变为"X"时,单击删除选中的断点。

必须拥有至少一个断点;不能删除所有的断点。

• Edit Color(编辑颜色):要更改断点之间的颜色,将指针移动至断点之间的颜色区域。当光标变成一支笔时,单击打开颜色选择对话框。

(5) 有 2 个选择为成人参考:①BMD;②BMC。

(6) 有 6 个选择为儿童参考:①面积与身高;②BMC;③BMC 与面积;④BMC 与身高;⑤BMD;⑥BMD 与身高。

(7) 单击 Restore Defaults(恢复默认)按钮恢复所有默认的断点和颜色(百分数和 Z 值)。

6) 增强的全身分析

(1) 增强的分析是指现在 Prodigy 的全身扫描分析。增强包含所有 iDXA 身体分析的改进:①点分辨率的提高,尤其是年轻和较小的科目;②改善软组织构成模式。

(2) 如果该网站是安装以前版本的 Encore,默认的分析类型是基本的(新安装都将默认为增强分析)。如果选择增强分析,那么安装早期版本的网站与以前的扫描系统将在打开上次扫描时提示是否升级扫描(图 10 - 66)。

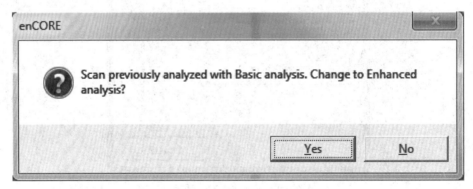

图 10 - 66　是否升级为增强分析界面
回答"是"会导致扫描在当前模式下重新分析,回答"否"会保留分析。

(3) 在 Tools(工具)＞User Options(用户选项)＞Analyze(分析)选项卡＞Total Body Analysis Options(全身分析选项)按钮中设置默认的扫描类型(基本或增强)。

(4) 全身扫描获得的小模式仅支持增强分析。

六、分析出错图像

见图 10 - 67～图 10 - 75。

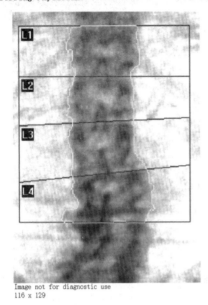

Name: ZHANG LI QIN　　　　Sex: Female　　　　　　Height: 160.0 cm
Patient ID: 17977591　　　Ethnicity: CHINESE　　　Weight: 60.0　kg
DOB: August 10, 1955　　　　　　　　　　　　　　　Age: 63

Referring Physician:

Scan Information:
Scan Date:October 31, 2018　　ID: A10311813
Scan Type:x Lumbar Spine
Analysis: October 31, 2018 15:30 Version 13.3.0.1
　　　　　Spine
Operator:
Model:　　Discovery W (S/N 81293)
Comment:

DXA Results Summary:

Region	Area (cm²)	BMC (g)	BMD (g/cm²)	T-score	Z-score
L1	14.76	12.35	0.836	-1.4	0.1
L2	12.84	10.37	0.808	-2.0	-0.4
L3	15.12	13.95	0.923	-1.5	0.2
L4	17.18	18.65	1.086	0.2	2.0
Total	59.90	55.32	0.924	-1.1	0.5

Total BMD CV 1.0%
WHO Classification: Osteopenia
Fracture Risk: Increased

Image not for diagnostic use
116 x 129

图 10 - 67　女性,63 岁。L1 画到 T12

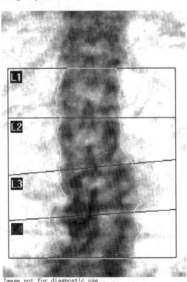

Name: ZHANG LI QIN　　　　Sex: Female　　　　　　Height: 160.0 cm
Patient ID: 17977591　　　Ethnicity: CHINESE　　　Weight: 60.0　kg
DOB: August 10, 1955　　　　　　　　　　　　　　　Age: 63

Referring Physician:

Scan Information:
Scan Date:October 31, 2018　　ID: A10311813
Scan Type:x Lumbar Spine
Analysis: December 05, 2018 08:17 Version 13.3.0.1
　　　　　Spine
Operator:
Model:　　Discovery W (S/N 81293)
Comment:

DXA Results Summary:

Region	Area (cm²)	BMC (g)	BMD (g/cm²)	T-score	Z-score
L1	13.87	11.15	0.804	-1.7	-0.2
L2	14.83	13.60	0.917	-1.0	0.6
L3	17.06	18.31	1.073	-0.1	1.6
Total	45.77	43.06	0.941	-0.7	0.9

Total BMD CV 1.0%
WHO Classification: Normal
Fracture Risk: Not Increased

Image not for diagnostic use
116 x 127

图 10 - 68　女性,63 岁。纠正后,腰椎位置重新确定,第 4 腰椎因压缩性骨折去除

Patient ID: 18199706
DOB: July 12, 1941

Sex: Female
Ethnicity: CHINESE

Height: 156.0 cm
Weight: 49.0 kg
Age: 77

Referring Physician:

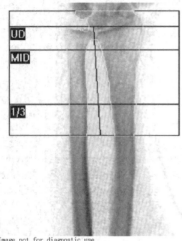

Scan Information:
Scan Date:November 14, 2018　ID: A11141809
Scan Type:a L.Forearm
Analysis: November 14, 2018 08:46 Version 13.3.0.1
　　　　　Left Forearm
Operator:
Model:　Discovery W (S/N 81293)
Comment:

DXA Results Summary:

Radius	Area (cm²)	BMC (g)	BMD (g/cm²)	T-score	Z-score
UD	4.08	1.15	0.283	-2.8	-0.7
MID	5.82	1.82	0.313	-5.4	-2.6
1/3	2.78	1.30	0.468	-3.8	-0.9
Total	12.68	4.28	0.338	-4.5	-1.8

Total BMD CV 1.0%
WHO Classification: Osteoporosis
Fracture Risk: High

图 10-69　女性,77 岁。左前臂 ROI 位置画错

Patient ID: 18199706
DOB: July 12, 1941

Sex: Female
Ethnicity: CHINESE

Height: 156.0 cm
Weight: 49.0 kg
Age: 77

Referring Physician:

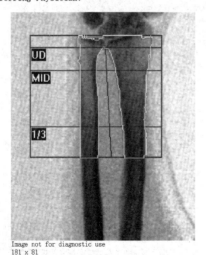

Scan Information:
Scan Date:November 14, 2018　ID: A11141809
Scan Type:a L.Forearm
Analysis: December 06, 2018 14:53 Version 13.3.0.1
　　　　　Left Forearm
Operator:
Model:　Discovery W (S/N 81293)
Comment:

DXA Results Summary:

Radius	Area (cm²)	BMC (g)	BMD (g/cm²)	T-score	Z-score
UD	3.47	0.83	0.238	-3.5	-1.5
MID	5.55	1.98	0.357	-4.6	-1.8
1/3	2.71	1.35	0.497	-3.3	-0.5
Total	11.73	4.16	0.354	-4.2	-1.5

Total BMD CV 1.0%
WHO Classification: Osteoporosis
Fracture Risk: High

图 10-70　女性,77 岁。左前臂 ROI 位置纠正

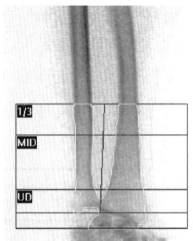

Patient ID: 18207083
DOB: December 13, 1941

Sex: Female
Ethnicity: CHINESE

Height: 160.0 cm
Weight: 52.0 kg
Age: 76

Referring Physician:

Scan Information:
Scan Date:November 14, 2018　ID: A11141813
Scan Type:a R.Forearm
Analysis: November 14, 2018 11:16 Version 13.3.0.1
　　　　　Right Forearm
Operator:
Model:　Discovery W (S/N 81293)
Comment:

DXA Results Summary:

Radius	Area (cm²)	BMC (g)	BMD (g/cm²)	T - score	Z - score
1/3	2.57	1.12	0.436	-4.3	-1.5
MID	5.50	1.65	0.299	-5.6	-2.9
UD	3.88	0.88	0.227	-3.7	-1.7
Total	11.95	3.65	0.305	-5.1	-2.4

Total BMD CV 1.0%
WHO Classification: Osteoporosis
Fracture Risk: High

Image not for diagnostic use
228 x 81

图 10-71　女性,76 岁。右前臂 ROI 位置画错

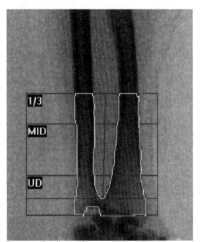

Patient ID: 18207083
DOB: December 13, 1941

Sex: Female
Ethnicity: CHINESE

Height: 160.0 cm
Weight: 52.0 kg
Age: 76

Referring Physician:

Scan Information:
Scan Date:November 14, 2018　ID: A11141813
Scan Type:a R.Forearm
Analysis: December 06, 2018 15:01 Version 13.3.0.1
　　　　　Right Forearm
Operator:
Model:　Discovery W (S/N 81293)
Comment:

DXA Results Summary:

Radius	Area (cm²)	BMC (g)	BMD (g/cm²)	T - score	Z - score
1/3	2.44	1.16	0.475	-3.6	-0.9
MID	4.89	1.66	0.340	-4.9	-2.1
UD	3.21	0.78	0.243	-3.4	-1.5
Total	10.53	3.60	0.342	-4.4	-1.7

Total BMD CV 1.0%
WHO Classification: Osteoporosis
Fracture Risk: High

Image not for diagnostic use
179 x 81

图 10-72　女性,76 岁。右前臂 ROI 位置纠正

Patient ID: 121513
DOB: March 22, 1972

Sex: Male
Ethnicity: CHINESE

Height: 182.0 cm
Weight: 68.0 kg
Age: 46

Referring Physician:

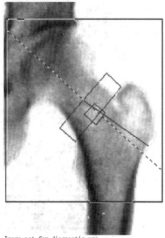

Scan Information:
Scan Date:June 08, 2018　　ID: A0608180L
Scan Type:x Left Hip
Analysis: June 08, 2018 08:42 Version 13.3.0.1
　　　　　Hip
Operator:
Model:　　Discovery W (S/N 81293)
Comment:

Image not for diagnostic use
108 x 121
NECK: 49 x 15

DXA Results Summary:

Region	Area (cm²)	BMC (g)	BMD (g/cm²)	T - score	Z - score
Neck	5.30	3.67	0.693	-1.7	-1.1
Total	35.20	26.42	0.751	-1.9	-1.6

Total BMD CV 1.0%
WHO Classification: Osteopenia
Fracture Risk: Increased

图 10-73　男性,46 岁。左侧髋部 ROI 位置画错

Patient ID: 121513
DOB: March 22, 1972

Sex: Male
Ethnicity: CHINESE

Height: 182.0 cm
Weight: 68.0 kg
Age: 46

Referring Physician:

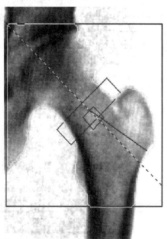

Scan Information:
Scan Date:June 08, 2018　　ID: A0608180L
Scan Type:x Left Hip
Analysis: December 05, 2018 08:24 Version 13.3.0.1
　　　　　Hip
Operator:
Model:　　Discovery W (S/N 81293)
Comment:

Image not for diagnostic use
108 x 121
NECK: 49 x 15

DXA Results Summary:

Region	Area (cm²)	BMC (g)	BMD (g/cm²)	T - score	Z - score
Neck	5.39	3.66	0.679	-1.8	-1.2
Total	35.57	26.74	0.752	-1.9	-1.6

Total BMD CV 1.0%
WHO Classification: Osteopenia
Fracture Risk: Increased

图 10-74　男性,46 岁。左侧髋部 ROI 位置纠正

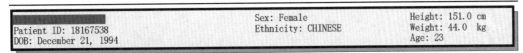

Patient ID: 18167538	Sex: Female	Height: 151.0 cm
DOB: December 21, 1994	Ethnicity: CHINESE	Weight: 44.0 kg
		Age: 23

Referring Physician:

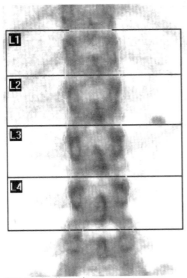

Image not for diagnostic use
116 x 129

Scan Information:
Scan Date:November 14, 2018   ID: A1114180C
Scan Type:x Lumbar Spine
Analysis: November 14, 2018 08:58 Version 13.3.0.1
          Spine
Operator:
Model: Discovery W (S/N 81293)
Comment:

DXA Results Summary:

Region	Area (cm²)	BMC (g)	BMD (g/cm²)	T-score	Z-score
L1	10.67	8.78	0.823	-1.5	-1.4
L2	11.98	10.29	0.860	-1.5	-1.4
L3	12.66	11.78	0.931	-1.4	-1.3
L4	13.40	12.04	0.899	-1.5	-1.4
Total	48.70	42.90	0.881	-1.5	-1.4

Total BMD CV 1.0%
WHO Classification: Osteopenia
Fracture Risk: Increased

图 10‑75 女性,23 岁。L1 画到 T12,图上有金属伪影(需要重新扫描)

第十一章

DXA 身体成分分析

/ 第一节 / 身体成分分析适应证

一、HOLOGIC 设备说明

HOLOGIC 身体成分软件的预期用途是,在有医疗需要的地方估算非骨组织的肌肉含量和脂肪含量。

HOLOGIC QDR 骨密度设备使用 HOLOGIC 全身 DXA 参考数据库软件,测量局部和全身骨密度、肌肉组织和脂肪组织质量,计算 BMC、面积、软组织质量、局部软组织质量、总软组织质量、去脂体重、局部和总软组织质量比例、脂肪百分比、局部脂肪百分比、脂肪占总体重百分比、腹部脂肪百分比、髋部脂肪百分比、腹部、髋部比例和体重指数等。专业医务人员能够以用户定义的统计格式和趋势,使用彩色图像映射来显示这些值,并与参考人群进行比较。

如果疾病或治疗能够影响脂肪组织和肌肉组织的相对量,那么这些身体成分值对于专业医护人员管理疾病和病情非常有用。HOLOGIC 全身 DXA 参考数据库软件,不对疾病进行诊断,不推荐治疗方案,也不对治疗效果进行量化,只有专业医护人员才能进行这些判断。

身体成分值有用的病情包括慢性肾衰竭、神经性厌食症、肥胖、AIDS/HIV 和囊肿性纤维化。DXA 身体成分是流体静力测重和皮肤皱褶测量的有用替代物。

HOLOGIC Discovery 骨密度设备全身扫描使用 HOLOGIC 内脏脂肪软件,估算成年男性或者女性(除孕妇之外)体内腹部区域的内脏脂肪组织(内脏脂肪)含量。估算的内容为内脏脂肪面积、质量和体积。能够以用户定义的统计格式和趋势显示这些值。内脏脂肪估算包括高血压、空腹血糖受损、糖耐量减低、糖尿病、血脂异常和代谢综合征。

二、GE 设备说明

身体成分软件测量部分和全身肌肉、脂肪组织,并计算其他导出值(可利用用户定义的统计格式和倾向显示,根据需要将其与参考人群进行比较)。在下面一些疾病/情况下,身体成分值比较有用:慢性呼吸道疾病、神经性厌食症、肥胖、AIDS/HIV 和囊肿性纤维化。

三、NORLAND 设备说明

NORLAND 软组织成分软件可估算全身软组织的瘦肉和脂肪成分,以及研究和小对象扫描中操作员定义的 ROI。它与全身研究和小对象扫描结合使用,以提供除骨密度值之外的瘦肉和脂肪软组织质量值。

无须额外扫描剂量即可获得这些软组织成分值。

当软组织成分驻留在系统上时,软组织值会自动呈现给计算机生成、操作员定义的全身扫描 ROI 研究、小对象扫描中操作员定义的 ROI。有关全身研究和小对象扫描的更多详细信息,请参阅本书中的相应章节。

DXA 提供 BMC 和 BMD 和肌肉含量(LEAN)的独立值,以及计算全身扫描的真实骨质量分数脂肪含量(FAT)(必须为研究和小对象扫描手动计算此值)。除了全身扫描的 BMD、BMC、LEAN MASS 和 FAT MASS 值之外,还报告了水下称重等效值的 Siri 和 Brozek 方程。

使用 DXA 技术确定脂肪含量比水下称重(UWW)更快、更简单,这通常被认为是“金标准”。水下称重要求受试者能够并且愿意完全浸入水中,同时强行呼气。这种方法不适合生病、体弱、无意识或害怕水的受试者。

DXA 优于 UWW 的另一个优点是它对体内气体不敏感。在使用水下称重时,必须补偿体内气体的影响,而 DXA 中使用的 X 线束不受这些气体的影响。

　第二节　　GE 骨密度设备身体成分分析

初步调整→调整左侧全身/右侧全身区域→进行半身/MirrorImage 扫描以估计成分→男性形态和女性形态脂肪的成分测量→成分 BMI(体重指数)→CoreScan(估计 VAT)→成分倾向选项→成分报告选项→估计全身脂肪和男性形态/女性形态脂肪→估计全身成分限制→组成颜色映射→组成颜色编码→成分选项→新陈代谢信息(图 11 - 1)。

一、初步调整

1) 选择一个图像文件进行分析:成分结果会在选择“分析”窗口中的“Composition”(成分)选项卡时显示在屏幕上。结果如下。

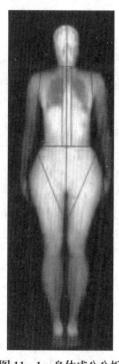

图 11 - 1　身体成分分析

（1）脂肪量的百分比（组织％的脂肪）的总组织质量，总组织质量和骨量的百分比（区域％的脂肪）。

（2）以 kg 或磅表示总质量。

（3）以 g 或磅表示软组织、脂肪组织和瘦肉组织。

（4）以 g 或磅表示 BMC。

（5）百等分分布或 Z 值。

（6）BMI。

（7）如果购买了 CoreScan 选项，则预计 VAT 体积以 cm^3 或 in^3 为单位，质量以 g 或磅为单位。

百等分分布或 Z 值以及公制或英（美）制结果的选项可以在 Tools（工具）＞User Options（用户选项）＞Results Display（结果显示）＞Composition Options（成分选项）下找到。

2）可以使用切线位置定义组织区。根据需要调整剪切，以包括适当区域内的所有组织。将臂区与髋和大腿的组织隔离时必须特别小心。

3）打印报告，请选择"报告"对话框中的成分选项。

二、左侧全身/右侧全身区域

生成左全身和右全身区的选项位于 Tools（工具）＞User（用户）Options（用户选项）＞Analysis（分析）选项卡中。选取该选项框可启用 Left/Right Total Body（左/右全身）结果。

三、进行半身扫描以估计成分

（1）对于体型过于庞大不适合扫描边界的患者，建议执行半身分析，然后使用"估计"工具根据身体的一侧来估计另一侧。

（2）在此示例中，只有整个右半身可适入扫描区域（图 11 - 2）。

（3）单击 ROI，然后单击 Estimate（估计），根据身体的一侧来估计另一侧。

（4）如果全身结果来自对半身的估计，密度（Densitometry）结果表和成分（Composition）结果表的区域（Region）列，以及倾向（Trend）表的测量日期（Measured Date）列旁边会出现一个（e）（表 11 - 1）。

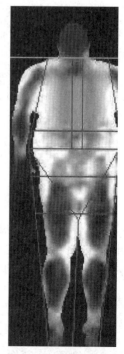

图 11 - 2　半身（MirrorImage）扫描

表 11 - 1　包含估计结果的密度仪表格

Region	BMD(g/cm²)	BMC(g)	Area(cm²)	YAT - Score	AMZ - Score
(e)Legs	1.693	1 611	952	—	—
(e)Trunk	1.245	1 412	1 134	—	—
(e)Ribs	1.214	559	461	—	—
(e)Pelvis	1.236	542	439	—	—
Spine	1.325	311	235	—	—
(e)Total	1.446	4 217	2 917	2.4	1.5

四、男性形态和女性形态脂肪的成分测量

1）男性形态和女性形态成分 ROI 在分析中提供。

2）基本 ROI 说明

（1）男性形态 ROI:骨盆切线的底部边界。骨盆切线上方的顶部边界,是骨盆和颈切线之间距离的 20%,侧边界是臂切线。

（2）女性形态 ROI:骨盆切线下的顶部边界,是男性形态 ROI 高度的 1.5 倍。女性形态 ROI 高度等于男性形态 ROI 高度的 2 倍,侧边界是外侧腿切线（图 11 - 3）。

3）男性形态/女性形态（A/G）比率介于男性形态（中枢）的脂肪百分比和女性形态（髋和大腿区）的脂肪百分比之间。增强成分报告页将显示男性形态/女性形态比率。

五、成分体重指数（BMI）

1）BMI 参考图表来自 WHO 的分类。如果启用了 BMI 用户选项,则 BMI 将显示在成分结果选项卡上。该图表设计用于年龄在 20 岁或以上的成年男性和没有怀孕的女性。BMI 是成年人营养状态简单而确切的人体测量指示。

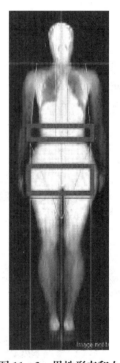

图 11 - 3　男性形态和女性形态成分ROI

2）可配置的参考区

（1）偏瘦（underweight）（BMI<18.5 kg/m²）。

（2）正常（normal）（BMI 18.5～24.9 kg/m²）。

（3）超重（overweight）（BMI 25.0～29.9 kg/m²）。

（4）肥胖（obese）（BMI≥30.0 kg/m²）。

身体成分 BMI 图表可作为一个选项,在编写器报告中使用。

注:BMI 不能区别脂肪和瘦组织。因此,对于运动员和健美人员来说,BMI 不是一个合适的理想体重指标。换言之,肌肉质量高的运动员的 BMI 可能处于超重范围,但从其体型来看并不超重。

六、估计 VAT（CoreScan）

（1）CoreScan 软件选项可估计男性形态区内的内脏脂肪组织（VAT）容量。估计的容量为 VAT 质量和 VAT 体积。值可以在用户定义的统计格式和趋势中显示。

（2）结果年龄在 18～90 岁之间、BMI 在 18.5～40 kg/m² 之间的男性和女性抽样人群（不包括孕妇）中经过验证。值显示在分析（Analyze）屏幕中的 CoreScan 选项卡上。

（3）CoreScan 值可在全身成分辅助报告（Total Body Composition Ancillary Report）中找到，并编辑器（Composer）字段代码可用。

七、成分倾向选项

1）成分倾向表将显示所选区域的成分倾向（Composition Trend）和脂肪分布（Fat Distribution）（图 11-4）。

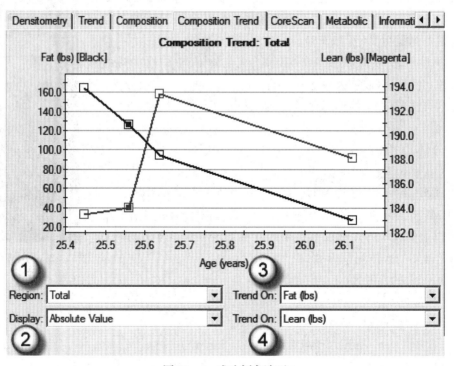

图 11-4　成分倾向选项

2）更改倾向图表的选项可在分析屏幕的成分倾向（Composition Trend）选项卡上找到。

（1）从地区下拉菜单①，选择该地区的趋势。

（2）从显示②菜单，选择一个显示选项。选择包括绝对值（Absolute Value）、更改对比（Change vs.）、质量（全身、脂肪、无脂肪肉质）[Mass（Total，Fat，Lean）]、质量（全身、脂肪、无脂肪肉质、TBW）[Mass（Total，Fat，Lean，TBW）]和参考（Reference）。

（3）如果为显示（Display）选项选择更改对比（Change *vs*），单个趋势依据（Trend On）菜单会出现③。从选择的价值趋势对菜单 Y1。这将绘制 Y1 的前后变化百分比或与基线值相比的变化百分比。

如果选择绝对值显示选项，两个趋势对菜单中出现③和④。从选择的价值趋势对 Y1 和 Y2 的菜单（图 11 - 5）。

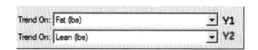

图 11 - 5　Y1 代表黑色，出现左轴。Y2 代表洋红色，出现右轴

（4）还有 A/G 比（A/G Ratio）和全身脂肪百分比[Total Body(％Fat)]等其他倾向观察基准（Trend On）选项可以使用。

3）如果需要，更改工具（Tools）＞用户选项（User Options）＞趋势（Trending）＞趋势图选项（Trend Graph Options）下的线型（Line Pattern）和基线（Baseline）、以前的（绝对值）或以前的（相对值）Change *vs* 选项（图 11 - 6）。

4）如果需要，更改显示，Y1，Y2，根据购股权工具＞用户选项＞趋势。

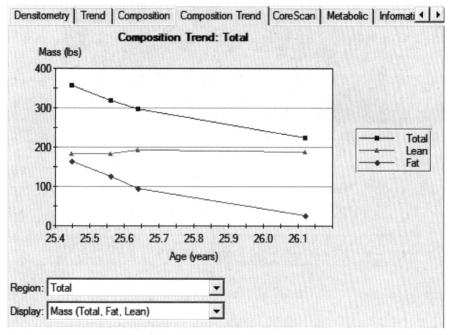

图 11 - 6　三线成分趋势图示例

八、成分报告选项

1）成分辅助报告：除了主成分报告，enCORE 还可以提供成分辅助报告。辅助报告页面包括如下。

（1）躯干/全身、腿/全身和四肢/躯干的脂肪比率。

（2）静止代谢率（RMR）。

（3）相对骨骼肌肉指数（RSMI）。

（4）全身水分（TBW）。

（5）细胞内水（ICW）。

（6）细胞外水（ECW）。

2）增强成分报告：enCORE 还具有增强成分报告（Enhanced Composition Report）选项。此报告提供"成分参考图表""成分倾向图表""脂肪分布表"以及 WHO BMI 参考图表。

九、估计全身脂肪和男性形态/女性形态脂肪

1）使用标准脊柱和股骨扫描的扫描组织数据，可以估计全身脂肪百分比和男性形态/女性形态脂肪百分比（图 11-7）。所需的扫描类型如下。

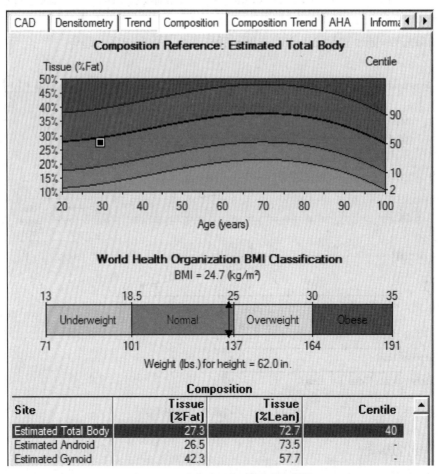

图 11-7　成分选项卡，估计全身脂肪

（1）AP 脊柱和股骨的检查。

（2）AP 脊柱和双股骨（平均值）的检查。

2）在脊柱/股骨检查的分析屏幕上，成分（Composition）选项卡显示参考图表、BMI 图表以及包含脂肪百分比、肌肉百分比和百等分分布的表。

3）在脊柱/股骨检查的报告中，估计全身检查报告包括参考图表、倾向图表（适用时）、BMI 图表，以及包含脂肪百分比、肌肉百分比和百等分分布的表。

十、估计全身成分限制

1）68％的估计全身脂肪百分比值将在女性和男性的大约 3％ 的脂肪测量值内。估计的全身脂肪百分比仅对白种人和亚洲患者有效。估计的男性形态和女性形态脂肪百分比仅对白种人患者有效。患者的年龄、体重、身高、BMI 和脊柱与股骨测量值必须在有限范围内（表 11-2、表 11-3）。

表 11-2　白种人的有效全身估计脂肪百分比变量的范围限制

比较点	变量范围	女性	男性
年龄（岁）	最小	20	20
	最大	100	100
高度（cm）	最小	130	150
	最大	185	200
重量（kg）	最小	40	55
	最大	135	125
BMI（kg/m²）	最小	15	18
	最大	45	42
脊柱脂肪百分比（％）	最小	2	2
	最大	55	55
脊柱厚度（cm）	最小	11	13
	最大	27	29
股骨脂肪百分比（％）	最小	10	10
	最大	50	40
股骨厚度（cm）	最小	10	12
	最大	25	22
预测全身脂肪百分比（％）	最小	10	10
	最大	60	45

表 11-3　白种人的有效男性形态和女性形态估计脂肪百分比变量的范围限制

比较点	变量范围	女性	男性
年龄（岁）	最小	20	20
	最大	100	100

（续表）

比较点	变量范围	女性	男性
高度（cm）	最小	130	150
	最大	185	200
重量（kg）	最小	40	55
	最大	135	125
BMI（kg/m²）	最小	15	18
	最大	45	42
脊柱脂肪百分比（%）	最小	2	2
	最大	55	53
脊柱厚度（cm）	最小	11	15
	最大	27	28
股骨脂肪百分比（%）	最小	10	10
	最大	50	40
股骨厚度（cm）	最小	10	12
	最大	23	22
预测全身脂肪百分比（%）	最小	10	10
	最大	60	45
女性形态脂肪百分比（%）	最小	22	20
	最大	62	49
A/G 比率（%）	最小	0.3	0.75
	最大	1.25	1.6
男性形态脂肪百分比（%）	最小	2	18
	最大	61	53

2）除了上述全身、男性形态和女性形态脂肪百分比外，脊柱厚度值应在因 BMI（由以下公式给出）而异的限制值内（BMI 由输入的身高与体重计算得出）：

（1）女性白种人脊柱组织厚度（cm）＝－9.014＋5.214√(BMI)±3.8 cm。

（2）男性白种人脊柱组织厚度（cm）＝－6.726＋5.199√(BMI)±3.0 cm。

3）男性形态和女性形态脂肪百分比有一个附加限制（表 11-4）

脊柱厚度/股骨厚度＝1.46。

表 11-4　亚洲人的有效全身估计脂肪百分比变量的范围限制

鉴别点	变量范围	女性	男性
年龄（岁）	最小	20	20
	最大	90	90
高度（cm）	最小	140	150
	最大	180	180
重量（kg）	最小	34	35
	最大	90	92
BMI（kg/m²）	最小	14	14
	最大	35	31

(续表)

鉴别点	变量范围	女性	男性
脊柱脂肪百分比(%)	最小	5.85	4.79
	最大	55	46
脊柱厚度(cm)	最小	10	11
	最大	21	22
股骨脂肪百分比(%)	最小	9	5.85
	最大	45	34
股骨厚度(cm)	最小	9	9
	最大	17	17
预测全身脂肪百分比(%)	最小	5	5
	最大	50	43

4) 除了上述固定范围外,脊柱和股骨厚度值应在因 BMI 而异的限制值内(BMI 由输入的身高与体重计算得出)。

(1) 亚洲女性脊柱厚度(cm):$7.861+0.067\,98\times BMI1.5\pm5.54$。

(2) 亚洲女性股骨厚度(cm):$0.078\,68+2.669\times\sqrt{(BMI)}\pm3.39$。

(3) 亚洲男性脊柱厚度(cm):$-8.958+5.313\times\sqrt{(BMI)}\pm6.63$。

(4) 亚洲男性股骨厚度(cm):$-2.633+3.277\times\sqrt{(BMI)}\pm4.10$。

十一、组成颜色映射

1) iDXA 共有的身体图像可用颜色映射(图 11 - 8)。

(1) 单击分析屏幕中图像左侧的颜色对应(Color Mapping)按钮进行显示。

(2) 单击颜色对应阈值(Color Mapping Thresholds)按钮调整阈值。

2) 默认组织映射颜色有红色、黄色和绿色,其中:

(1) 绿色代表面积%低脂肪。

(2) 黄色代表中等水平%脂肪面积。

(3) 红色代表%高发领域。

3) 这些颜色可在工具(Tools)>用户选项(User Options)>图像(Image)>图像颜色(Image Colors)下进行自定义(图 11 - 9)。

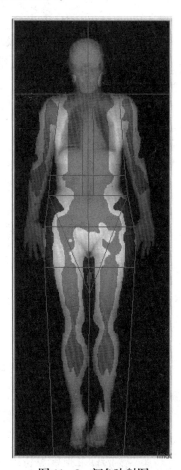

图 11 - 8 颜色映射图

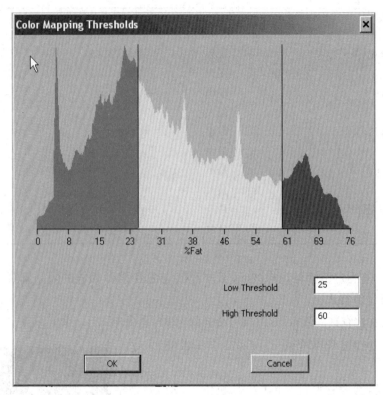

图 11 - 9　颜色映射阈值

十二、组成颜色编码

1) 颜色编码 iDXA 总全身扫描,或 Prodigy 增强或基本分析(图 11 - 10、图 11 - 11)。

2) 点击颜色编码按钮,在分析屏幕显示颜色编码的图像。

3) 这些颜色可以自定义下工具>用户选项>图片>图像的颜色。

4) 单击颜色编码频谱调整对比度设置。

默认的颜色是白色、灰色、橙色、黄色。其中:

(1) 白色是骨。

(2) 灰色是骨边缘。

(3) 橙色是瘦肉组织。

(4) 黄色是脂肪组织。

5) 图像的颜色对话框还允许更改默认对比度设置为彩色图像编码,并改变色法最初出现时,打开一个新的身体总测试。

6) 颜色编码的图像,调整对比度,修改图像中的颜色(这是不同的颜色映射图像,颜色恒定的,不论亮度/对比度设置)。

7) DXA 的标准报告也将出现屏幕上的颜色选择的选项。

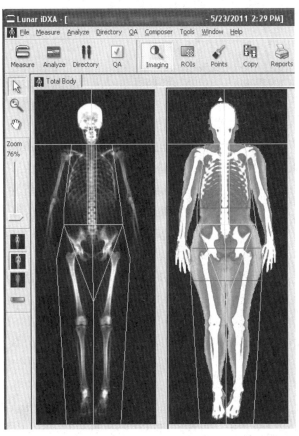

图 11 - 10　彩色图像编码

Image Colors										

Colors

ROIs		Change...	Default
Selected ROIs		Change...	Default
Secondary ROIs		Change...	Default
Zoom Region / Masks		Change...	Default
Bone Edges		Change...	Default
PointTyping		Change...	Default
Artifacts		Change...	Default
Markers		Change...	Default

Bone Color Mapping

High Level		Change...	Default
Medium Level		Change...	Default
Low Level		Change...	Default

Tissue Color Mapping (iDXA)

High Level		Change...	Default
Medium Level		Change...	Default
Low Level		Change...	Default

Color Coding Spectrum

	Change...	Default

Air Color

Screen
- ● Standard
- ○ Transparent
- ○ Color

Print
- ○ Standard
- ● Transparent
- ○ Color

Total Body

Default Tissue Colors
- ● Black and White
- ○ Color Coding
- ○ Color Mapping (iDXA)

Color Coding Defaults

%Fat Low:	-50
%Fat High:	95

OK　Cancel

图 11 - 11　图像颜色

十三、成分选项

1) 成分选项(Composition Options):对话框可以更改身体成分图表断点和颜色。可在工具(Tools)>用户选项(User Options)>结果显示(Results Display)>成分选项(Composition Options)中访问这些选项(图 11-12)。

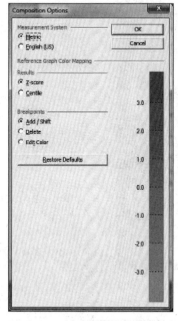

图 11-12　成分选项对话框

2) 测量系统(Measurement System):可以设置为公制或英制。此设置影响成分结果(不是密度仪)。

3) 结果(Results):可以设置为 Z 值或百分位数。有两组可编辑的图表断点和颜色,每个结果类型一组。选择 Z 值或百分位数(Centile)参考颜色控制对话框,可以在其中调整该结果的设置。

4) 断点(Breakpoints):颜色控制有 3 个选项。

(1) 添加/转移(Add/Shift):通过将鼠标移动至现有断点之间的开放区域添加断点。当指针变为一个加号时,单击添加新的断点。在"百分数"模式下,可以添加的断点范围为 1~99,以整数为单位递增。在"Z 值"模式下,范围为-4.0~+4.0,以 0.1 为单位递增。

通过将指针移动到现有的断点来转移(移动)现有的断点。当指针变为箭头时,将选中的断点拖动至期望的水平。在移动断点时,不能将其移动经过相邻的 2 个断点。

(2) 删除:通过将指针移动至现有的断点来删除断点。当指针变为 X 时,单击删除选中的断点。必须拥有至少一个断点;不能删除所有的断点。

(3) 编辑颜色(Edit Color):要更改断点之间的颜色,将指针移动至断点之间的颜色区域。当光标变成一支笔时,单击打开颜色选择对话框。单击恢复默认(Restore Defaults)按钮,恢复所有默认的断点和颜色(百分数和 Z 值)。

十四、新陈代谢信息

1) 下面的是编辑器(Composer)字段代码,且位于全身成分辅助报告(Total Body Composition Ancillary DXA Report)中。

(1) 静止代谢率(RMR)。

(2) 相对骨骼肌肉指数(RSMI)。

(3) 全身水分(TBW)。

(4) 细胞内水(ICW)。

(5) 细胞外水(ECW)。

2) 上述新陈代谢信息将显示在全身检查的"分析"屏幕上的"新陈代谢"选项卡中。可通过工具(Tools)＞用户选项(User Options)＞结果显示(Results Display)＞新陈代谢选项(Metabolic Options)配置此信息的显示。

注：RMR和RSMI用于年龄≥18岁患者。

3) 静止代谢率(RMR)：RMR与静止能量消耗(REE)同义,是静止状态下热量(卡路里)消耗量的估计值,代表维持体温、心率和呼吸率所需的最少能量。计算RMR有3种方式：Harris-Benedict、Mifflin-St. Jeor或手动输入。

Harris-Benedict计算公式。　　　　　　　　　　　　　　　　　　　(公式11-1)

- RMR(男性)＝66.473－[6.775×年龄(年)]＋[13.7516×体重(kg)]＋[5.0033×身高(cm)]

- RMR(女性)＝655.0955－[4.6756×年龄(年)]＋[9.5634×体重(kg)]＋[1.8496×身高(cm)]

- 其中体重是指所输入的患者体重。

(公式11-2)Mifflin-St. Jeor计算公式。　　　　　　　　　　　　　　　(公式11-1)

- 413＋19.7×FFM(kg)

- 其中去脂体重(FFM)＝肌肉质量(kg)＋骨骼质量(kg)

4) 相对骨骼肌肉指数(RSMI)：RSMI代表手臂和腿上的相对肌肉量,是按Baumgartner公式计算的。

Baumgartner公式计算。　　　　　　　　　　　　　　　　　　　　(公式11-3)

- RSMI＝[无脂肪手臂重(kg)＋无脂肪腿重(kg)]÷[身高(m^2)]

5) 全身水分(TBW)：TBW占据人体体重的50%～70%,此变数主要是全身脂肪差异造成的。在无脂肪肌肉组织中,水分占的比例较高,而脂肪和内脏组织(脂肪)的水分含量极少。液体平衡对于最佳的新陈代谢和人体功能至关重要。液体平衡和适当的水分有助于人体输送营养物质,同时排除新陈代谢的产物和毒素。

6) 细胞内水(ICW)：ICW是指人体细胞内的水分。细胞内水占据人体内水分的最大部分,约2/3。

7) 细胞外水(ECW)：ECW是指人体内细胞外的水分。

第三节　HOLOGIC骨密度设备身体成分分析

使用相同的子区域计算软组织值和骨骼矿物质值。为了正确报告软组织,对区域进行调整并包括软组织。例如,调整腿部区域,使大腿组织位于适当的腿部区域内而不是手臂区域内。为使软组织位于正确区域,对于一些患者,有必要将一小部分手放在大腿区域。

一、身体区域默认自动分析

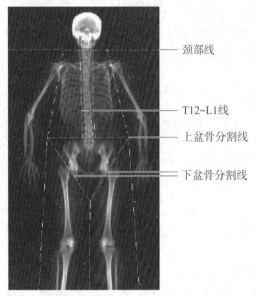

图 11 - 13　全身分析(水平和下骨盆分割线)

完成默认分析时,应检查区域线的准确度,并在必要时进行调整(图 11 - 13)。

1. 检查水平和下骨盆分割线

(1) 验证颈部线正好位于患者下巴下面。

(2) 验证脊柱内的 T12~L1 线与 T12~L1 大概在一个平面上。

(3) 验证上骨盆正好在髂嵴上面。

(4) 验证下骨盆分割线将腿和躯干分开。

如果需要调整,使用区域工具箱内的工具,点击并拖动线至其正确位置。

2. 检查垂直线

(1) 验证胸部线靠近胸部。

(2) 验证脊柱线靠近脊柱。

(3) 验证腿部线靠近腿部。

(4) 验证腿部分割线将腿和脚均匀分开。

如果需要调整,使用区域工具箱内的工具,点击并拖动线至其正确位置(图 11 - 14)。

3. 微调垂直线(如有必要)

如有必要,按照下面方式,使用区域控制箱内的点模式控制装置,调整(微调)垂直线。

(1) 拖动左肩上的点,使其位于肱骨头和关节窝处的肩胛之间,对于右肩膀,重复该步骤。

(2) 拖动靠近脊柱、脊柱左侧的 3 点,如果可能,匹配弯曲度,对于沿着脊柱右侧的 3 点,重复该步骤。

(3) 如有必要,拖动髂嵴上左边的点以包括胸部和大腿软组织;对于髂嵴上右边的点,重复该步骤。

(4) 拖动骨盆下面三角形下面的点,以平分两个股骨颈。

(5) 使用滚动条,滚动图像至扫描底部。拖动脚附近左侧和右侧的点,尽可能包括大腿内的软组织,但不包括患者的手和指头。

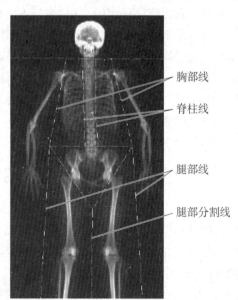

图 11 - 14　全身分析(垂直线)

二、调整 A/G 区域

注意:一般不需要手动调整,避免轻微调整。

点击 A/G 区域(图 11‑15)。

注意:一般不需要调整 A/G 区域。

必要时才调整 A/G 区域。

按照下面方式检查腹部和髋部区域:

1) 腹部 ROI

(1)腹部区域高度应该等于骨盆垂直线至颈部线距离的 20%。

(2)确保腹部区域下边界与骨盆水平线重合。

(3)确保腹部区域侧边界与手臂线重合。

2) 髋部 ROI

(1)髋部区域高度应该等于腹部区域高度的 2 倍。

(2)确保髋部区域的上边界在骨盆水平线下面,距离为腹部区域高度的 1.5 倍。

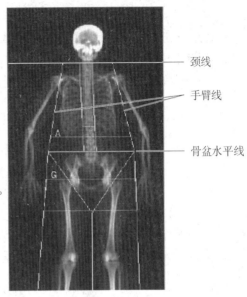

图 11‑15　A/G 区域

(3)确保髋部区域的侧边界与手臂线重合。

如果需要调整,使用腹部/髋部子区域工具箱内的工具,点击并拖动线至其正确位置。

三、内脏脂肪组织

内脏脂肪组织(VAT)是指腹腔内的脂肪,也就是腹部肌肉壁内的脂肪(图 11‑16)。对 Discovery VAT 面积结果进行校准,并且与 L4~L5 水平面 CT 切片提供的 VAT 面积结果高度相关。

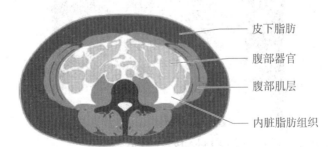

图 11‑16　CT 切片形成的 VAT 区域

VAT 区域占据跨越骨盆和胸腔之间患者腹腔的条带。一个区域覆盖该条带的整个宽度,从患者身体的一侧至另一侧。另一区域仅包括腹腔内部,从身体一侧上腹部肌肉壁的内边缘至身体另一侧上的腹部肌肉壁的内边缘。

只有在 Discovery A、W 和 Wi 系统上的 APEX 4.0 和更高版本上才有 VAT 区域。

四、调整 VAT 区域

注意：一般不需要手动调整，避免轻微调整。

1）点击 A/G 区域。

2）调整图像对比度和亮度，可以看到：

（1）内脏腔两侧上的腹部肌肉。

（2）腹部外边缘上的深色皮下脂肪（图 11 - 17）。

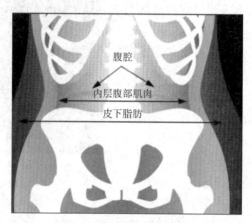

图 11 - 17　腹部组织特征

确保 VAT 区域不包括任何骨盆骨。骨盆切割线确定 VAT 区域的垂直放置，调整骨盆切割线，将其拖动至髂嵴之上（图 11 - 18）。

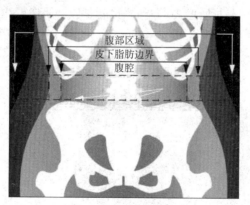

图 11 - 18　VAT 区域

3）确保腹部区域从身体一侧的外层皮肤线延伸至另一侧的外层皮肤线，更大的矩形定义腹部区域。

4）确保腹部区域内的下一组测线位于外侧明显的皮下脂肪（皮下脂肪位于腹部肌肉壁外）边缘处。

5）确保内脏腔的测线位于腹部肌肉壁的内边缘处。

可以选择并移动 VAT 垂直线。VAT 选项可以使用整体模式和行模式。本选项不可以使用点模式。

五、查看结果

点击结果和 BMD，以获取 BMC 的结果。

点击 BCA，以获取身体成分结果，该结果包括区域以及腹部和髋部子区域。

六、自定义 ROI

将 ROI 放置在全身扫描图像上以测量患者解剖区，最多添加 6 个 ROI。

注意：ROI 需要 APEX 早期版本中不包括的特殊扫描图像。这些扫描中不能使用 ROI。

1. 添加 ROI

（1）确保在结果工具箱中选择 BMD 并点击 ROI。放置在扫描图像上时，光标变成"十"字。

（2）将"十"字放在图像上，ROI 从这里开始，点击并拖动线，以放置 ROI。

（3）选择 ROI：直接放在 ROI 上时，光标变为手标。

（4）显示手标时，点击以选择 ROI。

2. 移动 ROI　选择 ROI。显示手标时，点击并拖动 ROI 到所需位置，或者使用键盘方向键上、下、左、右移动 ROI。

3. 选择 ROI 末端　光标在 ROI 末端变为箭头。显示箭头光标时，点击以选择 ROI 末端。

4. 改变 ROI 大小　显示箭头光标时，点击并拖动末端至所需长度和位置，或者使用键盘方向键上、下、左、右移动末端。

5. 删除 ROI　选择 ROI，并点击键盘 Delete 键，或者当显示手标时，右击，然后点击 Delete 键。

6. 放大图像　选定 ROI，点击 Sun/Moon 按钮，并使用放大控件选择所需的放大系数。图像可以调整至 100%、144%、200%、288% 或者 400%。再次点击 Sun/Moon 按钮返回 ROI 放置。

7. 显示复选框　选定 ROI 时，默认选择该复选框。未选定 ROI 时，勾选以在图像上显示 ROI。如果未勾选，图像上则不显示 ROI（没有删除 ROI，但是不显示）。

七、退出分析

如果完成分析，点击关闭后可打印报告或者分析另一个扫描。

八、用户定义子区域

子区域分析模式是开发的一种研究工具,使用研究者能够测量骨和软组织的几个用户定义区域,能够分析全身扫描内的任何区域。最多有 7 个子区域,它们可能重叠,并且形状不规则。如果区域重叠,那么净平均数为单个区域的数学并集。

九、使用 Reflection 解决不对称结果

如果检测到右臂和左臂(25%)或者右腿和左腿(15%)之间质量的明显差别,则显示不对称结果警告消息(图 11-19)。

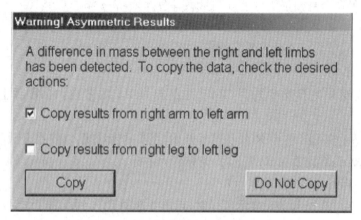

图 11-19　复制左上肢或左下肢的信息到右上肢或右下肢

检测的可能原因和解决方法如下。

(1) 不对称地放置分离手臂和腿的全身扫描线。检查用于分析的线并点击区域以调整手臂和腿部线,使得它们对称。

(2) 一部分手臂或者腿部(通常在髋部处)不在扫描范围内。在警告消息对话框,可以选择将完整的手臂或者腿部结果复制到信息缺失的手臂或者腿部。

(3) 患者不对称(例如,截肢、小儿麻痹症等)。如果患者明显不对称,咨询医生以确定如何打报告。不复制能够提供患者最精准的测量结果,但是复制能够与全身测量参考数据进行更准确的比较。

(4) 系统自动确定四肢中哪个更小。在警告消息对话框中,可以通过选择消息复选框的一个或者多个,将较大的四肢结果复制到较小的四肢结果。

(5) 在警告消息对话框示例中,右臂的质量明显大于左臂的质量,但是右腿和左腿的质量差别不够大,因此系统没有提示复制。如果希望系统复制腿部结果,也可以选择该对话框。

(6) 点击复制,进行复选框指示的指令。

（7）点击不复制进行关闭，而不更改任何结果。报告中显示从一个手臂或者腿部复制到另一个的结果，从一个复制到另外一个可能影响准确度和精准度，取决于受测者的体形，复制可以提供最精准的结果。

十、启用 NHANES BCA

如果想启用 NHANES BCA，则进入 APEX 主菜单，选择使用程序、系统配置、分析选项卡，然后选择启用 NHANES BCA 复选框。选择该选项以进行 Schoeller 等推荐的校准。启用 NHANES BCA 时，将在 BCA 结果部分记录 NHANES BCA。

十一、生成和打印报告

点击完成，生成报告，点击打印，打印报告。

第四节　NORLAND 骨密度设备身体成分分析

NORLAND 骨密度设备身体分析为独立的分析系统，不仅可用于全身扫描数据，还可用于研究和小动物扫描数据（图 11 - 20）。

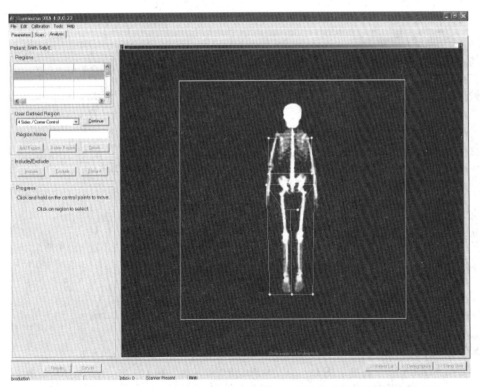

图 11 - 20　NORLAND 骨密度设备身体成分分析界面

一、分析数据

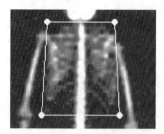

图 11 - 21　NORLAND 骨密度设
备身体成分分析胸部
光标定位

（1）点击"分析"按钮。当分析选项卡窗口打开时，光标将显示在 ROI：胸部、骨盆区域和下肢。

（2）使用单击和拖动方法，将胸部光标定位在胸部中间。将上光标点定位在左、右肱骨和肩胛骨接合处上方。将底部光标点放在手臂和躯干之间，使底部边缘几乎不包围胸腔（图 11 - 21）。

（3）下一步定位骨盆光标。将上控制点移动到髂嵴正上方、手臂和躯干之间。定位左下盆腔光标，使左光

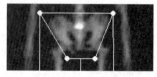

图 11 - 22　NORLAND 骨密度设
备身体成分分析骨盆
光标定位

标边缘穿过股骨颈并靠近盆腔，盆腔光标的下边缘刚好位于耻骨联合处下方。将右下角光标同样放置在另一侧，确保将梯形设置为包围骨盆（图 11 - 22）。

如果定位正确，骨盆光标将完全包围骨盆，并包含最小中隔、腿部和股骨颈组织。

（4）定位左小腿光标，使左腿光标边缘位于左大腿和左手之间的最小身体组织区域。底边应该在脚趾下面。同样放置右腿控制点。定位中心腿光标，使中心腿光标边缘位于左腿和右腿之间的最小身体组织区域（图 11 -23～图 11 -25）。

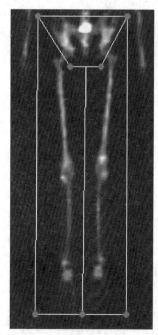

图 11 - 23　NORLAND 骨密度
设备身体成分分析
下肢光标定位 1

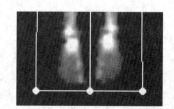

图 11 - 24　NORLAND 骨密度
设备身体成分分析
下肢光标定位 2

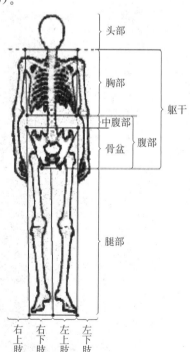

图 11 - 25　NORLAND 骨密度设备身
体成分分区示意图

（5）点击"继续"按钮，"结果"按钮将变为可用（图 11 - 26）。

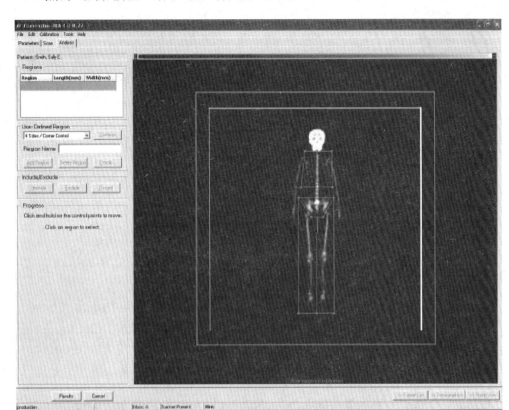

图 11 - 26　NORLAND 骨密度设备身体成分分析界面

二、查看结果与报告

（1）点击"结果"按钮，查看图像，确保光标位置正确，分析结果令人满意。

扫描图像、趋势图、全身结果将显示在"结果"选项卡中。总 BMD（单位：g/cm^2）和总 BMC（单位：g）将显示在趋势图下方（图 11 - 27）。

还将显示总的 BMD、BMC 和面积（单位：cm^2）以及分析的每个 ROI。

（2）单击"保存"按钮，以保存扫描结果（图 11 - 28）。

（3）点击"报告"按钮，使用当前默认报告模板生成和打印报告。

第五节　　OsteoSys 骨密度设备身体成分分析

（1）通过自动 ROI 系统和分割软件评估人体结构。

（2）如需手动调整分割点，按照 OsteoSys 骨密度设备标准分割图谱进行调整（图 11 - 29～图 11 - 33）。

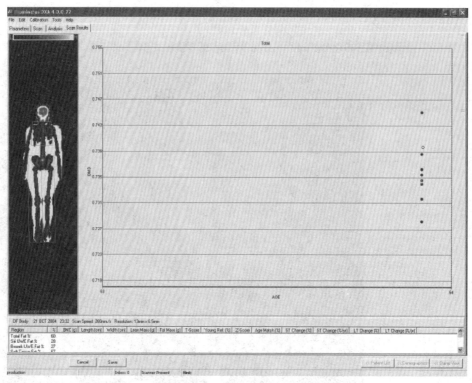

图 11－27　NORLAND 骨密度设备身体成分分析界面 1

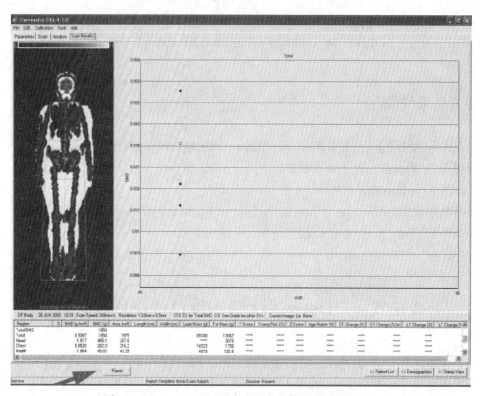

图 11－28　NORLAND 骨密度设备身体成分分析界面 2

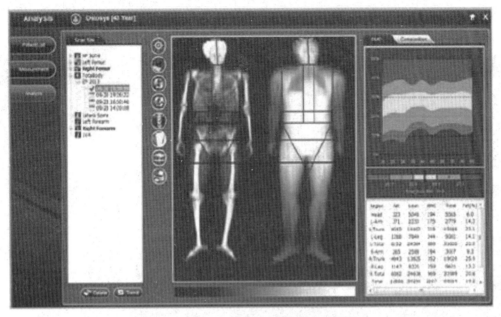

图 11-29 OsteoSys 骨密度设备全身分析界面

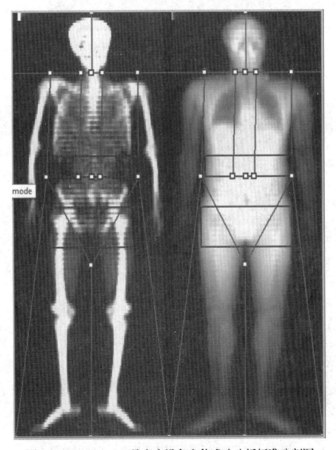

图 11-30 OsteoSys 骨密度设备身体成分分析标准分割图

（3）可使用 B-SCOPE 功能，用于全身/躯干身体成分查看（可设置任意部位）。适用于体成分、肌少症、运动训练、骨折术后康复和运动健身评估等。

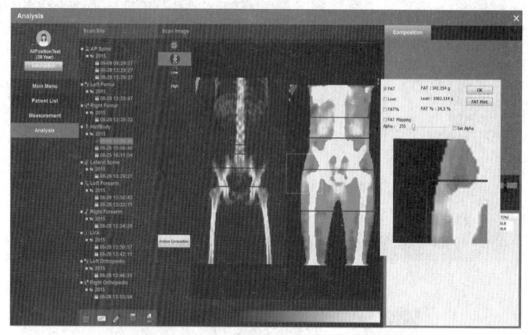

图 11-31　OsteoSys 骨密度设备 B-SCOPE 分析界面

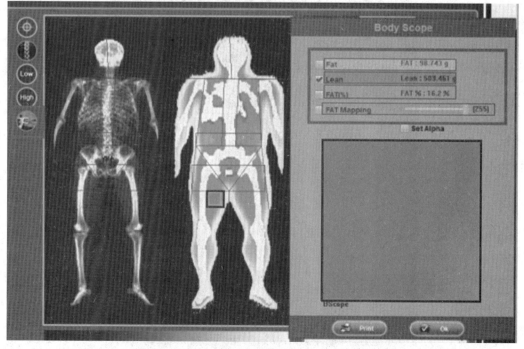

图 11-32　OsteoSys 骨密度设备 B-SCOPE 结果

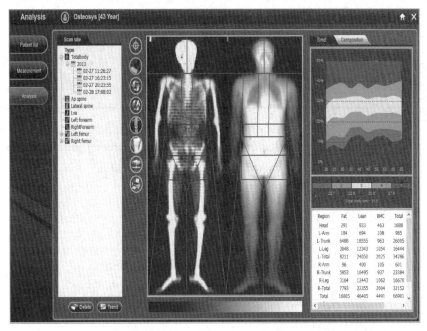

图 11‐33　OsteoSys 骨密度设备身体成分分析结果

/第六节/　分析出错图像

分析出错图像见图 11‐34～图 11‐41。

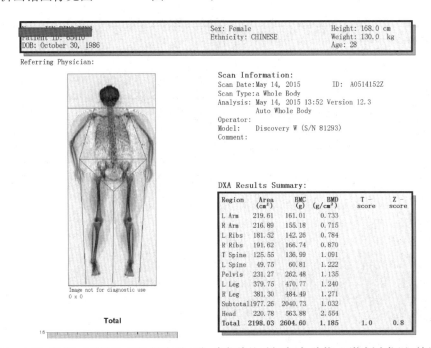

Region	Area (cm²)	BMC (g)	BMD (g/cm²)	T‐score	Z‐score
L Arm	219.61	161.01	0.733		
R Arm	216.89	155.18	0.715		
L Ribs	181.52	142.26	0.784		
R Ribs	191.62	166.74	0.870		
T Spine	125.55	136.99	1.091		
L Spine	49.75	60.81	1.222		
Pelvis	231.27	262.48	1.135		
L Leg	379.75	470.77	1.240		
R Leg	381.30	484.49	1.271		
Subtotal	1977.26	2040.73	1.032		
Head	220.78	563.88	2.554		
Total	2198.03	2604.60	1.185	1.0	0.8

图 11‐34　女性,28 岁。肥胖症,ROI 划分不正确,定位线从手部穿过,胸椎、腰椎划分位置不标准(第 1 页)

Patient ID: 65410	Sex: Female	Height: 168.0 cm
DOB: October 30, 1986	Ethnicity: CHINESE	Weight: 130.0 kg
		Age: 28

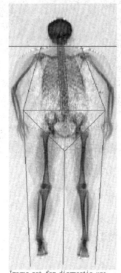

Images not for diagnostic use

No Reference Curve Available

World Health Organization Body Mass Index Classification
BMI = 46.1 WHO Classification

| Underweight | Normal | verweigh | Obesity I | Obesity II | Obesity III |

10   15   20   25   30   35   40   45

BMI has some limitations and an actual diagnosis of overweight or obesity
should be made by a health professional. Obesity is associated with heart
disease, certain types of cancer, type 2 diabetes, and other health risks.
The higher a person's BMI is above 25, the greater their weight-related risks.

Body Composition Results

Region	Fat Mass (g)	Lean+ BMC (g)	Total Mass (g)	% Fat	% Fat T-score	% Fat Z-score
L Arm	4627	2648	7275	63.6		
R Arm	4985	2475	7460	66.8		
Trunk	33759	27205	60964	55.4		
L Leg	12471	10449	22920	54.4		
R Leg	12380	10923	23303	53.1		
Subtotal	68222	53700	121922	56.0		
Head	1005	4025	5029	20.0		
Total	69226	57725	126951	54.5		
Android (A)						
Gynoid (G)						

Scan Date: May 14, 2015   ID: A0514152Z
Scan Type: a Whole Body

Adipose Indices

Measure	Result	T-score	Z-score
Total Body % Fat			
Fat Mass/Height² (kg/m²)			
Android/Gynoid Ratio			
% Fat Trunk/% Fat Legs			
Trunk/Limb Fat Mass Ratio			

Lean + BMC Indices

Measure	Result	T-score	Z-score
(Lean + BMC)/Height² (kg/m²)			
Appen. (Lean + BMC)/Height² (kg/m²)			

图 11 - 35   女性,28 岁。肥胖症,ROI 划分不正确,定位线从手部穿过,胸椎、腰椎划分位置不标准(第 2 页)

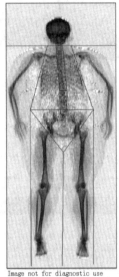

Patient ID: 65410
DOB: October 30, 1986

Sex: Female	Height: 168.0 cm
Ethnicity: CHINESE	Weight: 130.0 kg
	Age: 28

Referring Physician:

Scan Information:
Scan Date:May 14, 2015　　　ID: A0514152Z
Scan Type:a Whole Body
Analysis: February 01, 2019 09:07 Version 13.3.0.1
　　　　　Auto Whole Body
Operator:
Model:　　Discovery W (S/N 81293)
Comment:

Image not for diagnostic use
0 x 0

Total

16

DXA Results Summary:

Region	Area (cm^2)	BMC (g)	BMD (g/cm^2)	T-score	Z-score
L Arm	300.46	204.56	0.681		
R Arm	292.68	200.56	0.685		
L Ribs	99.12	85.64	0.864		
R Ribs	141.87	126.53	0.892		
T Spine	116.61	115.10	0.987		
L Spine	48.59	59.95	1.234		
Pelvis	199.01	234.53	1.178		
L Leg	384.41	478.33	1.244		
R Leg	377.81	484.72	1.283		
Subtotal	1960.55	1989.93	1.015		
Head	220.78	563.88	2.554		
Total	2181.32	2553.80	1.171	0.8	0.7

图 11 - 36　女性, 28 岁。肥胖症, 纠正后重新划分 ROI(第 1 页)

Patient ID: 65410	Sex: Female	Height: 168.0 cm	
DOB: October 30, 1986	Ethnicity: CHINESE	Weight: 130.0 kg	
		Age: 28	

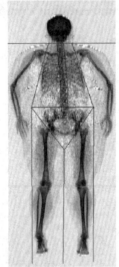

Images not for diagnostic use

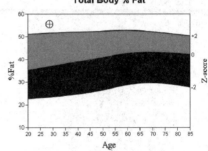

Total Body % Fat

Source: 2008 NHANES White Female

World Health Organization Body Mass Index Classification
BMI = 46.1 WHO Classification

Underweight	Normal	verweigh	Obesity I	Obesity II	Obesity III

10   15   20   25   30   35   40   45

BMI has some limitations and an actual diagnosis of overweight or obesity
should be made by a health professional. Obesity is associated with heart
disease, certain types of cancer, type 2 diabetes, and other health risks.
The higher a person's BMI is above 25, the greater their weight-related risks.

Body Composition Results

Region	Fat Mass (g)	Lean+ BMC (g)	Total Mass (g)	% Fat	% Fat T-score	% Fat Z-score
L Arm	11712	5032	16744	69.9		
R Arm	10834	4427	15261	71.0		
Trunk	23503	23458	46960	50.0		
L Leg	11412	9568	20981	54.4		
R Leg	11823	10152	21975	53.8		
Subtotal	69284	52638	121922	56.8		
Head	1224	3805	5029	24.3		
Total	70508	56443	126951	55.5	2.4	2.5
Android (A)	5072	3965	9037	56.1		
Gynoid (G)	8186	7813	15999	51.2		

Scan Date: May 14, 2015   ID: A0514152Z
Scan Type: a Whole Body

Adipose Indices

Measure	Result	T-score	Z-score
Total Body % Fat	55.5	2.4	2.5
Fat Mass/Height² (kg/m²)	25.0	2.1	2.1
Android/Gynoid Ratio	1.10		
% Fat Trunk/% Fat Legs	0.93	0.8	0.7
Trunk/Limb Fat Mass Ratio	0.51	-1.6	-1.8

Lean + BMC Indices

Measure	Result	T-score	Z-score
(Lean + BMC)/Height² (kg/m²)	20.0	1.5	1.4
Appen. (Lean + BMC)/Height² (kg/m²)	10.3	2.2	2.2

图 11 - 37　女性,28 岁。肥胖症,纠正后重新划分 ROI(第 2 页)

Patient ID: 111066
DOB: March 29, 1986

Sex: Female	Height: 168.0 cm
Ethnicity: CHINESE	Weight: 70.0 kg
	Age: 30

Referring Physician:

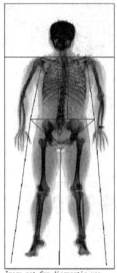

Image not for diagnostic use
318 x 150

Total

1.6

Scan Information:
Scan Date:December 09, 2016   ID: A1209161N
Scan Type:a Whole Body
Analysis: December 09, 2016 14:57 Version 13.3.0.1
           Auto Whole Body
Operator:
Model: Discovery W (S/N 81293)
Comment:

DXA Results Summary:

Region	Area (cm²)	BMC (g)	BMD (g/cm²)	T - score	Z - score
L Arm	203.28	174.36	0.858		
R Arm	189.70	159.27	0.840		
L Ribs	88.84	61.06	0.687		
R Ribs	80.69	57.54	0.713		
T Spine	82.63	69.04	0.836		
L Spine	98.92	121.24	1.226		
Pelvis	180.39	233.64	1.295		
L Leg	359.22	496.22	1.381		
R Leg	347.20	506.75	1.460		
Subtotal	1630.86	1879.12	1.152		
Head	287.07	812.04	2.829		
Total	1917.93	2691.16	1.403	3.4	3.1

图 11 - 38　女性,30 岁。ROI 划分不正确,定位线从手部穿过,胸椎、腰椎划分位置不标准(第 1 页)

Patient ID: 111066	Sex: Female	Height: 168.0 cm
DOB: March 29, 1986	Ethnicity: CHINESE	Weight: 70.0 kg
		Age: 30

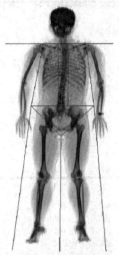

Images not for diagnostic use

Total Body % Fat

Source: 2008 NHANES White Female

World Health Organization Body Mass Index Classification
BMI = 24.8 WHO Classification Normal

Underweight　Normal　verweigh Obesity Obesity Obesity
　　　　　　　　　　　　　　　　　I　　II　　III

10　　15　　20　　25　　30　　35　　40　　45

BMI has some limitations and an actual diagnosis of overweight or obesity
should be made by a health professional. Obesity is associated with heart
disease, certain types of cancer, type 2 diabetes, and other health risks.
The higher a person's BMI is above 25, the greater their weight-related risks.

Body Composition Results

Region	Fat Mass (g)	Lean+ BMC (g)	Total Mass (g)	% Fat	% Fat T-score	% Fat Z-score
L Arm	1136	2526	3663	31.0		
R Arm	1258	2497	3754	33.5		
Trunk	7452	23511	30963	24.1		
L Leg	3103	8533	11636	26.7		
R Leg	3379	8648	12027	28.1		
Subtotal	16328	45715	62043	26.3		
Head	1358	4709	6068	22.4		
Total	17686	50424	68110	26.0	-1.5	-1.6
Android (A)	1118	3221	4339	25.8		
Gynoid (G)	2665	6814	9479	28.1		

Scan Date: December 09, 2016　　ID: A1209161N
Scan Type: a Whole Body

Adipose Indices

Measure	Result	T-score	Z-score
Total Body % Fat	26.0	-1.5	-1.6
Fat Mass/Height² (kg/m²)	6.27	-0.8	-1.0
Android/Gynoid Ratio	0.92		
% Fat Trunk/% Fat Legs	0.88	0.6	0.4
Trunk/Limb Fat Mass Ratio	0.84	0.2	-0.0

Lean + BMC Indices

Measure	Result	T-score	Z-score
(Lean + BMC)/Height² (kg/m²)	17.9	0.8	0.7
Appen. (Lean + BMC)/Height² (kg/m²)	7.87	0.8	0.8

图 11 - 39　女性,30 岁。ROI 划分不正确,定位线从手部穿过,胸椎、腰椎划分位置不标准(第 2 页)

Patient ID: 111066
DOB: March 29, 1986

Sex: Female
Ethnicity: CHINESE

Height: 168.0 cm
Weight: 70.0 kg
Age: 30

Referring Physician:

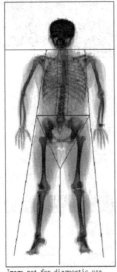

Image not for diagnostic use
318 x 150

Total

16

Scan Information:
Scan Date:December 09, 2016   ID: A1209161N
Scan Type:a Whole Body
Analysis: February 01, 2019 09:25 Version 13.3.0.1
            Auto Whole Body
Operator:
Model: Discovery W (S/N 81293)
Comment:

DXA Results Summary:

Region	Area (cm²)	BMC (g)	BMD (g/cm²)	T-score	Z-score
L Arm	218.40	184.33	0.844		
R Arm	207.93	175.25	0.843		
L Ribs	132.67	100.77	0.760		
R Ribs	119.09	87.18	0.732		
T Spine	158.66	161.42	1.017		
L Spine	54.31	72.44	1.334		
Pelvis	214.91	287.02	1.335		
L Leg	337.50	466.63	1.383		
R Leg	329.74	477.40	1.448		
Subtotal	1773.23	2012.45	1.135		
Head	266.90	796.52	2.984		
Total	2040.13	2808.96	1.377	3.1	2.8

图 11-40 女性,30 岁。纠正后重新划分 ROI(第 1 页)

| Patient ID: 111066
DOB: March 29, 1986 | Sex: Female
Ethnicity: CHINESE | Height: 168.0 cm
Weight: 70.0 kg
Age: 30 |

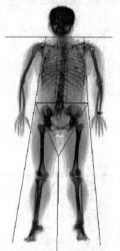

Images not for diagnostic use

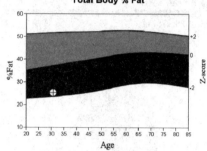

Source: 2008 NHANES White Female

World Health Organization Body Mass Index Classification
BMI = 24.8 WHO Classification Normal

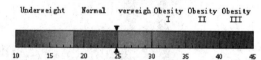

BMI has some limitations and an actual diagnosis of overweight or obesity
should be made by a health professional. Obesity is associated with heart
disease, certain types of cancer, type 2 diabetes, and other health risks.
The higher a person's BMI is above 25, the greater their weight-related risks.

Body Composition Results

Region	Fat Mass (g)	Lean+ BMC (g)	Total Mass (g)	% Fat	% Fat T-score	Z-score
L Arm	1423	2859	4282	33.2		
R Arm	1664	3055	4719	35.3		
Trunk	7403	25369	32772	22.6		
L Leg	2663	7733	10396	25.6		
R Leg	2985	7795	10780	27.7		
Subtotal	16138	46810	62948	25.6		
Head	1135	4027	5162	22.0		
Total	17273	50837	68110	25.4	-1.6	-1.7
Android (A)	1260	3757	5017	25.1		
Gynoid (G)	2962	7802	10764	27.5		

Scan Date: December 09, 2016   ID: A1209161N
Scan Type: a Whole Body

Adipose Indices

Measure	Result	T-score	Z-score
Total Body % Fat	25.4	-1.6	-1.7
Fat Mass/Height² (kg/m²)	6.12	-0.9	-1.1
Android/Gynoid Ratio	0.91		
% Fat Trunk/% Fat Legs	0.85	0.4	0.2
Trunk/Limb Fat Mass Ratio	0.85	0.2	0.0

Lean + BMC Indices

Measure	Result	T-score	Z-score
(Lean + BMC)/Height² (kg/m²)	18.0	0.9	0.8
Appen. (Lean + BMC)/Height² (kg/m²)	60	0.6	0.6

图 11 - 41   女性,30 岁。纠正后重新划分 ROI(第 2 页)

第十二章

下颌骨 DXA 测量

第一节　下颌骨骨密度测量概述

　　骨质疏松是一种常见疾病,随着检查技术的发展,一些与年龄有关的骨量减少问题也引起了重视。骨密度是骨骼状况的重要指标。椎体、前臂和髋关节常与骨质疏松症患者骨折相关,因此它们是骨密度测量的常用部位。颌骨是人类骨骼中最活跃的部位之一,早在 1960 年就有文献报道了颌骨丢失与一般骨质疏松症的关系。下颌骨骨密度的下降比上颌骨骨密度的下降更为明显,因此通常测量下颌骨骨密度。一般来说,牙齿移动的速度与骨密度呈反比。随着骨密度的降低,牙齿移动的速度增加。通过测量下颌骨骨密度,监测骨密度下降情况,预防骨质疏松,降低老年人骨折风险。同时,下颌骨骨密度在骨性整合植入、牙周病、植骨等牙科手术的治疗规划、管理和预后中发挥重要作用。下颌骨骨密度是影响牙齿生长发育的重要指标。但是骨质疏松和下颌骨骨密度之间的联系仍存在诸多争议,虽然 DXA 是目前临床应用最广且灵敏度较高的全身骨密度测量方法之一,但将其用于颌骨测量在国内外尚属极少数,目前还缺乏数据支持,故此项研究还需要发展。

第二节　下颌骨骨密度与其他部位骨密度的关系

　　根据 2010 年的一项对绝经后妇女的研究,当使用牙口 X 线片计算出 ROI 的像素强度(PI)的平均值与标准差,其下颌骨 PI 值与足跟部的 BMD 值呈正相关。但是,因其实验中的 OP 组与对照组年龄差较大,故需要进一步发展,才能将其用作 OP 的筛选方法。同样在 2004 年的一篇文献中发现上颌骨的骨密度与腰椎的骨密度有显著的关系。另外一项研究也发现,用 QCT 对 71 名绝经后患有无牙颌或部分无牙颌的妇女进行腰椎骨密度与下颌骨骨密度对照发现,腰椎的骨密度与下颌骨的骨小梁密度没有相关性,但与下颌骨皮质骨密度存在相关性。在下颌骨中有 2 个重要指标,下颌骨骨质量指数(BQI)、下颌骨皮质指数(MCI),研究表明 BQI 与 BMD 值显著相关。

第三节　下颌骨骨密度测量的临床意义

根间区域的骨密度在正畸治疗中具有重要作用。2013 年的研究显示,在使用 7 个神经根间区域的骨密度相比较后,发现任何两个区域的骨密度差异都十分明显,所以在规划正畸和放置微型种植体之前了解特定部位的骨密度非常重要。这项研究还发现下颌骨中较密集和较厚的皮质骨都集中在后部区域。

有文献报道,下颌骨骨密度在慢性牙周炎的诊断中具有重要意义。在研究中选取 48 名无骨质疏松及低骨量的受试者(25 名女性和 23 名男性),平均年龄 41~43 岁,经牙周测量和口腔曲面断层放射学诊断后,将患者分为 2 组:牙周健康组和慢性牙周炎组。对受试者的颌骨进行了口腔曲面全景摄影评估及 DXA 扫描,中、重度慢性牙周炎组下颌骨骨密度明显低于牙周正常组。这项研究结果表明,颌骨的低骨密度可能与慢性牙周炎有关。进一步的纵向研究表明,下颌骨及骨骼的骨密度和牙周病严重程度之间的关系,需要更大的研究人群。

第四节　下颌骨骨密度的动物模型研究

从参考文献中可了解,对于去除卵巢大鼠的绝经后骨丢失临床模型而言,牙槽骨的骨密度比全身骨密度可能更敏感。去卵巢大鼠模型可能成为研究绝经后牙槽骨丢失的临床模型。

动物模型研究还可用于新药研究。在研究一种新型钙磷基生物材料(SBM)时,发现与普通饮食的大鼠相比,缺乏矿物质饮食的大鼠会导致营养缺乏,从而引起峰值骨量吸收障碍,继而影响牙槽骨、下颌骨和髁突,且雄性多于雌性。口服 SBM 作为一种补充剂,阻止了双侧下颌骨骨丢失,促进了大鼠的骨形成(图 12 - 1、图 12 - 2)。

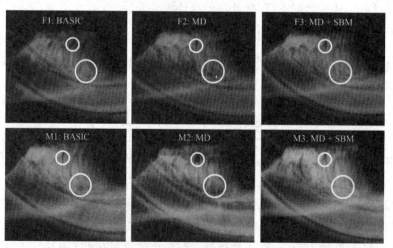

图 12 - 1　高分辨率 X 线摄片显示牙槽骨和牙槽嵴区域密度的差异
F1(雌性普通饮食)、F2(雌性缺乏矿物质饮食)、F3(雌性缺乏矿物质饮食及 2% SBM)、M1(雄性普通饮食)、M2(雄性缺乏矿物质饮食)、M3(雄性缺乏矿物质饮食及 2% SBM)。

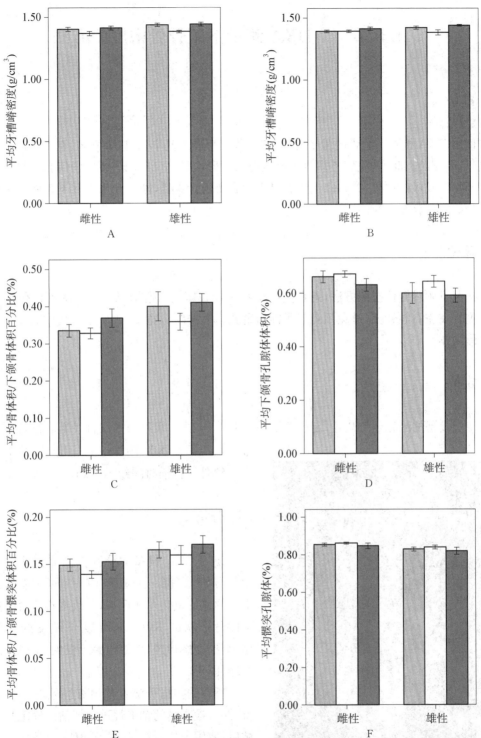

图 12-2 雄性和雌性大鼠在普通、缺乏矿物质和补充 SBM 的饲料中相对骨体积、骨矿物质密度和孔隙率的差异

饮食和性别对牙槽嵴密度(A)、牙槽骨密度(B)、下颌骨相对骨体积(C)、下颌骨孔隙体(D)、髁突相对骨体积(E)、髁突孔隙体(F)的影响。

注:灰色表示普通饮食,白色表示缺乏矿物质饮食,黑色表示缺乏矿物质饮食与 SBM。柱形上方黑色线条代表 95% 的置信区间。

/第五节/   DXA 测量下颌骨骨密度的方法

一、准备

使用 DXA 检测下颌骨的骨密度时,需要收集患者的基本信息(如姓名、性别、身高、体重和更年期状况)。此外,我们还需要了解他们的牙齿状况、全身状况、使用任何影响骨代谢的激素药物以及吸烟情况,并将以上信息录入检查所用计算机,随后让患者取下口腔内可清除的异物,如义齿(假牙)。

二、体位

按照下颌骨侧位投照方法,患者左侧位卧于检查床上,颈部稍微伸展,头部的侧面位置完全重叠在左右颌骨上,避免颌骨与颈椎的重叠。根据颌弓宽度,头部垫一角度为 23°~25° 的楔形物体。

三、定位

使用设备的激光定位装置,定位于下颌往下 1 cm 处。采用扫描仪直线运动进行颌骨扫描。从距颞下颌关节 1 cm 以上开始,并贯穿整个下颌骨。扫描时间约 10 min。

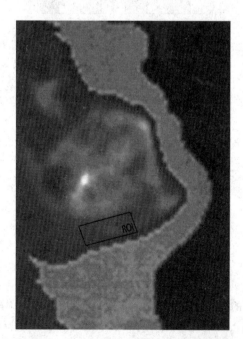

图 12 - 3   NORLAND(XR - 46)ROI 的定位和下颌骨 BMD 的测量

四、分析

使用 DXA 设备的分区扫描分析软件用于颌骨分析,定位一个矩形 ROI。ROI 包括图像上下颌体的最大可用区域,并改变符合每个患者下颌骨形状的 ROI。ROI 从下颌支的前缘开始,至副交感神经,上缘至磨牙根尖,下缘至皮质边缘(图 12 - 3)。

所有的扫描和测量都由有经验的操作员进行,并对检查员的精准性进行评估。确定扫描区域后,使用公式计算 T 值、Z 值。

根据 WHO 的定义,50 周岁及以上的男子或绝经后的女子,T 值≥-1.0,表示 BMD 正常;T 值介于-1.0~-2.5,表示 BMD 减少;T

值≤−2.5,表示骨质疏松症。50 周岁以下或绝经前的女子,Z 值>−2.0,表示 BMD 在同龄人范围内;Z 值≤−2.0,表示 BMD 低于同龄人范围。

五、注意

使用 DXA 对下颌骨进行骨密度测量,约产生辐射剂量 21 μSv。2013 年文献报道,颌骨中牙齿的存在或缺失对颌骨和骨骼部位骨密度值之间的相关性没有影响。

第十三章

DXA 检测结果的解读

　　DXA 检测与任何其他检测设备一样,除了 DXA 设备本身的质量保证外,DXA 操作员要有良好的操作技能,遵循 DXA 的操作规范,有 DXA 操作的培训证书等,最好取得国际临床骨密度测量学会(ISCD)证书,医师取得 ISCD 的临床证书。在判断 DXA 检测结果之前,应确保扫描检测无技术性差错,能分析常见错误。

／第一节／　患者体位摆放和扫描分析

一、腰椎

　　1. 腰椎正位扫描体位的摆放　　患者位于检查床中央;患者中轴线与扫描仪中轴线一致;患者腿抬高置于摆位装置上;有的设备有纠正体位的程序设置。腰椎正位的理想影像包括四大要素:①腰椎居中;②腰椎垂直,不倾斜;③两侧髂嵴可见;④扫描范围完整,包括 L5 中部至 T12 中部。

　　2. 腰椎正位扫描体位错误的影像　　脊椎未居中、脊椎倾斜均可导致 BMD 结果变化;只显示一侧髂嵴,双髂嵴均未显示,T12 或 L5 未包括在扫描范围内。

　　腰椎正位分析时要核实椎体骨边缘是否正确,椎间隙标记是否正确。如果脊椎节段变异,应保持椎体标序的一致,自髂嵴向上计数。另外,还要消除伪影。

　　脊椎节段的差异。84%的人有 5 个腰椎,且最低位的肋骨与 T12 相连;8%的人有 4 个腰椎,且最低位的肋骨与 T11 或 T12 相连;7%的人有 5 个腰椎,且最低位的肋骨与 T11 相连;2%的人有 6 个腰椎,且最低位的肋骨与 T12 或 L1 相连。6 个腰椎无肋骨时,可依据自下而上进行标记,将髂嵴的上缘标记为 L4~L5 椎间隙。

　　正确的腰椎分析应符合如下条件:椎间标记应位于椎间隙之间,椎体边缘不应有骨结构外的组织,直方图有助于椎间隙的定位,调整椎间隙的位置会影响 BMD 结果。

二、髋部

髋部扫描的定位：将足置于固定装置上，内旋全腿至特定的角度，股骨干的长轴应与扫描台的长轴平行。小转子为后方结构，小转子的大小可作为 DXA 股骨旋转角度判断的最好指标。

BMD 受股骨近端旋转角度和股骨颈 ROI 定位的影响。内旋或外旋可引起 BMD 的增高。股骨旋转的重复性好坏对 BMD 随访尤其重要。髋部定位错误的影像学表现包括股骨干倾斜，如外展或内收；下肢未旋转，如小转子显示过大等。

髋部扫描分析应注意：定位是否正确。核实髋部是否可以测量，如有假体、融合、关节炎或骨折均不宜测量。目测骨边缘是否准确。股骨颈的 ROI 不应包括大转子。尽可能不含坐骨，有的新软件可从 ROI 中自动去除坐骨结构。除去伪影，除非较小或不与骨结构重叠。确定扫描部位是否准确。股骨颈定位一般按照厂家操作手册操作。HOLOGIC 将 ROI 设置在大转子上方，GE-Lunar 将 ROI 设置在股骨颈最窄区。

三、前臂

前臂扫描的定位：选择非优势前臂测量，除非该手臂有骨折或关节炎。患者坐在椅子上。使用固定装置以保证适当的轴向定位，HOLOGIC 无须使用定位装置。可能需要测量前臂的长度和宽度。

前臂扫描的正确定位影像：前臂居中，尺桡骨垂直，与检测台长轴一致，显示尺桡骨远端骨皮质，无可去除的伪影。

前臂扫描定位错误的影像：前臂未居中，尺桡骨倾斜，未显示尺桡骨远端皮质。

前臂扫描的正确分析：包括核实定位是否正确，核实前臂是否可以测量，假体、融合、关节炎或骨折不宜测量，核实有无伪影，核实骨边缘无误，使用桡骨 33％即 1/3 处进行诊断。

/第二节/　与 DXA 测量相关的骨骼解剖

扫描部位的皮质骨和松质骨：以松质骨为主的骨骼有椎体、桡骨最远端和跟骨等。以皮质骨为主的骨骼有股骨颈、桡骨远端 33％或 1/3 处和全身等。皮质骨与松质骨相当的骨骼有全髋、转子和指骨。

有关优势肢体的分析：优势侧前臂的 BMD 较高，应测量非优势侧前臂，除非有非对称性关节炎或陈旧性骨折。髋部两侧差异极小，测量任何一侧均可，除非有非对称性关节炎或陈旧性骨折。

随访骨密度检测要做到体外一致，分析一致，扫描面积基本相同。Ward 区为股骨颈内的三角区，是由 3 组小梁相交而成，即张力线、压力线和转子间线。DXA 扫描中的 Ward 区为方形，当然不同的厂家有所不同，与解剖部位不对应。因为它面积小和精准性差，故 Ward

区不用于诊断或随访，但在一些研究中还是可以参照的。

/第三节/　DXA 影像的伪影

一、常见伪影

骨退行性变、骨折和金属。腰椎退行性变常使 BMD 增高；严重的髋关节炎可增加股骨颈或全髋的 BMD，因股骨颈内侧的 BMD 增高；转子 BMD 相对不受严重髋关节炎的影响。通常，腰椎骨折使 BMD 增高。椎体压缩性骨折 DXA 影像学表现为椎体高度与邻近椎体高度相比降低。骨折的椎体 BMD 比邻近椎体的 BMD 高。有时腰椎正位 DXA 影像不能显示椎体骨折。此时单个椎体 BMD 的差异可表明相应骨折的存在。侧位 DXA 影像或腰椎 X 线片有助于骨折的鉴别。分析时骨折椎体应从 ROI 中除去，以免过高评估。其他骨折方面，通常骨折使 BMD 增高，避免扫描有陈旧性骨折的髋部和前臂。

二、其他体内伪影

其他体内伪影有骨退行性病变、手术夹子和硬物、脊椎融合、主动脉钙化、胃肠造影剂、支架、起搏器、钙片、胆结石、肾结石、胰腺钙化、椎板切除术后缺损、骨的佩吉特病、金属装置、椎体成形术、转移瘤、骨性关节炎、骨瘤、肥胖、脂肪赘肉和异位骨化等。

三、体外伪影

体外伪影有纽扣、脐环、拉链、吊袜带扣、胸衣扣、钱包、手机和腕带等。

第十四章

DXA 检测诊断报告要素

一、DXA 检测诊断报告基本信息

DXA 检测诊断报告的基本信息包括患者信息、简单扼要病史、测量部位影像,扫描图和年龄对 BMD 图,扫描数字结果及其解读和诊断结论。

患者信息包括患者姓名、性别、种族、年龄和绝经期妇女的绝经年龄,门诊或住院相关信息等。扼要简明介绍患者病史,如有无骨折、药物史(特别激素使用史)等。

DXA 影像要核实定位,扫描分析,鉴别伪影,但要说明的是报告中的影像不可用于诊断,但并不表示影像可以忽视。检查影像定位是否正确? 特别是随访的患者与前一次扫描比较,是否一致。ROI 选择对吗? 是否有其他问题,如压缩性骨折、退行性变;如不确定,应行 X 线检查,尽可能去除伪影。

DXA 图包括 X 轴:年龄;Y 轴:BMD 值。图为年龄和 BMD 函数图;图中默认的 SD 设定可以改变。

数字结果为 ROI 的结果,BMD 值用于监测,T 值用于诊断。其他数据,如%、Z 值、BMC 和面积等厂家通常已设定好。

1. BMD 和 BMC 的数值变化

(1) L1 的 BMD 值通常最低。

(2) L1~L4 的 BMC 和面积递增。

(3) L1~L3 的 BMD 值常递增。

(4) L4 面积大于 L3 面积,幅度大于其 BMC 增加的幅度。因此,L4 的 BMD 值可能与 L3 相似或低于 L3。

(5) 腰椎正位的数字结果包含:各椎体的 T 值应在 1 个 SD 内。不报告单个椎体 T 值的结果,报告 L1~L4 T 值。

2. 中轴骨 DXA 诊断测量部位的选择　核实扫描部位是否符合要求,如定位、分析和伪影等。选择腰椎正位、全髋和股骨颈中最低的 T 值。

3. DXA 诊断 ROI 选择

(1) 腰椎首选 L1~L4 的平均值;分析时除去影响分析结果的椎体,如骨折、退行性变或手术后;髋部诊断选择全髋、股骨颈中 T 值较低者;Ward 和转子数据不用于诊断和疗效的监测。

（2）分析中去除椎体的标准:最常选用 L1～L4 进行诊断。在下列情况下,分析时去除异常椎体:DXA 影像上该椎体明显形态异常,无法分析;与邻近椎体相比椎体的 T 值差异大于 1 个 SD;去除异常椎体后,选剩余椎体 BMD 计算其 T 值。可手动去除椎体,也可软件自动去除计算。当去除椎体后,应根据其余椎体的 BMC 总和与面积总和,计算出 BMD,而不能简单地平均剩余椎体的 BMD,其公式为 BMD=BMC/面积。计算步骤为:将各个椎体的 BMC 相加;将各个椎体的面积相加;BMC 总和/椎体面积之和。例如,BMD(L1, L2, L3)=(BMC1+BMC2+BMC3)/(面积 1+面积 2+面积 3)。

二、单位名称

略。

三、DXA 检查编号

略。

四、患者基本信息

患者基本信息,包括姓名、性别、年龄、种族、门诊号或住院号和床位号等,住址,电话,是否绝经及绝经年龄和检查部位信息;身体测量参数(身高、体重);临床诊断或进行 DXA 检查的适应证。

五、患者简要病史

简要描述患者有无危险因素(包括饮酒、软饮料等),症状和体征,既往史(有无非创伤性骨折史、脊椎手术史、髋关节置换史、关节炎、肝炎、帕金森病、癫痫等),既往用药史(如激素、乳腺癌术后药物治疗史)等。

六、DXA 测量设备信息

检查设备制造商及型号甚至购买时间,分析软件版本信息、DXA 扫描时间。

七、DXA 测量结果信息

1. 首次 DXA 检查　在 DXA 测量结果部分中应当包括以下内容。
（1）首先评估此次检查扫描图像的质量是否符合标准要求及有无技术缺陷,如腰椎影像清晰,椎体标记正确,影像未见骨折或明显变形改变等。诊断技师/医师应当参照《ISCD 指南》和各 DXA 设备生产厂家操作手册对 DXA 扫描影像进行质控评估。

(2) 腰椎 DXA 测量合格评估标准如下:①腰椎正位影像平直位于扫描中央;②腰椎影像范围包括 T12 椎体下缘至 L5 椎体上缘;③腰椎测量扫描影像上无体外异物伪影;④腰椎诸椎体和椎间隙等 ROI 的标记线均与腰椎诸椎体骨结构边缘相一致。

(3) 股骨近端 DXA 测量扫描合格评估标准如下:①股骨近端正位影像位于中央,股骨近端骨干影像垂直;②范围包括髋关节上方部分髂骨至股骨小粗隆下方的部分骨干;③股骨近端测量扫描影像上无体外异物伪影;④股骨近端股骨颈大粗隆等 ROI 的标记线均与股骨近端骨结构边缘相一致。

(4) 如果有些特定部位或者 ROI 是无效的或者不包括在报告内的情况,则需要说明原因。如,因左侧髋部旋转较差,DXA 测量数据无法用于诊断。

(5) DXA 扫描骨骼的部位(必要时需注明在身体的哪一侧)和 ROI。如,常规选取左侧股骨近端(股骨颈、全髋关节)进行测量。

(6) 用于诊断 DXA 测量部位的 BMD 值。

(7) 选取用于诊断的测量部位的 T 值和(或)Z 值,以及用于计算 T 值和(或)Z 值的数据库类型。

2. 随访 DXA 检查　确定为在同一台 DXA 设备上进行的随访,并在首次 DXA 报告内容基础上增加以下内容。

(1) 说明用于对比首次扫描的测量部位和 ROI 的位置。

(2) 说明 BMD 值对比结果是否具有显著性差异,以及 DXA 设备的最小显著变化值(LSC)。如,与本次检查骨密度测量结果比较,患者正位腰椎 L1~L4 部位 BMD 有显著升高,本设备测量该部位骨密度的 LSC 为 $0.010\,\mathrm{g/cm^2}$。

(3) 如果首次扫描和随访扫描结果有显著性变化,则应报告其测量值的变化程度或者变化的百分比。如,左侧股骨近端 BMD 升高 $0.089\,\mathrm{g/cm^2}$,约为 7%。

(4) 告知进行 BMD 复查的必要性及预约下次检查时间。

八、DXA 报告的分析和建议

报告医生/技师在撰写 DXA 报告时应对骨密度测量结果进行细致分析,判断测量操作是否满足扫描要求,并选取合适的测量部位或 ROI 进行诊断,依据 DXA 检测结果结合患者的临床信息给出相关建议,根据所检查的内容,报告应当包括以下内容。

(1) 依据骨密度测量结果和相关指南得出当前诊断。如,基于 L1~L4 T 值,根据 WHO 标准和《ISCD 专家共识》诊断为骨质疏松症,具体标准请参考 WHO 和 ISCD 相关文献。

如果有的骨密度检测中心有条件,加上以下分析内容,则更符合骨密度检测报告要求。

(2) 依据 VFA 显像诊断椎体骨折。如,VFA 显像未发现异常,患者无椎体骨折史,无显著高度减低,提示不存在椎体骨折。

(3) 应用 FRAX™ 对患者进行 10 年骨折风险预测。如,患者 10 年内发生髋部骨折的风险性为 3.3%;发生主要部位的骨质疏松性骨折风险性为 28%。

（4）与前一次检查结果对比。如，与最近一次骨密度报告（××年×月×日）结果比较，患者××部位骨密度有显著升高（或降低），本设备测量××部位骨密度 LSC××× g/cm²，BMD 升高（或降低）××× g/cm²，约××%。

（5）随访 BMD 检查。如果开始接受药物干预治疗，那么建议 1 年后再次行腰椎骨密度复查。

九、报告医生和操作技师信息

报告上应注明报告医生和操作技师的完整姓名、报告时间、DXA 检测中心的电话和详细地址等。

十、报告审核和签发

报告应由具备主治医师以上或获得 ISCD 临床医师资格证书的医师审核后签名发出，由双人签名。撰写报告医务人员可以电子签名，但复核医师不建议电子签名。

十一、报告保存

应指定专人按相关规定时限对 DXA 骨密度报告和相关影像资料进行保存。建议除 PACS 服务器和 DXA 设备操作电脑上保存外，另外备份相关数据以防资料丢失。诊断报告应至少保存 30 年，报告可以采用电子版格式进行保存。

十二、术语规范

1）DXA：不要写成 DEXA。
2）T 值：英文表示为 T - score；不是 T 分数、t 值或 t 分数。
3）Z 值：英文表示为 Z - score；不是 Z 分数、z 值或 z 分数。
4）DXA 结果表示要遵循小数保留原则，见表 14 - 1。

表 14 - 1　DXA 结果小数原则

	小数点位数	举例
骨密度值	3	0.965 g/cm²
T 值	1	−2.5
Z 值	1	1.5
骨矿含量	2	36.56 g
面积	2	25.65 cm²
参考数据（%）	整数	75%

5) DXA 报告中不应出现的内容

(1) 不能根据部位分别进行诊断(如髋部低骨量、腰椎骨质疏松)。

(2) 不能有如此表述——患者年龄不及 70 岁时说:她有相当于 70 岁的骨量。

(3) 不能报告目前技术不认可的部位的测量结果。

(4) 没有精确误差和 LSC,不能报告骨密度发生变化。

(5) 除非 2 次测量的比较结果显示有显著的骨丢失,否则不能报告骨丢失。

(6) 最后完善为:"严重"或"老年性"骨质疏松症的诊断是可以的,严重骨质疏松症是指绝经后妇女 T 值≤−2.5 并有脆性骨折史的患者。

十三、DXA 骨密度诊断报告模板举例

1. 首次 BMD 检查报告　见表 14-2。

表 14-2　××××医院×××科双能 X 射线骨密度检查报告

检查日期:××××年××月××日　　　　　　　　　　　　检查号:×××××××

姓名:×××	科别:×××病房
性别:女	床号:13 床
年龄:52 岁	生日:1964-03-01
住院号:275157	种族:汉族
是否停经:是	绝经年龄:50 岁
地址:	电话:
检查部位:腰椎(正),股骨近端,全身骨	检查仪器:×××
软件版本:××× 1.0	技术员:×××
临床诊断及危险因素:腰痛查因,近 2 年来身高降低 5 cm	

(1) 简要病史。

(2) 骨密度测量结果:全身骨、L1~L4 局部腰椎、双侧股骨近端骨骼影像清晰,患者摆位及椎体标记正确,影像学检查未见骨折或明显变形改变。骨皮质和骨松质形态、结构正常。此次检查为患者首次 DXA 扫描。

全身 BMD 测量值为 0.949 g/cm^2,与同性别、骨峰值年龄健康中国人群(T 值)相比,即全身骨 T 值为−1.7;正位腰椎 L1~L4 的 BMD 测量值为 0.831 g/cm^2,其 T 值为−2.4;左侧股骨近端 T 值测量最低处(股骨颈)BMD 测量值为 0.662 g/cm^2,其 T 值为−2.6;右侧股骨近端 T 值测量最低处(股骨颈)BMD 测量值为 0.642 g/cm^2,其 T 值为−2.3。

(3) 结论:该患者腰椎 L1~L4 BMD 测量值符合 WHO 骨量减少诊断标准(−2.5<T 值<−1.0),提示骨量减少改变(根据 FRAX™ 骨折风险评估软件计算,患者 10 年内发生髋部骨折的风险性为 3.3%;发生主要部位骨质疏松性骨折的风险性为 28%)。建议骨质疏松干预治疗,定期(1 年)复查。

报告医师:×××　　　　　　　　　复核医师:×××

　　　　　　　　　　　　　　　　　报告日期:××××年××月××日

2. 第二次 BMD 检查报告　见表 14-3。

表 14-3　××××医院×××科双能 X 射线骨密度检查报告

检查日期:××××年××月××日　　　　　　　　　　　　　　检查号:××××××

姓名:×××	科别:×××病房
性别:女	床号:13 床
年龄:52 岁	生日:1964-03-01
住院号:275157	种族:汉族
是否停经:是	绝经年龄:50 岁
检查部位:腰椎(正),股骨近端,全身骨	检查仪器:×××
软件版本:××× 1.0	技术员:×××
临床诊断及危险因素:腰痛,近 2 年来身高降低 5 cm,×××药物治疗×年	

1) 骨密度测量结果:全身骨、L1～L4 局部腰椎、双侧股骨近端骨骼影像清晰,患者摆位及椎体标记正确,影像学检查未见骨折或明显变形改变。骨皮质和骨松质形态、结构正常。此次检查为患者第 3 次 DXA 扫描,最近一次扫描时间为××××年××月××日。

全身 BMD 测量值为 $0.949\,\mathrm{g/cm^2}$,与同性别、骨峰值年龄健康中国人群(T 值)相比,即全身骨 T 值为 -1.7;正位腰椎 L1～L4 的 BMD 测量值为 $0.831\,\mathrm{g/cm^2}$,其 T 值为 -2.6;左侧股骨近端 T 值测量最低处(股骨颈)BMD 测量值为 $0.662\,\mathrm{g/cm^2}$,其 T 值为 -2.2;右侧股骨近端 T 值测量最低处(股骨颈)BMD 测量值为 $0.642\,\mathrm{g/cm^2}$,其 T 值为 -2.3,与××××年××月××日检查结果比较,可见左侧股骨近端骨密度值有明显升高[本科室 DXA 测量左侧股骨近端的最小显著变化值(LSC)为 $0.015\;\mathrm{g/cm^2}$,骨密度升高约 $0.066\,\mathrm{g/cm^2}$,11.1%]。

2) 结论

(1) 该患者腰椎 L1～L4 BMD 测量值符合 WHO 骨量减少诊断标准($-2.5 < T$ 值 < -1.0),提示骨量减少改变。

(2) 根据 FRAX™ 骨折风险评估软件计算,患者 10 年内发生髋部骨折的风险性为 3.3%;发生主要部位骨质疏松性骨折的风险性为 28%(有条件的中心建议)。

(3) 与××××年××月××日检查结果比较。

报告医师:×××　　　　　　　　　　复核医师:×××

　　　　　　　　　　　　　　　　　　报告日期:××××年××月××日

第十五章

X 线、放射安全和骨密度测量的质量保证

　　X 线是一种波长极短、能量很大的电磁波,X 线的波长比可见光的波长更短,在 0.001～100 nm。医学上应用的 X 线波长在 0.001～0.1 nm,它的光子能量比可见光的光子能量大几万至几十万倍。伦琴射线具有很高的穿透本领,能透过许多对可见光不透明的物质,如墨纸、木料等。这种肉眼看不见的射线可以使很多固体材料发生可见的荧光,使照相底片感光以及产生空气电离等效应。波长越短的 X 线能量越大,称为硬 X 线;波长长的 X 线能量较低,称为软 X 线。在真空中,高速运动的电子轰击金属靶时,靶就放出 X 线,这就是 X 线管的结构原理。放出的 X 线分为 2 类:①如果被靶阻挡电子能量,不越过一定限度时,只发射连续光谱的辐射,这种辐射称为韧致辐射;②一种不连续的,只有几条特殊的线状光谱,这种发射线状光谱的辐射称为特征辐射。连续光谱的性质和靶材料无关。X 线的特征是波长非常短,频率很高。X 线必定是由于原子在能量相差悬殊的两个能级之间跃迁而产生的。所以 X 线光谱是原子中最靠内层的电子跃迁时发出来的,而光学光谱则是外层电子跃迁时发射出来的。X 线在电场磁场中不偏转,说明 X 线是不带电的粒子流。1906 年,实验证明 X 线是波长很短的一种电磁波,因此能产生干涉、衍射现象。X 线可用于帮助人们进行医学诊断和治疗;用于工业上非破坏性材料的检查;在基础科学和应用科学领域内,被广泛用于晶体结构分析,以及通过 X 线光谱和 X 线吸收进行化学分析和原子结构的研究。X 线的输出量以 C/kg(库仑/千克)或 R(伦琴)的方式表达。组织吸收剂量是测量 X 线穿过物质辐射的总量,也可表达为进入表面(如皮肤)剂量(entrance surface dose, ESD)。ESD 是 X 线进入物质表面的剂量,最容易测量,而效应剂量是通过计算得出部位的吸收剂量。ESD 并不用于评估射线束的强弱和对器官的辐射程度。各个厂家的 BMD 测量设备均表明,剂量单位为格雷(Gray, Gy)或拉德(Rad),1 Gy＝100 Rad。效应剂量(effective dose)是根据辐射吸收后对生物潜在的辐射损害而计算出来的剂量,可以在不同器官所在位置放置混合探头的塑料体模测得,用希(sievert, Sv)或雷姆(Rem)表示,根据辐射类型和组织敏感性校正剂量得到效应剂量。

　　效应剂量＝DQW_t,其中:

　　D＝吸收剂量;

　　Q＝质量因子(诊断 X 线＝1,光子＝10,α 粒子＝20);

　　W_t＝组织权重因子。取决于不同组织的不同辐射敏感性,全身组织的曝光剂量总和

为 1。

效应剂量单位:希(sievert,Sv)或雷姆(Rem)。

注:1 Sv＝100 Rem;10 μSv＝1 Rem。

组织权重因子:全身以"1"代表(表 15-1、表 15-2)。

表 15-1　组织权重因子

组织	权重因子(W_t)
性腺	0.20
骨髓	0.12
肺	0.12
结肠	0.12
胃	0.12
甲状腺	0.05
乳腺	0.05
其他	0.22
全身	1.0

表 15-2　自然环境等辐射剂量的比较(单位:μSv)

自然环境	5～8
乳腺像	450
胸片像	50～150
侧位腰椎像	700
侧位脊椎＋正位脊椎	1 800～2 000
VFA	5～50

骨密度的辐射剂量取决于不同的设备,如扇束、笔束、椎束及其扫描方式,以及被检查者的身材大小和扫描部位等。皮肤吸收剂量常由厂家提供,且明显高于效应剂量。

中轴骨 DXA 骨密度设备检测的辐射剂量:与其他放射学检查相比,受检者接受的剂量要少得多,为 1/50～1/1 000。技术员接受的剂量很小,主要来自散射,几乎无法测到。在扫描床 1 m 以外的辐射剂量可以忽略不计,这与自然环境中的辐射没有区别(表 15-3、表 15-4)。

表 15-3　经典效应举例

DXA	0.1～10 μSv(每次检测,取决于检测部位/设备)
自然环境	5～8 μSv/d

表 15-4　美国最大允许剂量

普通人群(不包括医学或牙科)	5 000 μSv/年
	1 000 μSv/年(国际标准)
技术员	50 000 μSv/年

第一节　放射安全和防护

要对受检者进行科普教育,因为人们通常恐惧他们所不了解的事物,受检者有权要求经过培训和教育的专业人员提供医疗服务。了解辐射安全,有助于保护患者和技术人员不受伤害。与医务工作者如技术员和受检者之间的沟通以及遵守国家及当地有关放射防护的规定是十分重要的。放射安全的"三原则"是指医学检查的必要性、法规和优化原则。医学检查的必要性是指有辐射的医学检查是否为患者必需的检查,是否可以用其他方法替代。法规是指必须遵守国家、省和市的法规。优化原则是指尽可能以最低放射剂量(as low as reasonably achievable,ALARA)进行检查。放射防护安全性"三原则"是指时间、距离和屏障。时间是指尽可能缩短受检者暴露的时间;距离是指保持安全距离,辐射量与距照射源距离的平方呈反比;屏障是指必要时使用恰当的防护。

DXA骨密度设备测量的放射安全同样与时间、距离、屏障、受检者、技术员和公共区域等有关。时间是指尽量缩短受检者检测的时间;距离是指要保持与DXA骨密度设备的安全距离,技术员距检测床边缘1m以上的距离,放射量的衰减与距放射源距离平方成反比,即距离增加2倍,辐射量衰减4倍;屏障是指一般不需要采用房屋式屏障,大多数骨密度设备可以采用室内屏障,无须采用特殊防护。受检者:正确定位,扫描范围适当,禁忌证筛选。技术员:扫描时与扫描床至少保持1m距离,佩戴剂量记录仪。公共区域:骨密度检查室张贴射线警告标志,扫描时无其他人员进入,房间无须采用特殊防护。对于可能怀孕的绝经前或围绝经期妇女受检者,一定要事先询问除外妊娠。对于有妊娠可能的技术员,应书面告知科室负责人,换其他工作或穿防护衣减少其顾虑;技术员孕期的允许剂量为5 000 μSv,每月不能超过500 μSv。

第二节　影响检测质量的因素

影响检测质量设备相关的因素包括设备的准确性、精准性及仪器的校准;受检者相关的因素有伪影、畸形及受检者的合作,如检测中的位置移动;操作者的相关因素有扫描时的摆位及扫描分析等。

第三节　临床质量控制的程序

校准方法包括内置和外置校准。内置校准为持续性校准,需要有交流电源,如HOLOGIC骨密度设备。当受检者被扫描时,X线通过校准滤过器,校准滤过器分为鼓式或轮式。校准滤过器包括骨、组织和相当于空气的物体行点对点校准。外置校准即周期性校准,每日扫描已知标准的骨和组织模型如GE-Lunar和NORLAND扫描设备进行每日质量控制,使用标准校正体模,根据需要采用不同的仪器型号自动调整校准系统。

/第四节/　　质量控制

中轴骨 DXA 骨密度设备的质量控制包括每日检测评价体系统稳定性的体模,体模检测监测骨密度设备的每日校准情况,体模 BMD 值应保持稳定。目测观察质量控制曲线偏离基线,应尽可能寻找导致基线上移的原因。一些外周骨密度设备包括 QUS,也有体模。体模扫描和校准应遵照设备厂家操作要求进行。每日早上正式检查受检者之前,均应扫描体模,做成 QC 图并定期分析。任何机器工作时应做出体模 BMD 的平均值,制定或执行校正方法。制作仪器操作流程手册、专门的设备保养维修记录本,服从当地政府相关部门检查、放射测量和所有的法规等。骨密度设备的移动、维护保养和 X 线球管或探测器的更换均可致基线上移。室内条件,如温度和相对湿度改变,电压改变和 X 线球管或探测器的老化可致基线漂移。

不同 DXA 设备测得的数据不可交换。因为同一厂家的 DXA 系统不同:采集方式不同(如笔束、扇束或锥束),软件不同,年轻人的数据库不同,仪器间变异为±2%。不同厂家的 DXA 系统不同:双能产生的方式不同,X 线探测器不同,边缘检测的软件不同,ROI 不同,年轻人的数据库不同,仪器间变异为±5%~7%,软件更新必须用新软件重复分析基线检测数据,以便与软件更新后的检测数据比较。不同厂家之间受检者的数据转化应慎重。

/第五节/　　中轴 DXA 设备更新或软件升级

旧设备老化更新,要进行新旧设备横向校准,才可量化比较新旧骨密度的检测结果。更新或升级后必须建立新骨密度设备的 BMD 基线值和设备最小有意义变化值(LSC)。同一厂家、同一型号的硬件更换时应进行横向校准,在硬件更换前后,由指定技术员在新旧设备上扫描体模各 10 次,每次重新定位,如均值 BMD 差异>1%,应与厂家或设备售后服务部门联系进一步校准。同一厂家不同技术(如扇形、笔束或锥束系统)的更新方法如下:60 天内,选择具有人群代表性的个体 30 例,用旧的骨密度设备扫描 1 次,新骨密度设备扫描 2 次,测量腰椎和髋部,使用横向校准工具计算新旧设备的平均 BMD 和 LSC。使用 LSC 比较新旧骨密度设备,只有每个检测部位的横向校准检测后,才能进行两个设备检测结果的比较。新的精准性算出后,以后的扫描均用新系统内的 LSC 进行比较。

对于不同检测中心的数据的比较,没有横向校准,就不能比较不同检测中心测量的 BMD,也无法计算 LSC。软件更新前应与厂家联系,明白软件更新的内容,如边缘检测的更新、报告系统、正常数据库的更新或其他功能。软件的更新一般不会影响 BMD 的结果,但可影响 T 值和 Z 值,如 HOLOGIC 和 GE NHANES 设备的更新。应了解厂家提供的参照数据是否有变化,因为这可影响 T 值和 Z 值。厂家软件的更新有可能忽略这方面的影响。新的软件安装后,应比较体模在软件更新前后测量的平均 BMD,确定新的 BMD 平均值,也可用新的软件重新分析部分以往受检者的扫描结果。当然,ROI 不变,前后比较的结果应该是相似的。

第十六章

DXA 检测的质量管理

DXA 通过两种不同能量的 X 线,在不同组织密度中的衰减不同,从而通过计算机的计算,获得投射面积上组织成分的含量,进行骨密度或肌肉、脂肪等身体成分检测。DXA 是临床上骨质疏松症诊断中的最为重要的诊断工具,也是检测骨密度变化、骨质疏松症随访、药物疗效检测的重要手段。由于其身体成分分析的功能,DXA 得到越来越广泛的应用,如肌少症的诊断和随访、体重(体脂肪)管理等。

质量管理是医疗活动的重要组织管理内容,它确定医疗行为的质量方针、目标和职责。质量管理的实施落实于质量策划、质量控制、质量保证以及质量改进等活动中。DXA 的临床应用中质量管理涉及组织管理、培训教育、日常操作的质量保证以及全程质量控制等。DXA 设备是临床最常用的、精准测量骨密度以及身体成分的设备。由于骨密度值改变常常是以年为周期的缓慢变化过程,因此,对 DXA 测量技术提出了较高的精准性要求。DXA 测量质量结果包括准确性和精准性。准确性主要和检测方法与设备本身有关,对于骨样本,尚没有一个最好的方法来测量其 BMC 的真实值。因此,更多可控的质量管理在于控制精准性上,技师操作的技术水平与精准性密切相关。

第一节 DXA 检测中心（或科室）质量管理

DXA 质量管理应该纳入科室质量管理小组的日常管理中。科室质量管理小组协同 DXA 检测操作的技师及医师,一起制定与 DXA 检测有关的设备维护、操作规程(SOP)、文档记录及备份、工作岗位职责范围等工作制度。不定期开展 PDCA 质量持续改进计划,尤其是对存在的问题进行分析、改进、检验并执行新的操作规程。质量管理小组每年需要制定 DXA 操作技师及医师的年度培训计划,保证质量技术的先进性和稳定性。日常质量会议中应该对临床反馈、自检发现的问题进行讨论,必要时对进行 PDCA 计划或人员再培训等。

<h2>第二节 对 DXA 检测人员的要求</h2>

目前,尚无对 DXA 检测人员强制性的上岗要求,但骨测量专业内公认 DXA 操作需要进行一定的培训,方可以保证质量。对于 DXA 专门培训以国际临床骨密度测量学会(ISCD)最为普及,ISCD 经中国健康促进基金会引入中国后,已在全国开展了近百场针对 DXA 培训的技师和医师,培训了数千人的技术队伍。通过 ISCD 的统一的考试后,技师可以获得骨测量认证技师(CDT)证书,医师可以获得骨测量认证医师(CCD)证书。ISCD 培训对于提升临床操作技能,尤其对检查质量水平的提高是显著的。

定期培训,有助于获取新的信息。

<h2>第三节 DXA 检测技术中的质量保证</h2>

<h3>一、设备维护</h3>

DXA 设备是比较精密的 X 线设备,保持较为稳定的温湿度环境,对于设备性能的稳定以及患者检查舒适度非常重要。尤其在季节变换时,稳定的温湿度环境,可以避免外界环境温度变化引起结果的漂移。检查床上不宜长期放置过重物品,以免床垫变形、损坏等。

洁净的房间,可以减少设备的灰尘,设备需要每日擦拭表面浮灰。比较容易堆积大量灰尘的地方是电源风扇、开放性线路板等,这些部位应由专业工程师进行定期除尘维护。

设备故障应立即通知维修人员,并在维修记录本上记录故障表现、出现过程、维修过程、维修结果、维修人员签名和修复日期。短期无法维修的设备,应在设备醒目位置挂放"设备故障,维修中"的警示标记。维修后,应进行模型质控校正,确保维修前后最小的系统差异。在设备移动、更换零部件、更新系统等维护后,也需要进行同样的模型质控校正。模型质控校正一般是在管理员模式下对体模进行连续 10~25 次扫描,以建立新的体模平均骨密度。

模型日常质控有助于监测设备运行状态是否正常,质控散点图是否发生漂移、偏移等,并且发现其他系统情况,如激光位置不准确等。

<h3>二、数据维护</h3>

DXA 设备内的数据包括设备设置参数、日常质控记录和患者检查结果等。系统参数设置应定期备份,目的在于故障修复后,最大可能地恢复到故障前的设置状态,以维持前后检查的一致性。日常质控记录是显示仪器精准度、稳定性的重要方法,定期查看质控图,包括模型 BMD、BMC 以及模型投影面积(area)的质控图,及时发现质控数据的偏移或漂移。

患者数据对于数据溯源以及随访比较非常重要,应定期将数据备份到 PACS 网络存储器或其他存储介质上,注意不同存储介质的保质期。工作量较大的设备,除离线备份外,还可以在硬盘上增加数据备份分区,存放不同年份的检查数据,减轻因为数据库过大操作过程变慢的现象,并可以较快检索患者之前检查数据以进行对比。

三、检查前准备

DXA 设备检查质量与患者有关的可控因素主要是伪影和患者对执行过程的遵守。检查前应尽可能去除外部伪影,如金属配饰、厚重衣服等。近期做过增强造影检查、钡剂检查或体内放射性核素检查等,会影响 DXA 设备检测的准确性。应尽可能将 DXA 检测安排在这些检查之前,或在这些检查 1～2 周后。

妊娠是任何辐射检查的禁忌证,尤其是妊娠 3 个月内。儿童不是 DXA 检查的禁忌,对于儿童需要注意检查过程中的移动伪影。尽可能将儿童哄睡后检查,并且用薄被单包裹肢体,减少移动。

意识不清、躁动的患者,需要综合考虑检查的必要性,必要时给予镇静处理,以完成检查过程。

检查床应该无异物,床单应使用轻质布料,避免使用高密度材质、过厚的被褥等。

/第四节/ 主要检测部位的质量要求

一、腰椎

腰椎定位要求:患者平躺于检查床中央位置,躯干平行于床长轴,双手置于身体两侧,双腿放置在腰椎定位装置上。根据厂商操作手册或本单位 SOP 放置激光定位点。扫描腰椎需要下至 L5(髂嵴也可在扫描图中可见)、上至 T12,扫描图中椎间隙应清晰可见。对于肥胖患者,可以减慢扫描速度(或改变扫描模式),以获得更为清晰的扫描图像。腰椎应位于扫描图的中央。对于摆位问题产生的无法达到定位要求的扫描,应重新摆放体位后再次扫描。因患者疾病原因或者无法处理的伪影,应在检查报告中注明。

分析时应使用厂商推荐的 ROI 区域,一般是 L1～L4 或 L2～L4,特殊情况下需要剔除部分椎体,至少需要 2 节以上有效的椎体方可分析给出腰椎 BMD。分析时,需要确定骨组织边界,自动识别软件可能在低骨密度或肥胖患者中出现组织分类错误,常见错误是将部分骨骼识别为软组织,需要手动予以纠正。

二、髋部

不同制造商对髋部的定位要求不一致,需要根据设备操作手册的要求进行操作。一些共性的要求是:在体位摆放时,去除异物;骨盆平放、不要倾斜,股骨干平行于床的长轴并内旋,尽可能使小转子不可见。分析时,股骨颈 ROI 内不能含有大转子或坐骨;注意自动勾画 ROI 时组织分类错误。对于无法避免的偏离 SOP 等要求的情况,应在报告中注明。

三、前臂

在使用 DXA 设备进行骨质疏松症诊断时,ISCD 建议至少选择腰椎、髋部和前臂中的 2 个部位进行检测,尤其是在严重退行性变、无法去除伪影(如植入物)导致无效结果时,应该考虑检测第 3 个部位。

前臂的定位要求选择非优势侧,按照设备操作要求进行位置摆放,测量尺骨的长度,手臂要与床长轴平行,尺桡骨在扫描视野居中,扫描中至少包含第 1 排掌骨和桡骨远端 1/3 位置处。分析过程中需要注意主要组织分类错误,根据设备操作手册或 SOP 正确摆放 ROI。

四、全身扫描

全身检查一般用于身体成分分析、全身骨密度检测等,建议空腹检查。ISCD 对身体摆放体位的要求和设备操作手册要求可能略有差别,但不影响分析结果。扫描时要求患者平躺于检查床中央,手心向下放于身体两侧,双腿并拢,足踝束缚,无身体部位超出扫描范围。过高或过胖患者,可以使用偏位扫描,并在结果中注明。

最小有意义变化值(LSC)可反映监测的误差范围,只有当临床骨密度检查的改变大于 LSC 时,才有临床意义。一般厂商提供的 LSC 没有包含技术员因素,不能应用于临床的骨密度监测。对临床有价值的 LSC 是指特定技术人员在指定设备上,使用具有本单位患者人群代表性的 15 或 30 位患者的重复 3 次或 2 次检测,而获得的精准性误差。一个单位有多名技术人员时,可以使用他们的 LSC 平均值,作为本单位的 LSC。每个检测部位都应该建立 LSC。ISCD 对不同部位 LSC 提出了一个可以接受的范围:腰椎 LSC≤5.3%;全髋 LSC≤5.0%;股骨颈 LSC≤6.9%。如果技术员的 LSC 超过这个范围,建议再次培训后重新建立 LSC。LSC 应该是技术员接受培训后,熟练操作 100 次骨密度检测后建立的。

第五节 随访检查的要求

骨密度的变化对于临床监测疗效、治疗方案的确定等具有非常重要的意义。因此,对于 DXA 的随访检查,应严格遵从质量要求。随访时,应调出既往检查的影像,对比扫描,保证前后扫描位置一致,分析 ROI 一致。在检查结果中注明本次随访与上次检查和基线检查的变化值,并与 LSC 进行比较,注明是否是有意义的变化。

/第六节/ DXA 检测的质量控制要素及质量改进计划

DXA 质量控制主要监控质量形成的过程,比如定期 DXA 体模测试,了解系统的稳定性。可以开展内部质控和外部质控监测。内部质控监测可以由质控小组根据质量计划,对 DXA 检查的过程、结果制定规章制度,并且定期和不定期自查制度落实情况;外部质控监测可以是相关质控中心的督查或室间的互查等。

一般质控要素包括维修、维护记录的完整性,SOP 的执行记录,质控数据图稳定性情况。抽查患者检查扫描图和报告,评估技术操作准确性和 SOP 的遵从性,有无 LSC 建立,LSC 是否符合要求等。

第十七章

最佳 DXA 测量中心的要求

/第一节/　DXA 质量

最佳 DXA 测量和解读是指符合当前为了达到预期临床治疗效果专业标准化的临床操作和报告行为。

大量的研究证实,不好的 DXA 测量会导致不好的临床结果。

/第二节/　什么是最佳临床操作与解读

(1) 有 DXA 管理者、技师、报告解读者和临床医师指南。

(2) 有一套基本的关于高质量 DXA 检测质量的参数和标准。

(3) 有可以帮助患者、推荐医生和检测支付部门确认高质量 DXA 检测的服务。

(4) 国际认可的国家特异性和适合当地医疗机构的成人和儿科 DXA 检测。

(5) 有一个可持续性的新数据融合和制定新标准的工作期望。

(6) 有一个详尽的高质量 DXA 测量部门要求和标准。

(7) 有相应的培训、证书和可信度。

(8) 可以帮助满足骨质疏松患者的需求方法。

/第三节/　最佳 DXA 扫描获得和分析

(1) 至少有 1 名具备在骨密度测量领域专业证书的专职技师。

(2) 每位技师应该详细阅读厂家的操作说明书,并按照要求进行 BMD 测量。

(3) 每个骨密度测量中心应该有一份定期更新的 DXA 标准操作规范,可以接受所有有关负责人员的检查。

(4) 每个骨密度测量中心必须遵守当地有关放射安全的规定。

（5）至少每周做一次脊椎体模扫描，并记录 DXA 设备的稳定性；测量的 BMD 值必须在允许范围内（±1.5%）；有一个当出现检测指标超出允许范围时的校准计划和方案。

（6）每位技师应该进行精准性评估，并计算出骨密度测量中心的 LSC 值。

（7）每位 DXA 技师的 LSC 不能超过腰椎 5.3%，全髋 5.0%，股骨颈 6.9%。

/第四节/   最佳报告解读和报告书写

（1）每个中心应至少有 1 名具备专业资质证书的报告解读人员。

（2）报告上应该注明 DXA 设备的厂家名称和型号。

（3）DXA 设备报告应包括说明可能影响扫描获得质量、分析质量的情况，以及扫描过程中出现的伪影。

（4）报告应该确认全球专业公认的骨密度扫描的骨骼部位、ROI 以及体侧等信息。

（5）每位患者只能有一个诊断，不能出现根据骨骼部位进行的诊断。

（6）正确使用骨折风险评价工具。

（7）当进行系列随访报告骨密度变化时，仅当变化值超过 LSC 时才能报告"有骨密度变化"。

总之，高质量的 DXA 测量服务，必须保证诊断的正确性、骨折风险评估的准确性，以及骨密度变化监测的可靠性。

有一个清晰的管理框架，以保证骨密度测量中心管理者、技师、解读人员和医师能清楚地判断 DXA 的测量质量。最佳的骨密度测量服务应该是一个随循证医学不断发展而不断进步的测量服务。

体 外 篇

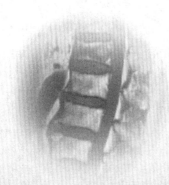

第十八章

总　论

/ 第一节 /　骨骼生理基础

　　骨骼是一个高度特异的结缔组织。主要功能是对身体结构的支撑、内脏的保护、骨髓内环境的保护(血细胞的形成和脂肪储存),贮存身体重要的矿物质等。

　　1. **骨骼的组成**　骨骼由支持细胞(成骨细胞和骨细胞)、骨重建细胞(破骨细胞)、骨基质蛋白(胶原蛋白)和非胶原蛋白(类骨质)、沉积在骨基质中的无机矿物质组成。①支持细胞:参与合成、保持和重建类骨质细胞。②成骨细胞:来源于骨髓间充质干细胞,负责骨基质的合成及随后的矿化,在成熟的骨骼,大部分骨表面没有进行骨形成或骨吸收,而是由骨衬里细胞(成骨细胞的失活状态)覆盖,处于静息状态。③破骨细胞:大的多核细胞,形似巨噬细胞,来源于造血干细胞。在骨吸收活跃的部位破骨细胞附着在骨表面吸收骨矿组织,破骨细胞皱褶缘释放酶和酸吸收骨骼。④类骨质:成骨细胞被埋在新形成的类骨质后成为骨细胞,通过骨骼中的骨小管,骨细胞在骨基质中,与骨表面的衬里细胞和新类骨质中的成骨细胞相联系,形成信号网络,它们位于骨骼中,感应骨生物力学的变化,启动骨吸收和骨形成。

　　2. **骨基质**　类骨质由 94% 的 I 型胶原和 6% 的非胶原蛋白组成,骨骼的坚硬程度主要由类骨质中的矿盐含量决定。矿化的骨骼包含 25% 有机质(其中 2%～5% 为细胞)、5% 水分和 70% 无机矿物质(羟磷灰石)。

　　3. **骨骼的结构**　大多数骨骼有其基础结构:外侧骨皮质或致密带、内侧骨小梁或多孔带、骨外膜、骨内膜。皮质骨形成外部的坚硬外壳,拒绝变形,内侧的小梁网络结构提供内部的支撑,密致骨空洞很少,骨基质间排列紧密形成骨单位(Haversian 系统)。骨小梁间的空隙中充满骨髓,骨小梁的排列可为生理应激提供最大的抵抗力。骨骼由两层膜覆盖:骨外膜由高密度纤维膜覆盖在骨表面,并作为肌腱的附属品,包含神经和血管营养所包裹的骨骼;骨内膜由薄层血管连接组织,在骨髓腔的内侧。

　　4. **骨骼的类型**　根据胶原形成类骨质的类型分为 2 种骨骼:编织骨特征为随意组织的胶原纤维,其机械应力弱;板层骨特征为整齐平行排列成板层的胶原纤维,机械应力强。当成骨细胞合成骨骼较快时易形成编织骨,起初在胎儿的骨骼,然后通过重塑替代成富有弹性的板层骨。在成人,编织骨出现于新骨形成快速的骨部位,如骨折修复部位,骨折修复后期编织骨逐渐被板层骨取代。事实上，健康成人体内的所有骨骼均为板层骨。

5. **骨生长**　骨生长有 2 个过程：①膜内骨化，包括骨组织取代结缔组织膜层，形成扁骨（如颅骨、锁骨和下颌骨）。②软骨内骨化，包括骨组织取代透明软骨（如股骨、胫骨、肱骨和桡骨）。长骨在儿童期和成人期持续性长长和长宽，长长是因为在长骨的两端不断的软骨内骨化骨形成，骨干周径的增加是因为皮质骨外表面形成新骨。

6. **骨塑形**　塑形是指发生在不同骨表面的骨吸收和骨形成（骨形成和骨吸收不偶联）。例如，长骨的生长，骨塑形贯穿于出生至成人，使骨量增加、骨形状改变。

7. **骨重塑**　骨重塑是指新骨代替旧骨，主要存在于成人的骨骼以维持骨量，这个过程包含骨形成和骨吸收偶联，由 5 个阶段组成。①激活：在细胞因子、生长因子等作用下，前破骨细胞被激活，并分化为成熟破骨细胞；②吸收：破骨细胞消化骨基质（旧骨）；③逆转：骨吸收结束；④形成：成骨细胞合成新骨基质；⑤静息：成骨细胞静息，在新形成的骨表面成为衬里细胞骨重塑。

／第二节／　　骨代谢标志物

骨组织是新陈代谢非常活跃的器官，各种疾病都会影响骨的新陈代谢并导致骨器官功能变化与异常。反映骨代谢的实验诊断近年来发展迅速，为骨代谢性疾病的诊断、监测、治疗效果观察提供了许多有价值的观察指标。

一、骨代谢实验诊断基本原理

1. **骨组织的构成成分**　骨组织由无机物质和有机物质组成。无机物质占骨总量的 70%，其中 95% 为磷酸钙形成的羟基磷灰石。有机物质占骨总量 35%，其中 98% 为 I 型胶原，2% 为非胶原蛋白，如骨连接蛋白（osteonectin）、骨钙素（osteocalcin，OCN）、骨桥蛋白（osteopontin）、骨涎蛋白（sailoprotein）和细胞成分。这些构成的组分在血清或血浆中的含量以及在尿中排泄量是临床监测骨代谢的重要依据。

2. **骨的塑建和重建**　骨组织的不断更新过程称为代谢。骨的塑建（modeling）和重建（remodeling）是骨代谢的主要形式，过程十分复杂。骨组织的更新主要是由破骨细胞负责旧骨吸收，成骨细胞负责新骨形成共同完成，两种细胞相互联系和协调，这一现象又称偶联，并受全身和局部因子调节。由胎儿期骨形成至青春后期骨成熟，骨的组织结构逐渐增大、增长和增粗（生长），同时骨表面局部骨质不断进行吸收和形成（塑建），使骨的形状和结构与身体生长和体形相适应。至成年期，骨发育成熟，骨量达到峰值，骨的更新在骨的表面[主要为内膜面、哈佛管（Haversian canal）和骨小梁表面]持续进行。松质骨的面积/容积比为皮质骨的 8～10 倍，皮质骨可利用的表面积较少，因而代谢改变在松质骨较皮质骨发生更早、更明显。

根据组织学观点，骨组织由各个骨结构单位（bone stuctural units，BSU）或骨多细胞单位（bone multicellular units，BMU）组成，它就是骨代谢或骨重建的基本动力学单位，骨重建的骨转换过程在这些骨单位上进行。

骨重建包括骨转换的全部过程：静止的骨表面破骨细胞激活，骨质被吸收，持续 1～2 周后单核吞噬细胞替代多核的破骨细胞，骨吸收完成，接着成骨细胞开始活动，以骨吸收逆转至骨形成，成骨开始活动，分泌胶原和非胶原蛋白，开始合成类骨质，并在数天后开始矿化，新骨形成后又进入静止阶段，等待下一次骨转换周期。这种骨重建的静止、激活、吸收、逆转、形成和再静止 6 个不同阶段各有不同的代谢特点，但各阶段均是一个连续有序的前进发展过程。在骨重建过程中，许多激素和细胞或体液因子影响骨的重建过程，通过促进或抑制成骨细胞和破骨细胞的发育及提高或抑制其活性对骨转换起加速或延滞作用。例如：全身骨代谢调节激素甲状旁腺激素（PTH）、降钙素（CT）、$1,25-(OH)_2D_3$、雌激素、甲状腺素、糖皮质激素、前列腺素等；一些细胞因子与骨形成有关，如转化生长因子（TGF-β）、胰岛素样生长因子（IGF）、血小板衍化生长因子（PDGF）、成纤维细胞生长因子（FGF）、骨形态蛋白（BMP）等；一些因子与骨吸收有关，如白细胞介素（IL-1、IL-2、IL-4、IL-6）、肿瘤坏死因子（TNF）、干扰素（IFN-γ）、集落刺激因子（CSF）等。这些构成是观察骨代谢的间接实验室指标。骨重建过程破骨细胞分泌的抗酒石酸酸性磷酸酶（TRACP）、骨基质吸收时的各种胶原裂解产物，成骨细胞分泌的碱性磷酸酶（alkaline phosphatase，ALP）、骨解素和原胶原在细胞外断裂的多肽物质构成了观察骨代谢的直接实验室指标。

二、骨代谢实验室检测项目的分类

1. 直接指标 直接指标是指直接反映骨重建过程中破骨（骨吸收）和成骨（骨形成）状态的生化指标，又分为骨形成和骨吸收 2 类。

（1）骨形成指标：①血清总碱性磷酸酶（ALP）、骨特异性 ALP；②钙素：完整骨钙素、未羟基化骨钙素、Ⅰ型胶原端肽；③其他非胶原骨蛋白：骨连接蛋白、骨诞蛋白Ⅱ。

（2）骨吸收指标：血清抗酒石酸酸性磷酸酶（TRACP）；γ-羧基谷氨酸、尿羟脯氨酸（hydroxyproline）、羟赖氨酰糖苷（hydroxylysine glycosides）；胶原分解产物：吡啶琳（pyridinoline）、脱氧吡啶啉（deoxypy ridinoline）、Ⅰ型胶原 N 端肽（NTX）、Ⅰ型胶原 C 端肽（cross lap）；非胶原骨蛋白分解产物：骨钙素裂解片段。

2. 间接指标 对骨转换有明显作用，但对成骨或破骨作用的直接效果则受多种因素影响。这类常用指标有血 PTH、$1,25-(OH)_2D_3$、CT、性激素和各种细胞因子。

三、骨生化标志物必须满足的条件

骨生化标志物必须满足以下 3 个条件才能称为合格的临床标志物。

（1）这些标志物必须与骨组织形态学检测或钙动力学检测有相平行的变化；骨组织形态学检测与标志物尿羟脯氨酸、吡啶啉、脱氧吡啶啉之间的关系数分别为 0.22、0.77 和 0.80。

（2）在高代谢性疾病中，如甲亢、甲旁亢和骨的佩吉特病时，这些标志物的血浆浓度或尿液浓度必须是升高的；一些骨转换标志物在甲亢、甲旁亢和绝经后妇女中显著升高，其中脱氧吡啶啉较吡啶啉变化得更为明显。许多骨的佩吉特病、转移性骨肿瘤患者的骨转换标志物升高明显,但血浆骨钙素浓度往往维持在正常范围,而Ⅰ型胶原N末端肽(NTX)对这两种疾病的敏感性都很高。

(3)在骨代谢降低的情况下,如采用抗骨吸收药物治疗后,这些标志物的血浆浓度或尿液浓度必须是降低的;抗骨吸收药物治疗后骨标志物降低的程度取决于治疗药物和生化标志物本身。首先,绝经后妇女接受雌激素治疗后,多数骨转换标志物下降20%~50%,而血浆Ⅰ型胶原吡啶交联终肽(ICTP)维持稳定。其次,绝经后妇女接受双膦酸盐治疗后,血浆ICTP和抗酒石酸酸性磷酸酶(TRACP)维持稳定,尿总尿脱氧吡啶啉(DPD)下降大于吡啶啉(PYD)的下降。雌激素和双膦酸盐治疗后血浆NTX降低更为显著。造成这些差异的原因还不清楚,但目前可以确定的是药物治疗后骨转换标志物下降与骨密度上升呈反比,多肽结合的交联将在肝脏和肾脏进一步降解成为游离的交联,而研究也提示NTX是反映破骨细胞活性的更为敏感和特异的指标。从骨转换标志物的不同反应可以推测雌激素与双膦酸盐对破骨细胞抑制作用的机制是不同的。

四、骨转换生化标志物在骨质疏松的临床效用

1. 诊断　预测骨量丢失和骨折发生。

2. 检测抗骨吸收药物疗效　骨标志物在治疗开始后3个月就可以提供治疗成功的信息,而用BMD评估疗效需要在治疗开始2年后,这种早期疗效评价的作用可用于鉴别服药不规范和未服药的患者,或用于鉴别疗效差的患者。

(1)PINP监测治疗:①合成治疗。用特立帕肽(teriparatide)治疗的患者在开始后3个月总Ⅰ型前胶原氨基末端肽(PINP)即显示150%的增加。总PINP增加超过40%表明合成治疗是成功的。②抗再吸收治疗。用双膦酸盐阿仑膦酸钠(alendronate sodium)治疗的患者总PINP下降,骨形成标志物下降,表明骨转换正常,治疗是成功的。对于抗再吸收治疗骨形成标志物和骨再吸收标志物均下降,总PINP下降超过40%表明抗再吸收治疗是成功的。

(2)β-胶原降解产物(β-CrossLaps)检测治疗:抗再吸收治疗3个月后即可判断治疗效果,期望值为3个月后从基础值至少降低35%~55%[β-CrossLaps从基线水平下降35%~55%及以上,表示治疗成功(IOF推荐5)]。抗再吸收治疗:用双膦酸盐治疗的患者在开始治疗后的前3周β-CrossLaps明显下降;突然停止治疗后依从性差的患者会导致β-CrossLaps即刻升高,表明骨标志物敏感性高;对治疗有反应的患者骨标志物维持在低水平;对治疗无反应的患者或从未接受治疗的患者则停留在基线水平。

五、应用解决方案及案例分析

1. 骨折风险预测　2001年,美国国立卫生研究院(NIH)提出骨质疏松症是以骨强度下降、骨折风险性增加为特征的骨骼系统疾病。骨质疏松症是由于老年人患骨质疏松症后,造成骨密度下降、骨强度减低,受轻微暴力甚至在日常活动中即可发生的骨折,为脆性骨折,是

骨质疏松症最严重的后果。常见的骨折部位是脊柱、髋部、桡骨远端和肱骨近端,其他部位也可发生。

罹患骨折并卧床后,将发生快速骨丢失,又会加重骨质疏松症,形成恶性循环。骨质疏松性骨折愈合缓慢,内固定治疗稳定性差,内固定物容易松动、脱出甚至断裂,且其他部位发生再骨折的风险明显增大,致残率、病死率很高,骨折即使愈合后康复也很缓慢。因此,骨质疏松性骨折已严重威胁老年人的身心健康、生活质量和寿命。

目前,常用诊断包括影像学检查、骨密度检查和实验室检查(骨代谢和骨转换指标)。骨代谢和骨转换指标有助于进行骨转换分型,评估骨丢失速率、老年妇女骨折风险及病情进展,选择干预措施。骨生化和骨密度联合检测与评估优于单一骨密度或骨生化指标检测。

骨密度用于证明检测时骨的状态,骨生化指标用于预测今后骨的状态。在药物治疗后,骨生化指标所观察到的变化更快。由于 BMD 精准度误差为 $1\% \sim 5\%$,只有当最小变化超过此范围才认为是明显的。因此,BMD 监控抗重吸收治疗有明显的统计学意义至少需要 1 年的时间。而骨生化指标在 3 个月以后即可检测出明显的变化(表 18-1)。

表 18-1 TRACP5b 与骨折风险

骨折类型(95%置信区间)	高 TRACP5b	高 TRACP5b+低 BMD
至少 1 处骨折	1.55(1.09~2.20)	2.26(1.37~3.73)
髋部骨折	1.54(0.78~3.05)	2.28(1.21~6.72)
椎体骨折	2.28(1.26~4.15)	3.55(1.68~7.47)

2. *抗骨质疏松治疗疗效监测* 对于高骨转化型骨质疏松患者,抗骨吸收治疗在开始后短期内,骨吸收标志物浓度就能表现出快速下降。只有显著而持续的下降,才认为治疗有效。而对于合成代谢治疗的患者,骨形成标志物呈现不同的模式。对于合成代谢异常的患者,骨形成标志物在治疗过程中表现为上升。

已接受治疗的患者即使没有基础值,也可检测骨标志物。如骨标志物水平超过绝经前均值 2 个标准差,提示治疗无效或患者没有遵从处方服药。

对患者进行治疗监测有助于鉴别疗效差的和未按时服药的患者。研究显示,由于各种原因导致约 50% 的患者过早停止和未按时服药。而规范用药的患者较少发生骨折,住院费用相应降低。研究表明,在 1 年内,监控组比无监控组的患者服药规范性累计提高 57%。监控组与无监控组相比,坚持治疗时间也延长 25%。

骨标志物对服药无规则的反应灵敏而快速(数天内),因此能快速提示非连续服药的患者,提升药物依从性。

3. *肿瘤骨转移诊断和疗效监测* 肿瘤转移是指肿瘤由原发部位播散到远隔器官的过程。骨组织是恶性肿瘤远处转移的最常见部位之一,肿瘤细胞转移至骨从而形成骨转移。其有别于原发性骨肿瘤,后者是骨组织自身起源的肿瘤。

各种晚期肿瘤患者中,有 $20\% \sim 30\%$ 会发生骨转移,其中又以肺癌、乳腺癌和前列腺癌的患者最易发生。肿瘤患者发生骨转移后,会引起骨痛、骨折、高钙血症、脊髓压迫以至截瘫,严重影响患者的生存质量,给患者带来不少痛苦,而且肿瘤患者一旦发生骨转移,病程进展将大大加快,生存期也将大大缩短。

根据发病机制,肿瘤骨转移可分为溶骨性骨转移和成骨性骨转移,乳腺癌属溶骨性骨转移,前列腺癌属成骨性骨转移,而多数癌症二者兼而有之。TRACP5b结合Ⅰ型胶原吡啶交联终肽(ICTP),可有效监测溶骨性骨转移,BAP结合ICTP,可辅助成骨性骨转移的监测。

第十九章

与骨矿相关的生化指标

/第一节/ 无机钙

钙是人体内的主要矿物质,在人体内的含量仅次于氧、氢、碳和氮,居第 5 位,约占人体体重的 2%。人体内含钙量为 $1\,000\sim1\,500\,g$,而 99% 的钙分布于骨骼和牙齿中,并与磷结合成羟磷灰石;只有 0.5%~1% 的钙分布于软组织、血浆和细胞外液的血管外间隙中。血浆中钙的存在形式是与蛋白结合(主要是白蛋白)或以离子形式存在。

一、临床意义

1. 钙离子的浓度调节

1) 钙离子调节途径:所谓的钙离子,分为细胞内钙离子和细胞外钙离子 2 种。细胞外钙离子主要存在于血液(血浆)中,这部分钙量虽然很少,但它是调节体内钙浓度的最重要因素之一。机体通过精细的调节机制,使钙的血浆浓度(细胞外钙)经常维持在相对平衡的水平上,以保证细胞内钙的生理水平,完成细胞内外钙的平衡,从而实现正常生理作用。除了孕妇或哺乳期妇女外,血液中的钙主要是通过肠道、骨骼和肾脏的进入和排出途径,在 PTH、CT、$1,25-(OH)_2D_3$ 这 3 种激素(称为钙调节激素)的作用下,保证血浆钙离子浓度的稳定和实现体内钙的平衡。

(1) 肠道:钙离子通常由食物进入肠道,通过整段小肠(主要是在十二指肠和空肠)被吸收,并通过肠黏膜和细胞间质进入淋巴和血液。

这种经小肠上皮细胞的钙运行至少通过 2 个过程。第一个过程是饱和的经细胞途径,且在维生素 D、内分泌系统功能的作用下受生理和营养的调节。这一过程的部位主要在小肠近端。第二个过程是不饱和的,通过被动的钙渗透方式,从肠腔流向体液。这一过程吸收的钙量与肠腔溶解的钙量呈正比。第二个过程不受内分泌调节的影响,其作用部位在整段小肠,但主要在小肠远端。这两个过程看来是独立发挥作用的。因此,机体从食物中吸收的钙量取决于这两种平行机制,即与内分泌系统活动和肠腔中溶解的钙量相关。这些调节作用表现为:当生理需求升高或低钙摄入时,机体对食物钙的吸收率提高;相反,当需求降低或高钙摄入时,机体对食物钙的吸收率降低。这就是所谓肠道具有"排钙系统"的作用。所以,细胞外液钙离子的平衡对肠道吸收功能产生了重要的作用。

(2)骨骼——"骨骼钙池":骨骼在正常成人体内可视为一个很大的变换钙池,在钙平衡过程中,每日进出骨的钙量约为 10 mmol(0.4 g)。在骨内存在着骨吸收和骨形成 2 个过程。在骨吸收过程中,钙离子从骨向细胞外液转移(即脱钙);在骨形成过程中,钙离子从细胞外液向骨转移。这 2 个过程的活动在 PTH、CT 和活性维生素 D 的作用影响下,尽量保持血浆中钙浓度处于恒定的正常范围。当血浆钙浓度低下时,可引起 PTH 增加,从而促进骨钙的释放。CT 则从相反的角度进行调节,以限制钙从骨钙的释放。

(3)肾脏:肾脏是钙排出体外的重要器官,大量的钙离子源源不断地经肾脏排泄,由于钙离子非常重要,故滤出的钙离子中 97%～99% 又被肾小管重吸收。因此,每日从肾脏排出的钙只有 5 mmol(0.2 g)。肾脏的这种重吸收功能受 PTH 控制。

此外,钙离子进出动脉等软组织,由这些器官调节钙离子的代谢。

饮食钙通过肠道吸收后,经代谢,部分随尿液等排出,而不被吸收的饮食钙和由消化液分泌入肠腔的钙则随粪便排出体外。钙的这种吸收和排泄过程受多种因素影响。应认识到个体之间和机体内对钙的吸收存在很大的差异。这种个体差异大约为 10%,而其 2/3 表现为吸收方面的生物学差别。但是,生理状态下钙的体内平衡还是有一定恒量比例分布的,如成人对钙的吸收率一般在 25%～35%。

2)细胞外液钙离子浓度调节机制——激素作用

(1)体内钙平衡受几种不同机制(激素)的调节:甲状旁腺分泌的 PTH、甲状腺旁细胞(C 细胞)分泌的 CT 以及肾脏产生的维生素 D 活性代谢产物维生素 $D_3[1,25-(OH)_2D_3]$ 这 3 种激素以不同方式作用于肠、骨和肾脏,促使其发挥作用,形成一个血钙调节系统,使血钙浓度维持在狭小的正常范围内变动,保证细胞内外钙离子的平衡,维持人体生理功能的正常。

(2)血钙调节系统是一个互相联系、互相制约的整体:当血钙浓度下降后,刺激甲状旁腺立即增加 PTH 的分泌。PTH 作用于骨,促进骨吸收,使钙离子自骨向血液释放。同时促进肾脏 1α-羟化酶的活性,使 $1,25-(OH)_2D_3$ 合成增加。此种激素作用于肠道,一方面使肠钙结合蛋白形成增加,促进肠钙吸收;另一方面和 PTH 一起作用于骨,促进骨的吸收,动员骨钙向血液中释放,结果血中钙离子浓度上升。当血钙离子浓度升高后,若高于正常水平,就会抑制 PTH 的分泌。使 $1,25-(OH)_2D_3$ 合成减少,肠钙吸收减少。同时,甲状腺的 CT 分泌,抑制骨吸收,骨钙动员减少,最终血钙浓度降低,达到钙平衡。血中钙离子的代谢过程主要就是通过这 3 种激素作用于肠、骨和肾脏三大器官来完成的。

2. 钙离子对于人体的作用 钙是人体内最重要的元素之一,参与一切生命活动过程,维系细胞的生理功能。钙主要以离子形式发挥作用,其作用方式类似于激素的第二信使,因此有人称之为"生物学信使"。钙离子的生理作用表现在行使细胞内功能时需要 2 个条件:一是必须维持细胞内钙离子浓度在一个极低的水平,与高钙离子浓度(比细胞内高 1 000 倍)的细胞外相对应,形成高电梯度差(其他离子所不及)的状态。细胞随时为钙离子发挥作用准备条件,且以这种细胞内钙离子浓度的极低水平来阻止细胞内酶活动,保持细胞生理功能相对稳定。二是细胞受到刺激后,胞质内钙离子浓度迅速变化,以发挥对细胞功能的影响作用。

血浆中的钙离子浓度虽比细胞内高千倍以上,但比起骨骼和其他组织来说,还是很少的。但它存在于身体各个部分,是调节体内钙浓度的重要因素之一。就是这些钙离子,通过平衡细胞内钙离子水平,在细胞中发挥着重要的作用。它维持了神经、肌肉、筋骨、凝血机制、肾和呼吸功能,并在神经介质和激素的释放、氨基酸的摄取和结合、维生素的吸收等方面发挥着重要作用,与细胞的纤毛运动、阿米巴运动、白细胞的吞噬作用、细胞分裂、受精等作用也有着密切关系。

钙在营养学上属于阈值物质,体内钙物质低于或高于一定水平,都会造成一系列不良后果。如当血浆中钙离子水平低于 0.6 mmol/L 时,神经、循环系统不能发挥功能,骨骼不能正常进行重建,会出现手足抽搐、阵发痉挛、肌痛、恶心、呕吐、心动过缓等症状。相反,若血浆内钙离子浓度过高(>1.6 mmol/L),则会对许多酶系统和细胞功能产生毒性作用,表现为全身软弱、腹胀、精神失常,甚至昏迷以及心动过速、心室颤动等,救治不及时会很快死亡。所以,钙与身体各种功能有关。当然,这些作用是在血浆钙离子水平(即细胞外钙离子)的调节下,在细胞内钙离子变化的参与下才得以产生的。再次强调,这种细胞内钙离子浓度水平约为细胞外的 1/1 000,为 0.13~1.3 μmol/L。

3. 血钙的临床意义

(1)血清钙升高:见于原发性甲旁亢、结节病引起肠道钙的过量吸收、维生素 D 过多症、多发性骨髓瘤和恶性肿瘤骨转移等。

(2)血清钙降低:见于成人佝偻病骨软化症、软骨病、甲旁减、手足搐搦、维生素 D 缺乏症等。

原发性骨质疏松症患者血钙一般在正常范围。血清总钙与钙离子水平一般来说是一致的,但在某些特殊情况下二者水平不一致,会发生分离现象。例如,酸中毒时血清钙的游离度增加,离子钙增加,而血清总钙变化不大。相反,碱中毒时血清钙的游离度降低,离子钙水平下降,而血清总钙正常,这时患者可以有低血钙的症状,出现手足搐搦。此外,由于蛋白结合钙中,80% 与白蛋白结合,20% 与球蛋白结合,所以肝硬化、肾病综合征等患者血浆白蛋白降低可导致血总钙量降低,但游离钙正常。反之,血浆蛋白增高时血总钙量也增高,可见于多发性骨髓瘤、结节病等引起球蛋白增高者。血清钙和血清磷的关系十分密切,钙与磷的乘积是一个常数,为 40;血清钙增加则血清磷降低,相反亦然。

4. 尿钙的临床意义 尿钙是指经尿排出钙的含量。尿钙测定是研究代谢性骨病、钙磷代谢和有关疾病的重要手段。临床上,常用检测尿钙的手段是测定 24 h 尿钙、每克肌酐排出的尿钙,即尿钙/肌酐(包括 24 h 尿和空腹尿)比值和空腹 2 h 尿钙。

24 h 尿钙:不同地区、不同饮食习惯和不同营养状态人群的 24 h 尿钙有很大差别。富裕地区和奶制品摄入较多的人群 24 h 尿钙较高,多在 150~300 mg,甚至更多;而贫穷落后地区或无牛奶或奶制品摄入者 24 h 尿钙较低。20~60 岁成年人,24 h 尿钙随年龄的变化不大;60 岁以后的老年人,24 h 尿钙有下降趋势。从婴幼儿至 20 岁成年人,随着年龄的增大和摄入量的增加,尿钙增加。男性 24 h 尿钙高于同龄女性。这些差别可由多种因素所致。一年四季中,以夏末尿钙量最多(7、8 月份),冬末尿钙量最低,这可能与日照多少有关。光照多,皮肤能合成更多的维生素 D,促进了肠钙的吸收。冬季户外活动少,光照少,维生素 D 合成减少,肠钙吸收少。

　　直接影响尿钙排出的因素是肾小球滤过和肾小管的重吸收功能。许多因素可通过影响这两个环节而使尿钙增加或减少,如 PTH、CT、维生素 D 活性代谢物、甲状腺激素和肾上腺皮质激素等;其他因素,如饮食钙摄入量、慢性疾病等。有些药物如氢氯噻嗪(双氢克尿塞)可使尿钙排泄减少,呋塞米(速尿)可使尿钙排泄增加。改变饮食中的钠摄入量可使尿钙改变。

　　尿钙测定有重要的生理意义与临床意义。尿钙排出量不仅反映体内钙代谢状况,而且能间接了解骨矿质代谢的变化。尿钙是肠钙吸收、骨钙吸收、肾小球滤过和肾小管重吸收多种生理过程的最后结果。婴幼儿和发育中的青少年,虽然从母乳或牛乳中获取了大量的钙,但尿钙排出很少,吸收的钙多用于骨骼的生长和发育。成年人骨生长处于相对平衡状态,尿钙也相对稳定。妊娠妇女,由于胎儿生长发育需要一定量的钙,肠钙吸收和骨钙释出均增加,以供胎儿生长发育需要。实际上,妊娠后期妇女处于生理性软骨病状态。

　　空腹尿钙及空腹 2 h 尿钙:24 h 尿钙虽有重要临床价值,但容易受饮食的影响,为了使测定结果准确反映机体的钙代谢,需要供给钙定量饮食。诺丁(Nordin)等提出空腹尿钙及空腹 2 h 尿钙测定方法。空腹尿钙是指同时测清晨首次尿钙和肌酐,以每毫克肌酐的尿钙量表示。之后他又提出空腹 2 h 尿钙测定,此方法兼具 24 h 尿钙和空腹尿钙的优点,而避免其缺点,既能减少饮食的影响,又不会出现空腹尿量不稳定的情况。方法是清晨 6 时弃去空腹尿,然后饮蒸馏水或温沸水 500 ml,8 h 留尿测尿量、钙和肌酐含量,以空腹 2 h 尿钙量和钙/肌酐比值表示。

　　钙/肌酐比值(Ca/Cr)是常用的反映骨吸收的指标,采用清晨第 2 次空腹尿测定尿钙/肌酐比值(Ca/Cr)

　　(1) 正常值:成人尿 Ca/Cr 为 (0.093 ± 0.061) mg/mL。绝经后妇女尿 Ca/Cr 为 (0.163 ± 0.111) mg/mL。

　　(2) 检测方法:碱性苦味酸法和偶氮砷Ⅲ法。

　　(3) 临床意义:绝经后妇女尿 Ca/Cr 明显增高,骨质疏松症也增高,是反映骨吸收的指标。

二、检测方法

　　钙测定方法甚多,以 EDTA 络合滴定法和金属络合指示剂的比色法应用最为普遍。络合滴定法常用的指示剂有钙黄绿素与钙红。比色法较先进的有甲基百里香酚蓝法和邻甲酚酞络合酮法。原子吸收分光光度法使用空气-乙炔焰,钙焰的光吸收特征波长是 422.7 nm,较火焰光度法灵敏度高,但不适于常规工作。用离子选择电极法测定离子钙虽有报道,但其临床实用性不及钾和钠。

　　1. 甲基百里香酚蓝法

　　1) 原理:甲基百里香酚蓝(MTB)是一种金属络合指示剂,与依地酸(EDTA)有相似的氨羧结构。在 pH 值为 12.0 ± 0.3 时螯合钙后,反应液从淡绿灰色变成蓝色。MTB 钙络合物的光谱吸收峰是 609 nm。8-羟基喹啉可掩蔽镁及铜镉离子的干扰。因工业用水与生活用水中普遍含钙,各工厂生产的多种试剂受钙污染的机会增加。事先加适量 EDTA 与污染钙离子螯合,消除试剂污染钙的影响,以降低试剂空白,提高灵敏度,避免结果偏低。

2) 试剂

(1) 45 mmol/L 的 EDTA 二钠液(16.75 g/L 乙二胺四乙酸二钠水溶液)。

(2) MTB 试剂:取蒸馏水 20 mL,加浓盐酸 1.2 mL、8-羟基喹啉 2.18 g,使溶解。另取水 500 mL,加甲基百里香酚蓝络合剂 114 mg、聚维酮(PVP)1.5 g,使溶解。混合两液,然后加水至 1000 mL,再加 45 mmol/L EDTA 液 2.4 mL。

(3) 钙基础液:取水 700 mL,加无水亚硫酸钠 24 g,使溶解,再加单乙醇胺 200 mL,加水至 1L。

(4) 2.5 mmol/L 钙标准液(100 mg/L):取碳酸钙(A R,经 110℃烘烤后冷却)125 mg,加 2 mol/L 盐酸 2 mL,水 20 mL,加温助溶,加水至 500 mL。

3) 方法:经蒸馏水浸泡的清洁干燥试管 3 支,分别标记。操作步骤见表 19-1。

表 19-1 钙 MTB 法操作步骤

试剂	U	S	B
MTB 试剂	2.0	2.0	2.0
钙基础液	2.0	2.0	2.0
血清	0.05	—	—
钙标准液	—	0.05	—
水	—	—	0.05

(1) 混匀,静置 5 min 后以空白管调零,波长 610 nm,读取吸光度。

(2) 计算:血清钙(mmol/L)$=Au\times 2.5/As$。

血清钙(mg/dL)$=Au\times 10/As$。

(3) 参考值 2.10～2.55 mmol/L。

4) 注意:①MTB 试剂与钙基础液混合后各管应显示一致的淡绿灰色,如显蓝色表示试管污染了钙,应予弃去。②EDTA 的加入量应视 MTB 试剂污染钙的程度而定,优质的 MTB 可少加或不加。

2. 邻甲酚酞络合酮法

1) 原理:血清在碱性条件下与邻甲酚酞络合酮(OCPC)作用成紫色螯合物,在 570 nm 处有最大吸收。参考 MTB 法添加 EDTA 液的机制,设计加入 EDTA 作起始试剂。由于 EDTA 与钙的络合能力较 OCPC 强,而竞争络合与 OCPC 络合的血清钙,使 OCPC 游离,致 570 nm 处吸光度下降,其吸光度下降幅度与钙浓度呈正比。

2) 试剂

(1) 储存液 A:取 OCPC 64 mg,8-羟基喹啉 3 g,加蒸馏水 500 mL,浓盐酸 15 mL,溶解后加蒸馏水至 1 000 mL。

(2) 储存液 B:取亚硫酸氢钠 24 g,溶于蒸馏水,加 43 mmol/L 的单乙醇胺 20 mL,加蒸馏水至 1 000 mL。

(3) 显色剂:将储存液 A、B 等量混合,其 pH 值为 10.8±0.5。依据标本量临用前配制。

(4) 起始试剂:43 mmol/L 的乙二胺四乙酸二钠溶液。

(5) 钙标准液:钙定位血清(假定为 2.75 mmol/L)。

3) 方法:自动化分析,如采用 Roche 离心式生化分析仪。取血清 3 μL、蒸馏水 30 μL,加显色剂 330 μL,37℃ 孵育 10 s。记录 570 nm 处吸光度 A_1,此后加起始试剂 10 μL,吸光度下降,30 s 再记录吸光度 A_2。计算吸光度差值 $\Delta A_U = A_1 - A_2$,以同样方式得到空白及标准的吸光度差值 ΔA_B 与 ΔA_S,然后仪器根据公式计算。

自动打印出结果。参考值:血清钙 2.18~2.64 mmol/L。

4) 注意事项:本法在钙 0.62~4.0 mmol/L 浓度范围内与吸光度差值呈正比。

显色剂中加入限量的 EDTA(21.5 μmol/L)作掩蔽剂,使空白下降 40%~50% 吸光度,提高检测水平。考虑到各实验室条件,应注意掩蔽剂 EDTA 的用量,优质 OCPC 可少加或不加。

如加大标本与试剂用量,可用手动直接闭塞。此类吸光度差值方法可克服胆红素和溶血的干扰,准确性更好。

3. 乙二胺四乙酸络合滴定法

1) 原理:钙红具有与钙、镁离子络合,改变颜色的特性。但在强碱性溶液中,镁可生成 $Mg(OH)_2$ 沉淀,钙离子与指示剂结合,生成红色络合物。乙二胺四乙酸二钠(EDTA - Na_2)对钙的亲和力很大,能夺取复合物中的钙离子,络合成稳定的 EDTA - Ca,使钙红指示剂游离,后者在碱性溶液中变成蓝色。根据 EDTA 的滴定用量,与标准管比较,计算出血清钙的浓度。

2) 试剂

(1) 2.5 mmol/L 钙标准液(10 mg/dL):取干燥碳酸钙 250 mg 加水 20 mL、1 mol/L 盐酸 6 mL,60℃ 水浴加温使溶解,加蒸馏水至 1 000 mL。

(2) 钙红指示剂:取钙红指示剂 0.1 g,加甲醇 40 mL,使溶解,储存于冰箱。

(3) 0.5 mmol/L 氢氧化钠溶液。

(4) 0.2 g/L EDTA - Na_2:称取 EDTA - Na_2 100 mg,加水 200 mL,加 10 mol/L NaOH 1 mL 使溶解,加水至 500 mL,储存在塑料瓶内。

3) 方法:每批标本滴定 2 支标准管,取均值作为 S mL。操作步骤见表 19 - 2。

表 19 - 2 钙 EDTA 滴定法操作步骤

试剂	U	S
血清	0.2	—
钙标准液	—	0.2
0.5 mmol/L NaOH	1.0	10
钙红指示剂	1 滴	1 滴
0.2 g/L EDTA - Na_2 滴定	U mL	S mL

参考值:血清钙 2~2.75 mmol/L。

(4) 注意事项:钙络合滴定法的反应终点不易判定,需要一定经验。由于个人在判定上有差别,因此每次(批)均应滴定标准管。

如果用钙红、氯化钾粉末作指示剂,可保持比较长期的敏感性。方法是取钙红100 mg,加氯化钾10 g,用研钵研细搅匀装瓶。每次使用时以牙签挑取少许(使溶液成清紫红色为度)。

标本用量不应减少,以免增大滴定误差。

第二节 无机磷

磷在体内的含量仅次于钙,约占成人体重的1%。其中70%～90%沉积于骨骼中,10%～30%存在于细胞内。磷在空肠内与钙一起被吸收,在骨骼中沉积。在骨组织中磷主要以无机磷的形式存在,即与钙构成骨盐成分。在软组织中的磷主要以有机磷、磷脂和核酸的形式存在,人体按一定的钙磷比例动用骨骼中的磷。

一、临床意义

1. 血清磷 血浆中的磷分为有机磷和无机磷2类。有机磷主要为磷脂;无机磷主要包括蛋白结合磷和非蛋白结合磷2个部分,后者又称滤过磷,占血浆无机磷的绝大部分(平均占90%)。血浆无机磷主要以磷酸盐的形式存在。生化测定的血清磷是指血清无机磷,因此血磷测定对了解骨矿物质代谢特别是磷代谢有重要临床价值。

(1)血清无机磷升高:见于肾功能不全、肾衰竭、尿毒症、慢性肾炎晚期等磷酸盐排出障碍。甲旁减、高维生素D血症、生长激素分泌增多症等肠道吸收磷及肾小管重吸收磷增加使血清磷增高。白血病、淋巴瘤、骨肿瘤细胞毒素类药物治疗后可使血磷增高,还见于过量紫外线照射、多发性骨髓瘤以及某些骨病、骨折愈合期等。

(2)血清无机磷降低:肾近曲小管变性(范科尼综合征)磷重吸收障碍。甲旁亢、维生素D缺乏所致的软骨病与佝偻病磷排出过多而吸收少。在糖类吸收时,葡萄糖进入细胞内被磷酸化,磷可降低。长期服制酸剂类药物,因含有$Mg(OH)_2$或$Al(OH)_3$,能与无机磷结合,生成不溶性磷酸盐,不能被肠道吸收,致使血清无机磷减低。肠外营养过度,使磷进入肌肉与脂肪细胞,因而血清磷较低。

2. 尿磷 尿磷在这里是指尿中所含的无机磷酸盐。通常测定的尿磷包括24 h尿磷、每克肌酐排出的尿磷及空腹2 h尿磷。

(1)24 h尿磷:正常人24 h尿磷排出量与饮食中的磷含量呈显著正相关,随磷的摄入量增加,尿磷也增加。不同人群、不同饮食习惯和不同体力活动状态下,尿磷排出量也不同。一般在350～1 300 mg,高者可达2 000 mg,少者可低至250 mg,相差达8.9倍之多。因此,要想排除饮食对尿磷的影响,确切了解磷代谢状况和肾磷转运情况,受试者应取钙、磷定量饮食,然后测尿磷。

随着年龄的不同,24 h尿磷排量也有变化。在20岁以前,随年龄的增长,尿磷逐渐增加。20～40岁尿磷相对稳定,40岁以后尿磷似有减少趋势。尿磷的变化可能与饮食摄入量不同有关,成年男性尿磷显著大于女性,卧床者尿磷排量减少。

许多因素可影响尿磷排泄。饮食中的钙入量,PTH 和 CT 分泌水平,维生素 D 活性代谢物和生长激素均可影响尿磷的排泄。饮食摄入量、静脉输入碳酸氢钠、利尿剂和胰岛素的使用等均可引起尿磷排泄量改变。乙酰唑胺可以显著增加尿磷排出,其作用强度与 PTH 相近,但作用机制不同。噻嗪类利尿剂和呋塞米(速尿)也使尿磷增加,这些药物都具有碳酸酐酶抑制作用,乙酰唑胺为最强的碳酸酐酶抑制剂,增加尿磷作用也最强。

(2) 空腹 2 h 尿磷:由于 24 h 尿磷易受饮食的影响,结果变化较大。为了反映机体磷代谢状况,在留 24 h 尿前,患者要摄入 3 天钙、磷定量饮食,这对临床应用很不方便。诺丁(Nordin)所提出的空腹 2 h 尿磷,较少受饮食的影响,且能较准确地反映机体磷代谢状况,对患者很方便,方法同空腹 2 h 尿钙。空腹 2 h 尿磷可用磷排量的值表示,也可用磷/肌酐比值表示。

二、检测方法

1. 硫酸亚铁铵法

1) 原理:用亚铁-三氯醋酸除去血清蛋白,上清液与钼酸铵试剂混合生成磷钼酸杂聚化合物,继而被试剂中的亚铁还原成钼蓝,在 660 nm 波长测定吸光度。

2) 试剂

(1) 亚铁-三氯醋酸试剂:取三氯醋酸 50 g、硫脲 5 g,加蒸馏水 300 mL,使溶解。加硫酸亚铁铵 20 g,使溶解,加蒸馏水至 500 mL。

(2) 钼酸铵试剂(35.6 mmol/L):缓慢地加浓硫酸 45 mL 至冷蒸馏水 200 mL 中,边加边摇,待冷至室温。另称取钼酸铵[$(NH_4)_6Mo_7O_{24} \cdot 4H_2O$]22 g,溶于蒸馏水 200 mL 中。混合二液加蒸馏水至 500 mL。

(3) 磷标准液(50 mg/L 或 1.615 mmol/L):称取无水磷酸二氢钾(KH_2PO_4,AR)109.9 mg 溶于蒸馏水并加至 500 mL。加氯仿 2 mL,储存于聚乙烯瓶内。

3) 方法:取试管分别标记 U、S、B,操作步骤见表 19-3。

表 19-3　磷-硫酸亚铁铵法操作步骤

试剂	U	S	B
血清	0.2	—	—
1.615 mmol/L 磷标准液	—	0.2	—
水	—	—	0.2
亚铁-三氯醋酸试剂混匀,静置 10 min 后离心沉淀 10 min	4.8	4.8	4.8
上清液	4.0	4.0	4.0
钼酸铵试剂	0.5	0.5	0.5

混匀,置 25 min 后,用空白管调零,以 660~700 nm 波长读取吸光度。

计算:血清无机磷(mg/dL)=$A_u \times 5/A_s$。

　　　血清无机磷(mmol/L)=$A_u \times 1.615/A_s$。

参考值:成人,0.87～1.45 mmol/L(2.7～4.5 mg/dL);儿童,1.45～1.78 mmol/L(4.5～5.5 mg/dL)。

4) 注意事项

(1) 加亚铁-三氯醋酸试剂时宜冲入,使之立即与血清均匀混合,避免蛋白结块凝固而致无机磷难以溶入上清液中。

(2) 尿磷测定时,用50%盐酸酸化碱性尿液至 pH 值6,混匀,以蒸馏水作1∶10稀释,其余方法同血清。计算如下:

尿无机磷$(mg/d)=A_u \times 0.5 \times 24\,h$ 尿量$(mL)/A_s$。

2. 不除蛋白法

1) 原理:用氯化亚锡还原磷与钼酸的复合物磷钼酸,成为蓝色的钼蓝,其吸光度与磷浓度成比例。加入表面活性剂可使血清蛋白处于溶解状态,避免干扰反应。

2) 试剂

(1) 铝酸试剂:取蒸馏水 700 mL,加入浓硫酸 35 mL,边加边摇;加钼酸铵 10 g,使溶解,加蒸馏水至 1000 mL。

(2) 硫酸肼溶液:取蒸馏水 600 mL,加入浓硫酸 28 mL,边加边摇,加硫酸肼(硫酸联氨)2 g,搅拌使溶解,加蒸馏水至 1000 mL。

(3) 还原试剂:取硫酸肼溶液 500 mL,加氯化亚锡 0.1 g,使溶解。加入 BriJ - 35 0.1 mL,乳化剂 OP 或 Triton×－100 μL。混匀。

磷定值血清或定值质控血清用作标准。

3) 方法:取试管分别标记,操作步骤见表 19 - 4。

表 19 - 4 磷-不除蛋白法操作步骤

试剂	U	S	B
测定血清	0.05	—	—
标准定值血清	—	0.05	—
蒸馏	—	—	0.05
还原试剂	2.0	2.0	2.0
钼酸试剂	2.0	2.0	2.0

每次加试剂后均需混匀。待 15 min 后,用空白管调零。在 690 nm 波长读取吸光度。

计算:无机磷$(mg/dL)=A_u \times$ 标准血清磷浓度$/A_s$

参考值:成人,0.97～1.45 mmol/L(3.0～4.5 mg/dL);儿童,1.29～2.26 mmol/L(4.0～7.0 mg/dL)。

4) 注意事项:如用磷酸盐作标准液,在加反应试剂后会缓慢出现轻度混浊,影响比色。加入稳定剂和表面活性剂(如聚乙烯醇、上二烷基硫酸钠等)均不能消除。因此,需用磷定值血清作标准。

可用硫酸亚铁铵法进行血清磷定值。只要标准可靠,本法结果准确性、重复性均可接受。用定值的质控血清作标准更简便。

只能用血清或肝素血浆标本。枸橼酸盐、草酸盐、EDTA 等抗凝的血浆不可用于本法测定,因这些抗凝剂会干扰磷钼酸复合物的形成。

红细胞内磷浓度是血清磷浓度的 7 倍,因此要及时分离血清,避免溶血。

3. 紫外光度法

1) 原理:在酸性溶液中磷酸根与钼酸铵反应,形成 6 价的杂聚合物,直接在 340 nm 或 325 nm 波长测其吸光度并定量。

2) 试剂

(1) 180 mmol/L 硫酸:取浓硫酸(AR)2.00 mL,缓慢加至蒸馏水 98 mL 中,混匀。

(2) 0.9 mmol/L 钼酸铵:取钼酸铵(AR)111.2 mg、叠氮钠 50 mg,溶于蒸馏水 50 mL 中,加 Triton X-100 0.2 mL,加蒸馏水至 100 mL。

(3) 1.615 mmol/L(5 mg/dL)磷标准液:称取无水磷酸二氢钾(AR)109.9 mg、叠氮钠 0.5 g,溶于蒸馏水并加至 500 mL,储存在聚乙烯瓶内。

(4) 反应液:临用前取试剂 1 与 2 等量混合。

3) 方法

(1) 手工法:取试管 3 支分别标明 U、S、B。U 管加血清、S 管加标准液 0.1 mL、B 管加蒸馏水 0.1 mL,各加反应液 3 mL 混匀。5 min 后,以波长 340 nm、空白管调零读取各管吸光度。

(2) 自动生化分析仪法:血清 20 μL,试剂 750 μL,波长 340 nm(或另外 380 nm 双波长),时间 5 min。

计算:无机磷(mmol/L)＝$Au \times 1.615/As$。

参考值:血清无机磷 0.9~1.34 mmol/L。

(4) 注意事项:本反应在 5~120 min 显色稳定,3 h 后吸光度上升。325 nm 与 340 nm 测定吸光度均可(吸收峰是 325 nm、340 nm)。

Tween 20(4 mL/L)、Tween 80(4 mL/L)和 Triton X-100(2 mL/L)3 种表面活性剂结果基本相同。

溶血与黄疸标本应做标本空白。

本法线性范围为 0.323~2.91 mmol/L(1~9 mg/dL)。

单一钼-硫酸试剂如按下列配方,在室温可稳定 1 年,使用较方便。硫酸 210 mmol/L(11.76 ml/L)、钼酸铵 0.4 mmol/L(494.3 mg/L)、Trilon X-100 2 ml/L。标本 10 μL,加试剂 700 μL,时间为 9 min。

第二十章

与骨形成相关的生化指标

/ 第一节 / 　碱性磷酸酶及骨碱性磷酸酶

一、临床意义

碱性磷酸酶(ALP)是最常用的评价骨形成和骨转换的指标。血清中 ALP 有 50% 来自骨,肝、肾、肠、胎盘也可以产生 ALP 并释放入血。因此,血清总 ALP 对骨组织而言缺乏特异性和敏感性,对骨病的诊断特异性不高。

(1) 血清 ALP 活力升高的可能原因:①肝胆疾病:阻塞性黄疸、肝炎、肝硬化、肝癌等;②骨骼疾病:由于骨的损伤或疾病使成骨细胞内所含高浓度的 ALP 释放入血液中,引起血清 ALP 活性增高,如纤维性骨炎、成骨不全症、佝偻病、骨软化病、骨转移癌和骨折愈合期等。

(2) 血清 ALP 活性减低的可能原因:可见于呆小症、重症慢性肾炎、乳糜泻、贫血和恶病质等。还有一种遗传性低 ALP 症,患儿血清 ALP 缺乏,成骨细胞中也缺乏此酶,引起骨中矿物质严重缺乏,易发生骨折。

骨型碱性磷酸酶(BALP)是 ALP 的同工酶之一,是由成骨细胞分泌的一种细胞外酶,相对分子质量为 12000 的糖蛋白,半衰期为 1～2 天,在碱性条件下可以水解多种磷酸酯,还具有转磷酸基作用。在成骨过程中 BALP 可以水解磷酸酯,为羟磷酸灰石的沉积提供必需的磷酸,同时它可以水解焦磷酸盐,解除焦磷酸盐对骨矿物质形成的抑制作用,促进成骨。

国外学者杜达(Duda)等发现在绝经后患有骨质疏松症的妇女中 BALP 活性升高。罗萨尔基(Rosalki)等也发现绝经后骨质疏松症患者 BALP 活性升高,并且发现 BALP 水平和脊柱的骨密度具有相关性,提出 BALP 比总 ALP 能更有效地预测骨质疏松。国内也有多项研究证实 BALP 和骨质疏松的关系,显示比其他一些指标更具优越性。饶绍琴等测定 240例老年健康体检者和 75 例老年性骨质疏松症患者血清中 BALP、钙、磷及总 ALP 水平,发现 BALP 对骨质疏松的诊断阳性率最高,在骨质疏松的诊断方面大大优于钙、磷的水平。他们指出,BALP 在反应骨代谢具有如下优点:①BALP 的半衰期相对来说较长,日间变化小;②相对于骨密度来说 BALP 的活性能有效、及时地反映骨转化率;③BALP 检测的保存较容易,长时间冷冻储存和反复冻融后 BALP 的活性丢失少,在−40℃的环境中能保存 10 个月,4℃可以保存 16 天,37℃可以保存 1 天。罗利飞等也认为 BALP 对老年骨质疏松症在早期发现和治疗监测方面,比血清 Ca、P 和总 ALP 的特异性高,而且更为简便、快速、灵敏。因此,BALP 在老年骨质疏松症的临床诊断及预防中,具有实用价值。邓君等报道 BALP 与老年女性骨质疏松症存在一定的相关性,并且提出热失活法和电泳法检测 BALP 所得的结果和骨质疏松症具有极显著的相关性。经改良的琼脂糖电泳法是分离 ALP 同工酶的有效方法。该方法操作简单,价格低廉,不需要特殊的仪器设备。陈新军和霍维玲等也报道了骨质疏松症患者血 BALP 及尿脱氧吡啶啉 DPD/肌酐水平在骨质疏松症组和对照组之间存在统计学差异,并与骨密度之间存在负相关,而总 ALP、血钙、血磷对于骨质疏松症和对照组之间无统计学差异。

随着骨骼的新陈代谢,BALP 占血清总 ALP 的比例不断变化,从儿童到青春期 BALP 占 ALP 的 77%～87%。健康成人中 BALP 约占 ALP 的 50%,绝经期妇女血清中含量增加。国外有研究认为,血清 ALP 含量随年龄增加而增加,与 BMC 的变化呈负相关,其变化与骨钙素的变化呈正相关。BALP 增高见于骨软化症、佝偻病、骨的佩吉特病、早期甲亢、甲旁亢、慢性肾衰竭、接受肾移植的患者、骨转移癌、畸形性骨炎、氟骨症等,并且其增高的程度大于总 ALP 活性程度。生长激素缺乏的儿童,给予补充激素治疗后,生长率增加,患儿血清 BALP 活性增加;BALP 与甲状腺激素呈正相关,而与骨皮质的密度呈负相关。在使用类固醇激素时,由于该激素抑制成骨细胞的活性而使患者易患骨质疏松症,同时 BALP 的活性明显减少,而当使用环孢素时,骨骼合成增加,BALP 的活性也明显增加。骨的佩吉特病和骨软化症类似于多数代谢性骨病,血清 BALP 可以超过参考范围的 8 倍。但骨质疏松症是由于溶骨速率大于骨速率的一种骨容量不足的疾病,有效的治疗在于纠正和逆转这种不足,BALP 参与这种平衡。鉴于以上优点,在临床上对骨形成 ALP 的检测和动态观察,可以反映骨形成的变化率,将为骨质疏松症的早期诊断、治疗效果、预后等提供依据。

二、检测方法

ALP 的检测　①终止测定法(定时法):通常是酶作用一段时间后,加入强酸、强碱、蛋白沉淀剂等终止酶促反应,测定这段时间内底物的减少量或产物的生成量,计算酶促反应的平均速度。②动力学分析法(连续监测法):在酶促反应过程中,用仪器连续监测酶促反应产物或底物的变化量,通过计算求出酶活力。

1) 磷酸苯二钠法

(1) 实验原理:在 pH 值 10 的环境中,ALP 催化磷酸苯二钠水解生成酚和磷酸。酚在碱性溶液中与 4−氨基安替比林作用,经铁氰化钾氧化生成醌衍生物。可根据红色深浅测定酶活性的大小。磷酸苯二钠法反应式如下。

$$\text{〇—OPO}_3\text{Na}_2 + \text{H}_2\text{O} \xrightarrow[\text{pH 10}]{\text{ALP}} \text{〇—OH} + \text{Na}_2\text{HPO}_4$$

(公式 20-1)

红色醌衍生物

（2）实验器材与试剂

器材：5 mL 移液管、1 mL 移液管、100 μL 或 200 μL 微量可调式移液器、721E 型分光光度计、1 cm 比色皿、37℃恒温水浴锅。

试剂：①0.1 mol/L 碳酸盐缓冲液（pH 值 10.0）：称取无水碳酸钠 6.36 g、碳酸氢钠 3.36 g、4-氨基安替比林 1.5 g，溶于 800 mL 蒸馏水中，定容至 1 L，置于棕色瓶中储存。②20 mmol/L 磷酸苯二钠溶液：先将 500 mL 蒸馏水煮沸，迅速加入磷酸苯二钠 2.18 g，冷却后加氯仿 2 mL 防腐，置 4℃冰箱内保存。用剩的溶液不应倒回瓶中。③铁氰化钾液：分别称铁氰化钾 2.5 g、硼酸 17 g，各溶于 400 mL 蒸馏水中，二液混合后，加蒸馏水至 1 L。棕色瓶中避光保存。如出现蓝绿色，说明试剂变质，应予弃去。④酚标准工作液（0.05 mg/mL）：购买合格的二级标准品。

（3）实验操作：取试管 4 支，操作步骤见表 20-1。

表 20-1 磷酸苯二钠法操作步骤

试剂	T	S	B	C
血清	0.1	—	—	—
酚标准液	—	0.1	—	—
蒸馏水	—	—	0.1	—
pH 值 10 磷酸盐缓冲液	1.0	1.0	1.0	1.0
混匀。37℃水浴保温 5 min，同时将底物液预热				
底物液	1.0	1.0	1.0	1.0
混匀。37℃水浴保温 5 min				
铁氰化钾溶液	3.0	3.0	3.0	3.0
血清	—	—	—	—

立即混匀。用 510 nm 波长比色，以蒸馏水调零点，读取各管吸光度。

（4）计算公式：ALP 活性金氏单位定义为每 100 mL 血清在 37℃与底物作用 15 min，产生 1 mg 为 1 金氏单位。

ALP 活性 $= (AT - AC)/(AS - AB) \times 0.05 \times 100$（金氏单位）

（5）参考值：成人，3～13 金氏单位；儿童，5～28 金氏单位。

（6）注意事项：①铁氰化钾溶液中加入硼酸有稳定最后所显红色的作用。此液应避光保存,如出现蓝绿色即作废。②目前市售的酚标准液多数为安瓿装,打开后不能久置。本法呈色较稳定,因此用标准曲线更为方便。③底物液中不应含有酚,如含有酚时空白管呈红色,说明磷酸苯二钠已开始分解,不宜继续使用。以免因底物浓度降低、酶反应不完全而致结果偏低。④加入铁氰化钾后必须迅速混匀,否则显色不充分。

2) 连续监测法(速率法)

(1) 实验原理:4-NPP 在碱性溶液中为无色,在 ALP 催化下,4-NPP 水解产生游离的4-NP。4-NP 在碱性溶液中转变为黄色,在 405 nm 下有最大吸收峰。4-NP 形成的速率与血清中 ALP 的活性呈正比,测定 405 nm 处吸光度增加速率($\Delta A/min$),即可计算 ALP 的活性。

(2) 实验器材:①半自动生化分析仪;②ALP 测定试剂盒;③刻度吸管;④微量加样器;⑤人血清。

(3) 实验步骤:见表 20-2。

表 20-2　连续监测法操作步骤

试剂	空白管	样品管
工作液	1.00 mL	1.00 mL
蒸馏水	0.02 mL	—
样品	—	0.02 mL

混匀,在反应温度 37℃温 60 s,$\lambda=405$ nm 处使用半自动生化分析仪测定和读取 ALP 值(U/L)。

(4) 正常参考值:37℃下,20~50 岁男性,53~128 U/L;60 岁以上男性,56~119 U/L。20~50 岁女性,42~98 U/L;60 岁以上女性,53~141 U/L。

(5) 注意事项:①血清标本新鲜,避免溶血;②正确操作半自动生化分析仪;③注意试剂安全,避免直接接触皮肤和眼睛,切勿吞咽。

三、BALP 的检测

目前,测定 BALP 的方法可以分为两大类:非电泳法和电泳法。非电泳法包括化学抑制法、热失活试验、亲和沉淀法和免疫分析法等,其中免疫分析法具有灵敏性、特异性、可靠性及操作简便性等特点,更适合在临床上应用。目前,对 BALP 定量测定的最佳方法是:使用单克隆抗体建立的免疫分析,具有更高的敏感性和特异性,在临床上操作简单,可重复性好。随着近年来免疫技术的发展,BALP 检测方法的灵敏性和特异性提高,BALP 作为骨代谢异常的标志物越来越受到临床及科研工作者的重视。

现在临床常见的为 ELISA 试剂盒检测,以下为试剂盒使用方法示例。

实验开始前,各试剂均应平衡至室温;试剂或样品配制时,均需充分混匀,并尽量避免起泡。

（1）加样：分别设空白孔、标准孔、待测样品孔。空白孔加样品稀释液 $100\,\mu L$，余孔分别加标准品或待测样品 $100\,\mu L$，注意不要有气泡。加样时将样品加于酶标板底部，尽量不触及孔壁，轻轻晃匀。给酶标板覆膜，37℃孵育 2 h。为保证实验结果有效性，每次实验请使用新的标准品溶液。

（2）弃去液体，甩干，每个孔中加入 Detection Ab 工作液 $100\,\mu L$（在使用前 15 min 内配制），酶标板加上覆膜，37℃温育 1 h。

（3）弃去孔内液体，甩干，洗板 3 次，每次浸泡 1～2 min，大约每孔 $350\,\mu L$，甩干并在吸水纸上轻拍，将孔内液体拍干。

（4）每孔加 HRP Conjugate 工作液（使用前 15 min 内配制）$100\,\mu L$，加上覆膜，37℃温育 1 h。

（5）弃去孔内液体，甩干，洗板 5 次，方法同步骤“（3）”。

（6）每孔加底物溶液 $100\,\mu L$，酶标板加上覆膜，37℃避光孵育 15 min 左右（根据实际情况酌情缩短或延长，但不可超过 30 min。当标准孔出现明显梯度时，即可终止）。

（7）每孔加终止液 $50\,\mu L$，终止反应，此时蓝色立转黄色。终止液的加入顺序应尽量与底物溶液的加入顺序相同。

（8）立即用酶标仪在 450 nm 波长测量各孔的光密度（OD 值）。应提前打开酶标仪电源，预热仪器，设置好检测程序。

（9）实验完毕后将未用完的试剂按规定的保存温度放回冰箱，保存至有效期结束。

第二节　骨钙素

一、临床意义

豪施卡（Hauschka）和普赖斯（Price）在 20 世纪 70 年代，分别从动物和人的骨组织中提取了 γ-羧基谷氨酸蛋白，又称 Gla 蛋白，后命名为骨钙素（osteocalcin，OCN；bone gla protein，BGP）。人成骨细胞产生骨钙素原，由 88 个氨基酸组成，包括信号肽、前肽和成熟蛋白，相对分子质量为 112 000，骨钙素原中的信号肽首先裂解，剩余部分被 α-羟基化，然后前肽被相应的酶切下，形成成熟的骨钙素分子分泌到细胞外。大部分骨钙素进入细胞外基质，剩余部分释放入血，血清的骨钙素水平和骨中的骨钙素水平呈密切的正相关，大约 3 h 后血清的骨钙素大部分经肾脏分解过滤排出体外。因此，肾衰竭患者血清骨钙素水平较正常人高。骨钙素主要的生理功能是抑制生长软骨和异常的羟磷灰石结晶形成，进而维持骨的正常矿化速率。一般来说，当骨形成与骨吸收偶联时，其可以反映骨形成。人体中某些激素可以影响骨钙素的水平。甲状腺素可以促进成骨细胞合成和分泌骨钙素，骨转换率增加，骨形成加快。甲状旁腺既可以促进骨形成，也可以促进骨吸收，使骨钙素浓度升高。糖皮质激素可使成骨细胞产生和分泌骨钙素明显减少，骨更新率下降。对于绝经后妇女，体内雌激素水平下降，CT 水平也随之下降，破骨细胞失去抑制，破坏了正常的骨吸收和骨形成之间的平衡,骨钙素水平较前增高。朱欢丽等发现,在男性患者中,骨钙素随年龄的增长逐渐减低,骨转换处在低水平状态,属低转换型;而对于绝经后女性有一段时间血清骨钙素水平是增高的,但是绝经时间越长,血清骨钙素水平下降的幅度越大。陈国富等认为脂代谢紊乱时可能因胆固醇合成增多,其中间产物甲羟戊酸也增多,而甲羟戊酸有抑制骨钙素 mRNA 表达的作用,从而导致骨髓基质细胞向成骨方向的分化减少,进一步使骨形成减少而造成骨质疏松症,但这种关系尚需进一步的研究证实。血清骨钙素的增高常见于儿童生长期、肾功能不全和血液透析患者,骨折、甲亢、甲旁亢、变形性骨炎、高转换率骨质疏松症、转移癌、低磷血症、抗维生素 D 佝偻病患者。骨钙素水平降低见于长期糖皮质激素治疗、甲减、肝病、甲旁减、糖尿病及孕妇等。

大约有 20% BGP 释放入血,血清 BGP 和骨 BGP 呈正相关。大量研究表明,血清 BGP 浓度可以反映骨形成速率,血循环中的 BGP 可以反映骨代谢的瞬间变化。其含量减少或增加与骨吸收无关,而是成细胞活性变化的结果。德尔马斯(Dlmas)等认为,BGP 在骨形成与骨吸收偶联时反映骨转换的指标,当骨形成与骨吸收解偶联时可直接反映骨形成的速率,是反映骨形成的特异性指标。也有学者认为,完整 BGP 反映骨形成,BGP 片段反映骨吸收,但是该观点有待进一步探讨。有研究显示,尿 BGP 可以反映骨吸收。

在骨质疏松症的疗效观察时,血清骨钙素是非常有用的。刺激骨形成的治疗措施可使骨钙素水平上升,抑制骨吸收的治疗措施可以使骨钙素水平下降,并且骨钙素的测定也有利于骨质疏松症的早期诊断。

BGP 反映成骨功能水平属高转换型代谢骨病、肿瘤骨转移,BGP 水平可增高。生长发育过程 BGP 水平高,如儿童期为成人数倍,青春期为成人 5 倍,以后缓慢下降,30~35 岁稳定在一定水平。骨折愈合过程中,成骨功能强,BGP 水平升高;骨的佩吉特病 BGP 水平升高不如预期,反映成骨细胞合成功能受到影响。糖皮质激素抑制 BGP 合成,所以佩吉特病的患者均有明显的 BGP 水平降低。

老年人非羧基化骨钙素部分较高,即使总 BGP 水平正常,同样导致骨矿化障碍而易于骨折,所以非羧基化骨钙素是预测骨折的一种标志物,目前还停留在实验室阶段。

二、检测方法

有人认为骨形成时产生完整分子的骨钙素,由 49 个氨基酸组成;而骨吸收时产生的骨钙素为降解碎片,由 43 个氨基酸组成。此过程尚不明确,有待进一步证实。血清骨钙素值呈 24 h 节律,并且受维生素 D、月经周期、酒精和季节等因素的影响。血清骨钙素早晨到中午渐渐下降,随后逐渐升高,峰值在午夜后出现。临床检测骨钙素应该严格控制采样条件。

血清中的骨钙素可用免疫法测定,常用的为放射免疫和酶免技术。免疫原以前采用生骨钙素作为抗原,因与人骨钙素有交叉反应,因此大多数检测采用骨钙素作为标准品和免疫原。目前,大多用人骨提取骨钙素做抗原,不论使用多价抗体或单克隆抗体,都能识别 BGP 分子上的抗原决定簇,在成人血清中仅有 13N 端完整的 BGP 有免疫反应。13N 端为 7 个氨基构成的短肽,另 13N 端为中分子片段,后者可达 43 个氨基酸,血标本取后在室温血中完整的 BGP 迅速裂解成大的 13N 端片段,使大多数多价抗体不能识别而不起免疫反应,因为免疫的识别点位于 C 端。因此,BGP 的血标本应在抽血后迅速处理。

双位点免疫放射法的出现,大大提高了该指标的特异性。卡内罗(Carnero)等采用这种方法和放射免疫法建立的血清骨钙素的正常值参考范围分别为(23.3 ± 10.5)ng/mL 和(7.5 ± 3.4)ng/mL。国内以放射免疫法对血清骨钙素进行检测,提出正常参考值:成年人为$2\sim13$ng/mL,新生儿为(18.4 ± 1.36)ng/mL。北京积水潭医院采用丹麦试剂盒测定北京地区的健康人血清骨钙素水平:年龄<5岁为(14.8 ± 7.5)ng/mL,$6\sim15$岁为(38.6 ± 18.3)ng/mL,$16\sim20$岁为(11.5 ± 4.0)ng/mL,$21\sim50$岁为(5.2 ± 2.4)ng/mL,$51\sim60$岁为(4.8 ± 2.2)ng/mL,61岁为(3.8 ± 2.8)ng/mL。研究发现,血清骨钙素随年龄增加有下降的趋势。骨量减低组和骨质疏松症组的骨钙素水平均明显低于正常对照组,而在骨质疏松症组和骨量减低组无统计学差异,提示血清骨钙素水平在机体发生骨质疏松症之前已经开始减低。

1. 化学发光检测法

1) 原理:利用免疫发光夹心法的原理检测 BGP;采用针对 BGP 的一株单克隆抗体标记 ABEI,另一株单克隆抗体标记 FITC。标本、标准液、质控液与 ABEI 标记的单克隆抗体,FITC 标记的单克隆抗体,包被有羊抗 FITC 抗体的纳米免疫磁性微珠混匀,置 37℃ 孵育形成"夹心三明治"复合物,进入强磁场分离区分离,循环清洗沉淀复合物 1 次,直接进入样品测量室。仪器自动泵入发光底物 1 和 2,自动监测 3 s 内发出的相对光强度(RLU)。BGP 浓度与 RLU 成一定的比例,仪器自动拟合计算 BGP 浓度。

2) 标本

血清样本:24 h 内使用,$2\sim8$℃储存,更长时间则需-20℃或以下储存,并避免反复冻融。使用前缓慢复融至室温,并轻轻混匀。

新产业试剂组成及配制如下:①纳米免疫磁性微珠溶液 2 mL;②低点标准品 2 mL;③高点标准品 2 mL;④发光标志物 4 mL;⑤荧光素标志物 4 mL。

3) 操作步骤:为了确保正确的测试,请严格按照 Maglumi® 2000 分析仪的操作说明书操作。每个测试参数都由试剂盒上的条形码识别。进一步的信息请参考 Maglumi® 2000 用户手册(表 20-3)。

表 20-3　Maglumi® 2000 分析仪操作步骤

剂量与时间	操作步骤
40 μL	样本,定标物或质控
+40 μL	发光标志物
+40 μL	荧光素标志物
+20 μL	纳米免疫磁性微珠溶液
15 min	温育
每次 400 μL	循环清洗 1 次
3 s	测量

4) 仪器与数据处理:Maglumi® 2000 分析仪借助于由主曲线两点定标而得到的 1 条定

标曲线,自动计算每个样本的 BGP 浓度,结果以 ng/mL 表示。需要进一步的信息请参考 Maglumi® 2000 用户手册。

(1) 参考正常值:0.5~5 ng/mL。

(2) 注意事项:本试剂仅供体外诊断用。不同批号试剂盒内试剂请勿混用。过了有效期禁止使用。

所有在测试中用到的样本、生物试剂及原料必须被视为传染性物质,因而在废弃时应该与实验室管辖机构的条例、指导方针及每个国家的相关条例一致。需废弃的材料必须焚烧灰化;液体废物必须以最终浓度为 5% 的次氯酸钠至少净化半小时。

骨钙素 13N 端中分子,用于定量评估血清和血浆中骨形成标志物,ELISA 方法可检测由成骨细胞进入血液循环的全段、骨钙素 13N 端中的分子总量。

(3) 原理:本试剂盒应用两种高度特异的抗人骨钙素单克隆抗体(Mabs)。识别骨钙素中部(氨基酸 20 - 29)的生物素标记抗体用于抗原抗体复合物的捕获,识别氨基端(氨基酸 10~16)的过氧化物酶偶联抗体用于检测。除完整骨钙素(氨基酸 1~49)之外,氨基端-中部片段(氨基酸 1~43)也同时被检测。

标准品、质控品和待测样本加入链霉亲和素(streptavidin)包被的微孔板中,然后加入生物素标记抗体和过氧化物酶偶联抗体的混合物。室温孵育 2 h 后清洗微孔板,加入生色底物,加入硫酸终止显色反应,最后测量吸光度。

(4) 标本:①样本及用量:血清/血浆,20 μL;②样本保存条件:采样后 3 h 内分离血清,7 天内使用可 2~8℃ 储存,如不能立即检测,建议置 −18℃ 冷冻保存。

使用前缓慢复融至室温并轻轻混匀。如果待测样本的吸光度超出标准品 5,应该用标准品 0 稀释样本并重新分析。

(5) 试剂组成及配制:①链霉亲和素包被的微孔板,12 条×8 孔。②骨钙素标准品 0,一瓶含有蛋白质稳定剂和防腐剂的 PBS 缓冲冻干品。溶于 5.0 mL 蒸馏水中。③骨钙素标准品 1~5,5 瓶含有合成人骨钙素、蛋白质稳定剂和防腐剂的 PBS 缓冲冻干品。将各标准品溶于 0.5 mL 蒸馏水中。④质控品,2 瓶含有合成人骨钙素、蛋白质稳定剂和防腐剂的 PBS 缓冲冻干品。将质控品溶于 0.5 mL 蒸馏水中。⑤过氧化物酶偶联抗体,1 瓶(至少 0.25 mL)过氧化物酶偶联的鼠抗骨钙素氨基端特异性单克隆抗体浓缩液(溶于含蛋白质稳定剂、去污剂和防腐剂的 TRIS 缓冲液中)。使用前加入 10 mL 结合物稀释液。⑥生物素标记抗体,1 瓶(至少 0.25 mL)生物素标记的鼠抗骨钙素中段特异性单克隆抗体浓缩液(溶于含蛋白质稳定剂、去污剂和防腐剂的 TRIS 缓冲液中)。使用前加入 10 mL 结合物稀释液。⑦结合物稀释液,1 瓶(至少 22 mL)含有蛋白质稳定剂、去污剂和防腐剂的 PBS 缓冲溶液。⑧底物溶液,1 瓶(至少 12 mL)可直接使用的四甲基联苯胺(TMB)底物(溶于酸性缓冲溶液)。⑨终止液,1 瓶(至少 12 mL)可直接使用的 0.18 mol/L 硫酸溶液。⑩浓缩洗液,1 瓶(至少 20 mL)含有去污剂和防腐剂的浓缩清洗缓冲液,使用前以 1 体积浓缩清洗缓冲溶液＋50 体积蒸馏水的比例稀释。

(6) 操作步骤:①制备抗体混合溶液:向过氧化物酶偶联抗体溶液 ENZYMCONJ 和生物素标记抗体溶液 Ab BIOTIN 各加入 10 mL 结合物稀释液 BUF。等体积混合 2 种抗体溶液。②微孔板孵育:在相应孔中分别加入 20 μL 标准品 CAL 0 - 5、质控品 CTRL 1 - 2 和待测样本,再加入 150 μL 抗体混合溶液,用封口膜密封微孔板,在 18～22℃ 下孵育(120±5)min,不要震荡。③洗板:以 1 体积浓缩洗液 WASHBUF 50x＋50 体积蒸馏水的比例稀释。用已稀释的洗液手工清洗微孔板 5 次。使用自动洗板机,请参照产品说明书或实验室指南。通常清洗 5 次。确保每次手工或自动清洗后将微孔板中的溶液倒干净。④与生色底物溶液孵育:向各孔加入 100 μL 底物液 SUBS TMB,用封口膜密封,在 18～22℃ 下避光孵育(15±2)min(不要混合震荡)。不要直接从盛 TMB 底物的小瓶吸取,将所需体积的 TMB 移入一干净容器中使用。容器中剩余的底物应予丢弃,不要倒回 TMB 瓶中。⑤终止显色反应:向各孔加入 100 μL 终止液 H_2SO_4。⑥测量吸光度:在 2 h 内以 650 nm 为参照,测定 450 nm 处的吸光度。⑦仪器与数据处理:曲线拟合方式为四参数对数曲线拟合、内推法、3 次多项式拟合。

(7)参考正常值:建议实验室建立自己的正常值和病理值范围。各类人群的平均值和标准偏差举例见表 20‐4,详细内容参见参考文献。

表 20‐4 英国 IDS 骨钙素正常参考值

人群	人数	骨钙素平均值(ng/mL)	95%置信区间
绝经前妇女	77	17.4	8.4～33.9
绝经期妇女	131	26.5	12.8～55.0
男性	85	19.8	9.6～40.8

注:来源于英国 IDS 说明书。

注意事项:①在试剂瓶标注的有效期内使用。②不同批号的同一试剂不可混合使用。③试剂一旦开瓶或稀释,有效期将缩短,参照说明书执行。重新溶解后标准品和质控品应存放在－18℃ 以下,最长存放 3 个月,且只能冻融 2 次。当抗体试剂混合后,剩余混合物应存放在 2～8℃,存放不超过 1 个月,或在－1℃ 以下冻结。其他剩余试剂以及微孔板存放在 2～8℃。④所有试剂和实验室设备应按传染性物品处理和丢弃。

2. 电化学发光法

1)分析原理:采用双抗体夹心法原理,完成整个过程 18 min。

第 1 次孵育:20 μL 样本、生物素化的单克隆 N‐MID 骨钙素特异性抗体以及钌复合物标记 a 的单克隆 N‐MID 骨钙素抗体一起孵育,形成抗原抗体夹心复合物。

第 2 次孵育:添加包被链霉素的磁性微粒进行孵育,复合体与磁珠通过生物素和链霉素的作用结合。

将反应液吸入测量池中,通过电磁作用将磁珠吸附在电极表面。未与磁珠结合的物质通过 ProCell 去除。给电极加以一定的电压,使复合体化学发光,并通过光电倍增器测量发光强度。通过检测仪的定标曲线得到最后的检测结果,定标曲线通过 2 点定标和试剂条形码上获得的主曲线生成。

2)标本要求:只有按以下方法收集的标本才适合用本试剂盒检测。

血清样本须用标准试管收集。肝素锂和 K3‐EDTA 抗凝的血浆都适用。标准:回收率 90%～110%,斜率 0.9～1.1,截距＜±2 倍分析灵敏度(LDL),相关系数＞0.95。注意:避免溶血,红细胞内的蛋白酶能降解骨钙素。建议标本采集后立即离心分离血清或血浆。血清和肝素抗凝血浆稳定性:15~25℃可保存 8 h,2~8℃可保存 3 天,－20℃可保存 3 个月,冻融 1 次。EDTA 抗凝血浆稳定性:15~25℃可保存 2 天,2~8℃可保存 3 天,－20℃可保存 3 个月,冻融 1 次。选择合适的试管进行不同类型样本的采集,不是所有的试管均可用于检测。不同厂商的样本采集系统可能含有不同的物质,某些情况下会影响检测结果。使用原始管进行检测(样本前处理系统)时,应遵循生产商所提供的指导。有沉淀的样本检测前必须作离心处理。避免使用热灭活的样本。添加叠氮化合物的样本和质控品均不能使用。检测前,样本、定标液及质控品须室温平衡(20~25℃)。由于蒸发因素的影响,样本、定标液及质控品在分析仪上的检测必须在 2 h 内完成。

3) 试剂、校准品、质控品和其他所需材料:采用罗氏原装配套试剂。

(1) M:包被链霉素的磁珠微粒(透明瓶盖),每瓶 6.5 mL;包被链霉素的磁珠微粒,0.72 mg/mL;防腐剂。

(2) R1:生物素化的抗 N－MID 骨钙素抗体(灰色瓶盖),每瓶 10 mL;生物素化的抗 N－MID 骨钙素抗体(鼠源)约 1.5 mg/L;磷酸盐缓冲液 100 mmol/L,pH 值 6.0;防腐剂。

(3) R2:钌复合物标记 a 的抗 N－MID 骨钙素抗体(黑色瓶盖),每瓶 10 mL;钌复合物标记 a 的抗 3－MID 骨钙素抗体(鼠源)1.5 mg/L;磷酸盐缓冲液 100 mmol/L,pH 值 6.0;防腐剂。

(4) 校准品:Elecsys N－MID CalSet,货号 11972111122。

(5) 质控品:Elecsys PreciControl Varia,货号 05618860190。

(6) 其他所需材料:

A. 常规实验设备:Elecsys E 170/E 411;Elecsys　系统清洗液(SysClean),货号 11930346122。

B. Elecsys　E 411 分析仪所需材料

Elecsys　系统缓冲液(ProCell),货号 11662988122;

Elecsys　测量池清洗液(CleanCell),货号 11662970122;

Elecsys　系统清洗液(SysWash),货号 11930346122;

Elecsys　适配器(Adapter for SysClean),货号 11933159001;

Elecsys　反应杯(CUP),货号 11706802001;

Elecsys　加样头(TIP),货号 11706799001。

4) 仪器和校准

(1) 使用仪器:罗氏公司生产 Elecsys 2010/E 170/E601/E 411 全自动电化学发光免疫自动分析仪。

(2) 仪器校准:每批试剂必须用新鲜试剂和校准 1 次。以下情况需要再次校准。①校准过期:批校准稳定 28 天,盒校准 7 天。②根据要求进行标定:质控结果超出范围时;更换某些试剂时,根据规定进行多次标定。

5) 操作步骤:参见"仪器标准操作规程"。

6) 质量控制:用 Elecsys PreciControl Bone,至少每 24 h 或每次校准后测定 1 次。质控间隔期应适用于各实验室的具体要求。检测值应在确定的范围内,如出现质控值在范围以外,应采取校正措施。

7) 计算方法:仪器会自动计算每个样本中的分析物浓度(单位为 ng/mL 或 μg/L)。

8) 参考范围:表 20‐5。

表 20‐5　正常参考范围

	Number	N‐MID osteocalcin	
		50th	5th～95th(%)
Healthy women			
● Premenopausal >20 岁	108	23	11～43
● Postmenopausal (no HRT)	102	27	15～46
Osteoporosis patients	120	27	13～48
Healthy men			
● 18～<30 岁	183	40	24～70
● 30～50 岁	179	25	14～42
● >50～70 岁	125	24	14～46

注:Study protocol No.9905‐8/2000。

如有必要,各实验室应自己测定正常值范围。

9) 分析性能

(1) 检测范围:0.500～300 ng/mL。

(2) 精密度:应用 Elecsys 试剂盒、人混合血清/血浆样本和质控品验证重复性,按照 CLSI 的 EP5‐A2 执行:每日 6 次,共 10 天($n=60$)。批内精密度由 MODULAR ANALYTICS E170 分析仪完成($n=21$)下面是获得的结果(表 20‐6)。

表 20‐6　性能分析

Elecsys 1010/2010 and cobas E 411 analyzers					
		Within-run precision		Total precision	
Sample	Mean(ng/mL)	SD(ng/mL)	CV(%)	SD(ng/mL)	CV(%)
Human serum 1	15.5	0.61	4.0	1.01	6.5
Human serum 2	13.7	0.45	3.3	0.53	3.8
Human serum 3	68.3	0.92	1.4	1.22	1.8
PreciControl Bone 1	21.9	0.54	2.5	0.76	3.5
PreciControl Bone 2	105.7	1.32	1.2	1.85	1.7
PreciControl Bone 3	205.5	2.45	1.2	3.54	1.7

MODULAR ANALYTICS E170 and cobas E 601 analyzers					
	Within-run precision			Total precision		
Sample	Mean (ng/mL)	SD (ng/mL)	CV(%)	Mean (ng/mL)	SD (ng/mL)	CV(%)
Human serum 1	6.95	0.05	0.7	7.04	0.11	1.6
Human serum 2	24.8	0.13	0.5	25.5	0.35	1.4
Human serum 3	76.4	0.64	0.8	78.1	1.14	1.5
PreciControl Bone 1	22.2	0.10	0.5	22.5	0.28	1.3
PreciControl Bone 2	94.9	1.06	1.1	96.7	1.08	1.1
PreciControl Bone 3	196	1.40	0.7	198	2.39	1.2

10）干扰因素：检测结果不受黄疸（胆红素＜1 112 μmol/L）、脂血（脂肪乳剂＜1 500 mg/dL）和生物素（＜50 ng/mL）的影响。

标准：实验回收率在（100±10）％之内。溶血干扰检测结果，红细胞内的蛋白酶能降解骨钙素。对于接受高剂量生物素治疗的患者（＞5 mg/d），必须在末次生物素治疗 8 h 后采集样本。浓度达 2 200 IU/mL 的类风湿因子对检测无影响。浓度达 4 200 ng/mL 的 N－MID 骨钙素不受 HOOK 效应的影响。体外对 16 种常用药物进行试验，未发现会影响检测结果。由于使用鼠源性的单克隆抗体，接受鼠源性单克隆抗体诊疗过程的患者会造成错误结果。添加的试剂稳定成分最大化降低了试剂成分与罕见血清发生免疫交叉反应的概率。个别案例报道高滴度的风湿性自身抗体会干扰检测结果，特别高滴度的抗生物素抗体会造成干扰。试剂的添加物则可减少上述干扰的影响。

作为诊断指标，必须结合患者病史、临床检查和其他资料，综合评估检测结果。

第三节　血清 I 型胶原延长肽

一、临床意义

成骨细胞合成 I 型胶原分子，是骨组织中唯一的胶原，其分子的 3 条肽链 N 段和 C 段分别有一延长肽。前胶原在成骨细胞内质网上合成后经高尔基复合体分泌出细胞，细胞外液的内切肽酶水解分泌出来前胶原，去除其羧基及氨基端的附加肽段，生成原胶原，然后众多的原胶原再聚合成骨的胶原纤维。前胶原去除下来的羧基端附和氨基端加肽段，分别称为前胶原 C 端前肽、I 型原胶原羧基端延长肽 PICP 和 N 端前肽 PINP。产生这种延长肽的组织还有皮肤、血管、肌腱和牙齿等。实际上，该延长肽并不是简单的肽链，PICP 是相对分子质量为 117000 的不均一的三聚体蛋白，由 2 个前 α_1 链和 1 个前 α_2 链组成，由二硫键连接成球形糖蛋白，其在血中的半衰期为 6～8 min，在肝内清除；I 型原胶原氨基端延长肽 PINP 是相对分子质量为 70 000 的球形蛋白分子，可以直接沉积在骨组织中，主要在肝脏被清除。P1NP 为三聚体形式（由三聚体胶原转化而来），但很快会在热降解作用下成为单体形式。PINP 和 PICP 理论上分子筛应该是相等的，但是实际测得儿童的 PINP 可能高出 PICP 2～3 倍，这可能和 PINP 消除更快有关。血清中 PICP 的水平可以反映 I 型胶原合成速率，进而作为反映成骨细胞活动和骨形成特异的指标，从其在体内代谢过程的特点来看，该指标极易受肝功能变化的影响。成年人血清 PICP 的正常参考范围为 50～200 μg/L，婴儿可高达 2 900 μg/L，从 4 岁左右迅速下降，青春期血清 PICP 的水平是成年人的 2 倍，期间其水平和生长速率密切相关。成年后男性 PICP 随年龄增加而下降，女性随年龄增加反而升高。血清 PICP 水平存在昼夜差异，前半夜比清晨高 20％左右，最大波动可达 4 倍，远远大于其他骨形成的指标。血清 PICP 或 PINP 主要反映 I 型胶原合成速率和骨转换情况，该指标升高提示 I 型胶原的合成速率较快，骨转换活跃。现已证实，血清 PICP、PINP 作为 I 型胶原合成的标志物与骨形成的组织计量学参数和钙动力学研究结果呈显著正相关。近来研究显示，

PINP 比 BGP 和 PICP 更能够特异和敏感地反映骨形成且不受激素影响。坦达拉(Tahtela)等的研究证实,在对具有骨量减少的绝经后妇女应用双膦酸盐治疗的监测中发现,血清PINP 和 TRAP5b 及 U-NTX 相比,其是最有效的监测指标。血清 PICP 增高见于儿童发育期、骨肿瘤、妊娠后 3 个月、骨炎、肝病等。作为骨形成的指标之一,血清 PICP 检测常用于评估骨质疏松症的疗效。

二、检测方法(电化学发光法)

1. 分析原理　采用双抗夹心法原理,整个过程 9 min 完成。

(1) 第 1 步:20 μL 样本和生物素化的单克隆 PINP 特异性抗体一起孵育。

(2) 第 2 步:添加钌复合物标记 a 的单克隆 PINP 抗体和包被链霉素的磁珠微粒进行孵育,双抗体-抗原夹心复合体与磁珠通过生物素和链霉素的作用结合。

(3) 第 3 步:反应混合液吸到测量池中,微粒通过磁铁吸附到电极上,未结合的物质被清洗液洗去,电极加电压后产生化学发光,通过光电倍增管进行测定。检测结果由机器自动从标准曲线上查出。此曲线由仪器通过 2 点校准校正,从试剂条形码扫描入仪器的原版标准曲线而得。

2. 标本要求　以下类型的样本可用于检测:①血清样本须用标准试管或有分离胶的真空管收集。②肝素锂和 K3-EDTA 抗凝的血浆都适用。③稳定性:15~25℃可保存 24 h,2~8℃可保存 5 天,-20℃可保存 6 个月。标本最多反复冻融 5 次,以免影响检测结果。

3. 试剂、校准品、质控品和其他所需材料　采用罗氏公司生产的原装配套试剂。

1) 试剂

(1) M:链霉亲和素包被的磁珠微粒(透明瓶盖)1 瓶,6.5 mL;包被链霉亲和素的磁珠微粒,0.72 mg/mL;防腐剂。

(2) R1:生物素化的抗-PINP 抗体(灰色瓶盖),每瓶 10 mL;生物素化的抗-PINP 抗体(鼠源)约 2.5 mg/L;磷酸盐缓冲液 100 mmol/L,pH 值 7.2;防腐剂。

(3) R2:钌复合物标记 a 的抗-PINP 抗体(黑色瓶盖),每瓶 8 mL;钌复合物标记 a 的抗-PINP 抗体(鼠源)2.5 mg/L;磷酸盐缓冲液 100 mmol/L,pH 值 7.2;防腐剂。

2) 校准品

(1) Elecsys PINP CalSet,货号 03141080190。

(2) 质控品:Elecsys PreciControl Varia,货号 05618860190。

(3) 其他所需材料:①常规实验设备如下。Elecsys E 170/E 411;Elecsys 系统清洗液(SysClean),货号 11930346122。②Elecsys E 170 分析仪所需材料如下。Elecsys 系统缓冲液(ProCell M),货号 04880340190;Elecsys 检测池洗液(CleanCell M),货号 04880293190;Elecsys PC/CC 杯,货号 03023141001;Elecsys 清洗液(ProbeWash M),货号 03005712190;Elecsys 反应杯/加针头/废物袋(CUP/TIP),货号 12102137001;Elecsys 系统清洗适配器(SysClean Adapter M),货号 03027651001。③Elecsys E 411 分析仪所需材料如下。Elecsys 系统缓冲液(ProCell),货号 11662988122;Elecsys 测量池清洗液(CleanCell),货号 11662970122;Elecsys 系统清洗液(SysWash),货号 11930346122;Elecsys 适配器(Adapter for SysClean),货号 11933159001;Elecsys 反应杯(CUP),货号 11706802001;

Elecsys 加样头(TIP),货号 11706799001。

3) 仪器和校准

(1) 使用仪器:罗氏公司生产 Elecsys 2010/E 170/E601/E 411 全自动电化学发光免疫自动分析仪。

(2) 仪器校准:每批试剂必须用新鲜试剂和校准 1 次。以下情况需要再次校准,校准期(批校准稳定 28 天,盒校准 7 天)。

(3) 根据要求进行标定:质控结果超出范围时;更换某些试剂时,根据规定进行多次标定。

4) 操作步骤:参见"仪器标准操作规程"。

5) 质量控制:用质控品 1 和质控品 2,至少每 24 h 或每次校准后测定 1 次。质控间隔期应适用于各实验室的具体要求。检测值应在确定的范围内,如出现质控值在范围以外,应采取校正措施。

6) 计算方法:分析仪自动计算每份标本的测定浓度,单位为 ng/mL 或 μg/L。

参考范围如表 20 - 7。

表 20 - 7　参考范围

	post-menopausal			pre-menopausal
	All	HRT[b] yes	HRT no	All
N	444	154	290	129
5th percentile	16.27	14.28	20.25	15.13
median	37.09	28.48	42.94	27.80
mean	40.43	31.74	45.05	30.10
95th percentile	73.87	58.92	76.31	58.59

(1) 分析性能

检测范围:5～1 200 μg/L 或 ng/mL。

精密度:根据 CLSI(临床实验室标准委员会)的改良方案(EP5 - A),使用 Elecsys 试剂、混合人血清和质控品进行重复性测定。每天测定 6 次,共 10 天($n=60$);MODULAR ANALYTICS E170 分析仪的批内精密度($n=21$)。得到的结果如表 20 - 8、表 20 - 9。

表 20 - 8　性能分析 1

	Elecsys 1010/2010 and cobas E 411 analyzers				
		Within-run precision		Total precision	
Sample	Mean(ng/mL)	SD(ng/mL)	CV(%)	SD(ng/mL)	CV(%)
HS[c] 1	274	4.79	1.8	6.40	2.3
HS 2	271	5.64	2.1	6.44	2.4
HS 3	799	23.1	2.9	29.2	3.7
PC[d] Bone 1	59.7	1.38	2.3	1.74	2.9
PC Bone 2	575	12.5	2.2	16.8	2.9
PC Bone 3	1 160	25.6	2.2	32.0	2.8

表 20 - 9 性能分析 2

	MODULAR ANALYTICS E170 and cobas e 601 analyzers					
	Within-run precision			Total precision		
Sample	Mean(ng/mL)	SD(ng/mL)	CV(%)	Mean(ng/mL)	SD(ng/mL)	CV(%)
HS 1	29.1	0.84	2.9	57.2	2.15	3.8
HS 2	222	1.8	0.8	226	9.06	4.0
HS 3	1 027	11.0	1.1	1 093	46.1	4.2
PC Bone 1	57.7	0.79	1.4	58.3	2.64	4.5
PC Bone 2	560	11.5	2.1	601	14.9	2.5
PC Bone 3	1 037	15.4	1.5	1 109	22.9	2.1

(2) 干扰因素:检测结果不受黄疸(胆红素<1 112 μmol/L 或<65 mg/dL)、溶血(血红蛋白<1.1 mmol/L 或 18 g/L)、脂血(脂肪乳剂<2 000 mg/dL)和生物素(<205 nmol/L 或 50 ng/mL)的影响。

对于接受高剂量生物素治疗的患者(>5 mg/d),必须在末次生物素治疗 8 h 后采集样本。浓度达 2 490 IU/mL 的类风湿因子对检测无影响。浓度达 3 900 μg/L(ng/mL)的 PINP 无 HOOK 效应的影响。

体外对 28 种常用药物进行试验,涵盖治疗骨质疏松症的常用药物,如伊班磷酸盐、利赛磷酸盐、双膦酸盐及雌激素治疗(HRT)、钙和维生素 D 等,未发现影响检测结果。

由于使用鼠源性单克隆抗体,接受鼠源性单克隆抗体诊疗的患者会造成错误结果。少数病例中高浓度的钌抗体会影响检测结果。试剂添加了额外物质可减少这些影响,特别高浓度的链霉素抗体会干扰检测结果。细胞毒性药物可能影响骨骼代谢,使用时需注意对检测结果的影响。作为诊断指标,必须结合患者病史、临床检查和其他资料,综合评估检测结果。

/ 第四节 / 骨钙素 N 端中分子

一、临床意义

骨钙素含量异常多见于骨质疏松症、原发性或继发性甲旁亢以及骨的佩吉特病等疾病。目前,骨钙素已被视为骨转换标志物,用于对上述疾病进行再吸收治疗效果的监测。血清中的骨钙素包括骨钙素全段(intact osteocalcin, 1 - 49 OCN)、骨钙素 N 端中分子(N-mid-fragment osteocalcin, 43 OCN)。整分子骨钙素在外周血中不稳定,羧基端 43 - 44 间的氨基酸易被蛋白酶水解,裂解的 N - MID 大分子片段比较稳定。Elecsys N - MID 骨钙素检测采用针对骨钙素 N 端片段和 N - MID 端片段决定簇的两种特异性单克隆抗体。因此,能够检测出稳定的 N - MID 片段和尚未裂解的整分子骨钙素。检测不受不稳定的骨钙素 C 端片段(氨基酸 43－49)影响,保证实验室获得稳定的结果。

女性在绝经后骨转换率升高、骨吸收显著增加的同时,成骨细胞的数量和功能增加,而骨钙素是成骨细胞分泌的骨基质蛋白,是反映成骨细胞功能的敏感指标,因此绝经后妇女骨钙素显著升高。男性随着年龄增高,同样面临雄激素的减少,虽然表现没有女性更年期那么强烈,但也影响成骨细胞的功能,使骨钙素有所升高。

N－MID 主要用于评估妇女绝经后骨质疏松症,监测抗骨吸收药物治疗的骨应答。例如,激素替代疗法(HRT)、双膦酸盐疗法。各种骨代谢疾病,由于骨转换率不同,骨钙素有不同程度的升高。骨钙素片段由肾脏排泄,故肾功能不全组骨钙素的升高是由于肾脏清除能力下降所致。有文献报道,如果肾小球滤过率＜30 mL/min,骨钙素浓度将超过参考范围。

目前,国内较多采用酶联免疫吸附测定(ELISA)测定全段骨钙素,由于全段骨钙素在分析前的变异很大、稳定性极差,在室温下很容易解裂成骨钙素的片段。因此,血清标本应在抽血后迅速处理,否则严重影响测定结果,造成测定结果假阳性偏低。应用电化学发光法测定血清骨钙素 N－MID 片段,灵敏度高、稳定性好,可克服上述缺点,能很好地反映骨转换的变化,对骨代谢疾病的诊断、监测、治疗效果的观察有较高的价值。

二、检测方法

1. 酶联免疫吸附测定

1)原理:本试剂盒应用两种高度特异的抗人骨钙素单克隆抗体(Mabs)。识别骨钙素中部(氨基酸 20－29)的生物素标记抗体,用于抗原抗体复合物的捕获,识别氨基端(氨基酸 10－16)的过氧化物酶偶联抗体用于检测。除完整骨钙素(氨基酸 1－49)之外,氨基端-中部片段(氨基酸 1－43)也同时被检测。

标准品、质控品和待测样本加入链霉亲和素(streptavidin)包被的微孔板中,然后加入生物素标记抗体和过氧化物酶偶联抗体的混合物。室温孵育 2 h 后清洗微孔板,加入生色底物,加入硫酸终止显色反应,最后测量吸光度。

2)标本

(1)样本及用量:血清/血浆,20 μL。

(2)样本保存条件:采样后 3 h 内分离血清,7 天内使用可 2～8℃储存;如不能立即检测,建议置－18℃冷冻保存。

使用前缓慢复融至室温并轻轻混匀。如果待测样本的吸光度超出标准品 5,应该用标准品 0 稀释样本并重新分析。

3)试剂组成及配制

(1)链霉亲和素包被的微孔板,12 条×8 孔。

(2)骨钙素标准品 0,1 瓶含有蛋白质稳定剂和防腐剂的 PBS 缓冲冻干品。溶于 5.0 mL 蒸馏水中。

(3)骨钙素标准品 1～5 瓶,5 瓶含有合成人骨钙素、蛋白质稳定剂和防腐剂的 PBS 缓冲冻干品。将各标准品溶于 0.5 mL 蒸馏水中。

（4）质控品，2瓶含有合成人骨钙素、蛋白质稳定剂和防腐剂的PBS缓冲冻干品。将质控品溶于0.5 mL蒸馏水中。

（5）过氧化物酶偶联抗体，1瓶（至少0.25 mL）过氧化物酶偶联的鼠抗骨钙素氨基端特异性单克隆抗体浓缩液（溶于含蛋白质稳定剂、去污剂和防腐剂的TRIS缓冲液中），使用前加入10 mL结合物稀释液。

（6）生物素标记抗体，1瓶（至少0.25 mL）生物素标记的鼠抗骨钙素中段特异性单克隆抗体浓缩液（溶于含蛋白质稳定剂、去污剂和防腐剂的TRIS缓冲液中），使用前加入10 mL结合物稀释液。

（7）结合物稀释液，1瓶（至少22 mL）含有蛋白质稳定剂、去污剂和防腐剂的PBS缓冲溶液。

（8）底物溶液，1瓶（至少12 mL）可直接使用的四甲基联苯胺（TMB）底物（溶于酸性缓冲溶液）。

（9）终止液，1瓶（至少12 mL）可直接使用的0.18 mol/L硫酸溶液。

（10）浓缩洗液，1瓶（至少20 mL）含有去污剂和防腐剂的浓缩清洗缓冲液，使用前以1体积浓缩清洗缓冲溶液＋50体积蒸馏水的比例稀释。

4）操作步骤

（1）制备抗体混合溶液：①向过氧化物酶偶联抗体溶液ENZYMCONJ和生物素标记抗体溶液Ab BIOTIN各加入10 mL结合物稀释液BUF。②等体积混合两抗体溶液。

（2）微孔板孵育：在相应孔中分别加入20 μL标准品CAL 0-5、质控品CTRL 1-2和待测样本，再加入150 μL抗体混合溶液，用封口膜密封微孔板，在18～22℃下孵育（120±5）min，不要震荡。

（3）洗板：以1体积浓缩洗液WASHBUF 50x＋50体积蒸馏水的比例稀释。用已稀释的洗液手工清洗微孔板5次。使用自动洗板机，参照产品说明书或实验室指南。通常清洗5次。确保每次手工或自动清洗后将微孔板中的溶液倒干净。

（4）与生色底物溶液孵育：向各孔加入100 μL底物液SUBS TMB，用封口膜密封，在18～22℃下避光孵育（15±2）min（不要混合震荡）。不要直接从盛TMB底物的小瓶吸取，将所需体积的TMB移入一干净容器中使用。容器中剩余的底物应予丢弃，不要倒回TMB瓶中。

（5）终止显色反应：向各孔加入100 μL终止液H_2SO_4。

（6）测量吸光度：在2 h内以650 nm为参照，测定450 nm处的吸光度。

（7）仪器与数据处理：曲线拟合方式为四参数对数曲线拟合，内推法，3次多项式拟合。

5）参考正常值：建议实验室建立自己的正常值和病理值范围。各类人群的平均值和标准偏差举例见表20-10。详细内容参见参考文献。

表20-10　英国IDS骨钙素正常参考值

人群	人数	骨钙素平均值（ng/mL）	95%置信区间
绝经前妇女	77	17.4	8.4～33.9
绝经期妇女	131	26.5	12.8～55.0
男性	85	19.8	9.6～40.8

注：来源于英国IDS说明书。

6）注意事项

（1）在试剂瓶标注的有效期内使用。

（2）不同批号的同一试剂不可混合使用。

（3）试剂一旦开瓶或稀释，有效期将缩短，参照说明书执行。重新溶解后标准品和质控品应在-18℃以下存放，最长存放 3 个月，且只能冻融 2 次。当抗体试剂混合后，剩余混合物应在 2～8℃存放且不超过 1 个月，或在-1℃以下冻结。其他剩余试剂以及微孔板应在2～8℃保存。

（4）所有试剂和实验室设备应按传染性物品处理和丢弃。

2. 电化学发光法

1）分析原理：采用双抗体夹心法原理，整个过程 18 min 完成。

（1）第 1 次孵育：20 μL 样本、生物素化的单克隆 N-MID 骨钙素特异性抗体以及钌复合物标记 a 的单克隆 N-MID 骨钙素抗体一起孵育，形成抗原抗体夹心复合物。

（2）第 2 次孵育：添加包被链霉素的磁珠微粒进行孵育，复合体与磁珠通过生物素和链霉素的作用结合。

将反应液吸入测量池中，通过电磁作用将磁珠吸附在电极表面。未与磁珠结合的物质通过 ProCell 被去除。给电极加以一定的电压，使复合体化学发光，并通过光电倍增器测量发光强度。通过检测仪的定标曲线得到最后的检测结果，定标曲线通过 2 点定标和试剂条形码获得的主曲线生成。

2）标本要求：只有按以下方法收集的标本才适用本试剂盒检测。

血清样本须用标准试管收集。肝素锂和 K3-EDTA 抗凝的血浆都适用。标准：回收率90%～110%，斜率 0.9～1.1，截距＜±2 倍分析灵敏度（LDL），相关系数＞0.95。注意：避免溶血，红细胞内的蛋白酶能降解骨钙素。建议标本采集后立即离心分离血清或血浆。血清和肝素抗凝血浆稳定性：15～25℃可保存 8 h，2～8℃可保存 3 天，-20℃可保存 3 个月，1次冻融。EDTA 抗凝血浆稳定性：15～25℃可保存 2 天，2～8℃可保存 3 天，-20℃可保存 3个月，1 次冻融。选择合适的试管进行不同类型样本的采集，不是所有的试管均可用于检测。不同厂商的样本采集系统可能含有不同的物质，某些情况下会影响检测结果。使用原始管进行检测（样本前处理系统）时，应遵循生产商所提供的指导操作。有沉淀的样本，检测前必须做离心处理，避免使用热灭活的样本。添加叠氮化合物的样本和质控品均不能使用。检测前，样本、定标液及质控品须室温平衡（20～25℃）。由于受蒸发因素的影响，样本、定标液及质控品在分析仪上的检测必须在 2 h 内完成。

3）试剂、校准品、质控品和其他所需材料：采用罗氏公司生产的原装配套试剂。

（1）M：包被链霉素的磁珠微粒（透明瓶盖），每瓶 6.5 mL；包被链霉素的磁珠微粒，0.72 mg/mL；防腐剂。

（2）R1：生物素化的抗 N-MID 骨钙素抗体（灰色瓶盖），每瓶 10 mL；生物素化的抗 N-MID 骨钙素抗体（鼠源）约 1.5 mg/L；磷酸盐缓冲液 100 mmol/L，pH 值 6.0；防腐剂。

（3）R2：钌复合物标记 a 的抗 N-MID 骨钙素抗体（黑色瓶盖），每瓶 10 mL；钌复合物标记 a 的抗 3-MID 骨钙素抗体（鼠源）1.5 mg/L；磷酸盐缓冲液 100 mmol/L，pH 值 6.0；防腐剂。

（4）校准品：Elecsys N-MID CalSet，货号 11972111122。

（5）质控品：Elecsys PreciControl Varia，货号 05618860190。

4）其他所需材料

（1）常规实验设备 Elecsys E 170/E 411。

（2）Elecsys 系统清洗液（SysClean），货号 11930346122。

（3）Elecsys E 411 分析仪所需材料

Elecsys 系统缓冲液（ProCell），货号 11662988122。

Elecsys 测量池清洗液（CleanCell），货号 11662970122。

Elecsys 系统清洗液（SysWash），货号 11930346122。

Elecsys 适配器（Adapter for SysClean），货号 11933159001。

Elecsys 反应杯（CUP），货号 11706802001。

Elecsys 加样头（TIP），货号 11706799001。

5）仪器和校准

（1）使用仪器：罗氏公司生产的 Elecsys 2010/E 170/E601/E 411 全自动电化学发光免疫自动分析仪。

（2）仪器校准：每批试剂必须用新鲜试剂和校准 1 次。以下情况需要再次校准：①校准过期。批校准稳定 28 天，盒校准 7 天。②根据要求标定。质控结果超出范围、更换某些试剂时，根据规定进行多次标定。

6）操作步骤：参照"仪器标准操作规程"。

7）质量控制：用 Elecsys PreciControl Bone，至少每 24 h 或每次校准后测定 1 次。质控间隔期应适用于各实验室的具体要求。检测值应在确定的范围内；质控值在范围以外，应采取校正措施。

计算方法：仪器会自动计算每个样本中的分析物浓度（单位 ng/mL 或 μg/L）（表 20-11）。

表 20-11　参考范围

	Number	N-MID osteocalcin	
		50th	5th~95th（%）
Healthy women			
● Premenopausal >20 岁	108	23	11~43
● Postmenopausal（no HRT）	102	27	15~46
Osteoporosis patients	120	27	13~48
Healthy men			
●18~<30 岁	183	40	24~70
●30~50 岁	179	25	14~42
●>50~70 岁	125	24	14~46

注：Study protocol No. 9905-8/2000。

如有必要，各实验室应自己测定一个正常值范围。

8) 分析性能

(1) 检测范围:0.5～300 ng/mL。

(2) 精密度:应用 Elecsys 试剂盒、人混合血清/血浆样本和质控品验证重复性,按照 CLSI 的 EP5 - A2 执行:每天 6 次,共 10 天($n=60$)。批内精密度由 MODULAR ANALYTICS E170 分析仪完成($n=21$),获得的结果见表 20 - 12。

表 20 - 12　性能分析

Sample	Elecsys 1010/2010 and cobas e 411 analyzers					
	Within-run precision			Total precision		
	Mean(ng/mL)	SD(ng/mL)	CV(%)		SD(ng/mL)	CV(%)
Human serum 1	15.5	0.61	4.0		1.01	6.5
Human serum 2	13.7	0.45	3.3		0.53	3.8
Human serum 3	68.3	0.92	1.4		1.22	1.8
PreciControl Bone 1	21.9	0.54	2.5		0.76	3.5
PreciControl Bone 2	105.7	1.32	1.2		1.85	1.7
PreciControl Bone 3	205.5	2.45	1.2		3.54	1.7

Sample	MODULAR ANALYTICS E170 and cobas e 601 analyzers					
	Within-run precision			Total precision		
	Mean(ng/mL)	SD(ng/mL)	CV(%)	Mean(ng/mL)	SD(ng/mL)	CV(%)
Human serum 1	6.95	0.05	0.7	7.04	0.11	1.6
Human serum 2	24.8	0.13	0.5	25.5	0.35	1.4
Human serum 3	76.4	0.64	0.8	78.1	1.14	1.5
PreciControl Bone 1	22.2	0.10	0.5	22.5	0.28	1.3
PreciControl Bone 2	94.9	1.06	1.1	96.7	1.08	1.1
PreciControl Bone 3	196	1.40	0.7	198	2.39	1.2

9) 干扰因素:检测结果不受黄疸(胆红素<1 112 μmol/L 或<65 mg/dL)、脂血(脂肪乳剂<1 500 mg/dL)和生物素<50 ng/mL 的影响。

标准:回收实验回收率在(100±10)%之内。溶血干扰检测结果,红细胞内的蛋白酶能降解骨钙素。对于接受高剂量生物素治疗的患者(>5 mg/d),必须在末次生物素治疗 8 h 后采集样本。浓度达 2 200 IU/mL 的类风湿因子对检测无影响。浓度达 4 200 ng/mL 的 N - MID 骨钙素不受 HOOK 效应的影响。体外对 16 种常用药物进行试验,未发现会影响检测结果。由于使用鼠源性单克隆抗体,接受鼠源性克隆抗体诊疗的患者会造成错误结果。添加的试剂稳定成分最大化降低了试剂成分与罕见血清发生免疫交叉反应的概率。个别案例报道高滴度的风湿性自身抗体会干扰检测结果,特别高滴度的抗生物素抗体会造成干扰,试剂的添加物减少了上述干扰的影响。

第二十一章

与骨吸收相关的生化指标

/ 第一节 / 吡啶啉

一、临床意义

尿吡啶啉(pyridinoline,Pyr)是衍生于羟赖氨酸三残基的 3 -羟吡啶环,具有荧光氨基酸、一个共价胶原交联残基,又名羟赖氨酸吡啶啉(hydroxylysyl pyridinoline,HP);同源化合物尿脱氧吡啶啉(deoxypyridinoline,D - Pyr),又名赖氨酸吡啶啉(lysyl pyridinoline,HP)。相对分子质量分别为 429.37 和 413.34。Pyr 与 D - Pyr 是 Ⅰ 型胶原分子之间构成胶原纤维的交联物,起稳定胶原链的作用,由成熟胶原降解而来,骨吸收胶原后,Pyr 和 D - Pyr 变成降解产物释放入血液循环,是 NTX 和 CTX 的终末代谢产物,也是目前最有价值的骨吸收指标之一。Pyr 存在于骨、软骨、牙齿和肌腱等结缔组织中,而 D - Pyr 仅存在于骨与牙的 Ⅰ 型胶原中,主要来自骨骼。尿吡啶啉和尿脱氧吡啶啉都是骨中细胞外基质成熟胶原的不可还原的代谢产物,进入血液循环,不经肝脏的降解直接随尿排泄。Pyr 和 D - Pyr 在血液和尿液中以游离和肽结合两种形式存在。尿中游离形式占 40%,肽结合形式占 60%。在多数情况下,二者在尿中的浓度高度相关,尿中 Pyr 和 D - Pyr 的比值约为 4：1。

Pyr 和 D - Pyr 反映骨吸收状态。D - Pyr 与 BMD 呈显著负相关,D - Pyr 水平升高与骨质溶解活动有明显联系,可以加快骨质流失。绝经后骨质疏松症患者尿中 Pyr 和 D - Pyr 含量显著高于绝经前妇女。骨关节炎时尿中 Pyr 和 D - Pyr 含量升高,Pyr 和 D - Pyr 可反映骨关节炎不同阶段的活动状况,是胶原退化标志。骨的佩吉特病患者尿中 Pyr 和 D - Pyr 含量高于正常人群 12 倍。肿瘤患者尿中 Pyr 和 D - Pyr 含量均高于正常人群,肿瘤骨转移患者尿中 Pyr 和 D - Pyr 含量高于无骨转移患者。Pyr 和 D - Pyr 有可能是晚期骨肿瘤的一个敏感指标。原发性甲旁亢患者尿中 Pyr 和 D - Pyr 高于正常人群,甲状旁腺切除术后,其指标可恢复到正常生理水平,并显著低于未经治疗的患者。糖尿病患者尿中 Pyr 和 D - Pyr 含量降低,可能是羟赖氨酰氧化酶活性降低或酶抵抗性增高的原因。系统性红斑狼疮(SLE)患者尿中 Pyr 和 D - Pyr 含量升高。

二、检测方法

1. 实验原理　用纯化的抗体包被微孔板,制成固相载体,往包被抗 DPD 抗体的微孔中依次加入标本或标准品、生物素化的抗 DPD 抗体、辣根过氧化物酶(HRP)标记的亲和素,经过彻底洗涤后用底物 TMB 显色。TMB 在过氧化物酶的催化下转化成蓝色,并在酸的作用下转化成最终的黄色。颜色的深浅和样品中的 DPD 呈正相关。用酶标仪在 450 nm 波长下测定吸光度(*OD* 值),计算样品浓度(ELISA 法)。

2. 试剂盒组成及试剂配制

(1) 酶联板:1 块(96 孔)。

(2) 标准品(冻干品):2 瓶,每瓶临用前以样品稀释液稀释至 1 mL,盖好后静置 10 min 以上,然后反复颠倒/搓动以助溶解,其浓度为 2 000 nmol/L,将其稀释为 500 nmol/L 后,再做系列倍比稀释(注:不要直接在板中进行倍比稀释),分别稀释 500 nmol/L、250 nmol/L、125 nmol/L、62.5 nmol/L、31.2 nmol/L、15.6 nmol/L 和 7.8 nmol/L,样品稀释液直接作为标准浓度,使用前 15 min 内配制。配制 250 nmol/L 标准品:取 0.5 mL(不少于 0.5 mL) 500 nmol/L 的上述标准品加入含有 0.5 mL 样品稀释液的 Eppendorf 管中,混匀即可,其余浓度以此类推。

(3) 样品稀释液:1×20 mL。

(4) 检测稀释液 A:1×10 mL。

(5) 检测稀释液 B:1×10 mL。

(6) 检测溶液 A:1×120 μL(1:100)临用前以检测稀释液 A 1:100 稀释,稀释前根据预先计算好的每次实验所需的总量配制(100 μL/孔),实际配制时应多配制 0.1~0.2 mL。如 10 μL 检测溶液 A 加 990 μL 检测稀释液 A 的比例配制,轻轻混匀,在使用前 1 h 内配制。

(7) 检测溶液 B:1×120 μL/瓶(1:100)临用前以检测稀释液 B 1:100 稀释。稀释方法同"检测溶液 A"。

(8) 底物溶液:1×10 mL/瓶。

(9) 浓洗涤液:1×30 mL/瓶,使用时每瓶用蒸馏水稀释 25 倍。

(10) 终止液:1×10 mL/瓶(1 mol H_2SO_4)。

(11) 覆膜:5 张。

3. 自备物品

(1) 酶标仪(建议参考仪器操作说明提前预热)。

(2) 微量加液器及吸头、EP 管。

(3) 蒸馏水或去离子水、全新滤纸。

4. 标本的采集及保存

(1) 尿液:请收集清晨第 1 次尿液(中段尿),或 24 h 尿液,2 000 x *g* 离心 15 min 后收集上清液,并将标本保存于 −20℃,避免反复冻融。

(2) 其他生物标本:1 000 x *g* 离心 20 min,取上清液即可检测,或将标本置于 −20℃

或－80℃保存,避免反复冻融。

注:以上标本置4℃保存应小于1周,－20℃或－80℃均应密封保存,－20℃不应超过1个月,－80℃不应超过2个月;标本溶血会影响最后检测结果。因此,溶血标本不宜进行此项检测。

5. 操作步骤　实验开始前,各试剂均应平衡至室温(试剂不能直接在37℃溶解);试剂或样品稀释时,均需混匀,混匀时尽量避免起泡。实验前应预测样品含量,如样品浓度过高,应对样品进行稀释,使稀释后的样品符合试剂盒的检测范围,计算时再乘以相应的稀释倍数。

(1) 加样:分别设空白孔、标准孔、待测样品孔。空白孔加样品稀释液 100 μL,余孔分别加标准品或待测样品 100 μL,注意不要有气泡,加样将样品加于酶标板孔底部,尽量不触及孔壁,轻轻晃动混匀,酶标板加上盖或覆膜,37℃反应 120 min。为保证实验结果有效性,每次实验请使用新的标准品溶液。

(2) 弃去液体,甩干,不用洗涤:每孔加检测溶液 A 工作液 100 μL(在使用前 1 h 配制),酶标板加上覆膜,37℃反应 60 min。

(3) 温育 60 min 后,弃去孔内液体,甩干,洗板 3 次,每次浸泡 1~2 min,大约每孔400 μL,甩干(也可轻拍将孔内液体拍干)。

(4) 每孔加检测溶液 B 工作液(同"检测 A 工作液")100 μL,酶标板加上覆膜 37℃反应60 min。

(5) 温育 60 min 后,弃去孔内液体,甩干,洗板 5 次,每次浸泡 1~2 min,每孔 350 μL,甩干(也可轻拍将孔内液体拍干)。

(6) 依序每孔加底物溶液 90 μL,酶标板加上覆膜 37℃避光显色(30 min 内,此时肉眼可见标准品的前 3~4 孔有明显的梯度蓝色,后 3~4 孔梯度不明显,即可终止)。

(7) 依序每孔加终止液 50 μL,终止反应,此时蓝色立转黄色。终止液的加入顺序应尽量与底物液的加入顺序相同。为了保证实验结果的准确性,底物反应时间一到应尽快加入终止液。

(8) 用酶联仪在 450 nm 波长依序测量各孔的光密度(OD 值),在加终止液后立即进行检测。

6. 注意事项

(1) 试剂准备:所有试剂必须在使用前达到室温,使用后立即按照操作说明书要求保存。实验操作中请使用一次性吸头,避免发生交叉污染。

(2) 加样:加样或加试剂时,注意在吸取标本/标准品、酶结合物或底物时,第一个孔与最后一个孔加样之间的时间间隔如果太大,会导致不同的"预孵育"时间,从而明显影响测量值的准确性及重复性。一次加样时间(包括标准品及所有样品)最好控制在 10 min 内,如标本数量多,推荐使用多道移液器加样。

(3) 孵育:为防止样品蒸发,试验时将反应板置于铺有湿布的密闭盒内,酶标板加上盖或覆膜,以免液体蒸发;洗板后尽快进行下一步操作,任何时候都应避免酶标板处于干燥状态;同时严格遵守给定的孵育时间和温度。

(4) 洗涤:洗涤过程中反应孔中残留的洗涤液应在滤纸上充分拍干,勿将滤纸直接放入反应孔中吸水,同时消除板底残留的液体和手指印,避免影响最后的酶标仪读数。

(5) 试剂配制:Detection A 及 Detection B 在使用前请甩几下或稍做离心处理,以使管壁或瓶盖的液体沉积到管底。标准品、检测溶液 A 工作液、检测溶液 B 工作液依据所需的量配置使用,并使用相应的稀释液,不能混淆。精确配置标准品及工作液,尽量不要微量配置(如吸取检测溶液 A 时,一次不要<10 μL),避免由于不准确稀释而造成浓度误差;请勿重复使用已稀释过的标准品、检测溶液 A 工作液或检测溶液 B 工作液。

(6) 反应时间的控制:加入底物后请定时观察反应孔的颜色变化(比如,每隔 10 min),如颜色较深,请提前加入终止液终止反应,避免反应过强从而影响酶标仪光密度读数。

(7) 底物:底物请避光保存,在储存和温育时避免强光直射。

建议检测样品时均设双孔测定,以保证检测结果的准确性。

如标本中待测物质含量过高,请先稀释再测定,计算时请最后乘以稀释倍数。

7. 计算　以标准物的浓度为纵坐标(对数坐标),OD 值为横坐标(对数坐标),在对数坐标纸上绘出标准曲线。推荐使用专业制作曲线软件进行分析,如 curve expert 1.3,根据样品的 OD 值由标准曲线查出相应的浓度,再乘以稀释倍数;或用标准物的浓度与 OD 值计算出标准曲线的回归方程式,将样品的 OD 值代入方程式,计算样品浓度,再乘以稀释倍数,即为样品的实际浓度。

8. 说明

(1) 在储存及孵育过程中避免将试剂暴露在强光中。所有试剂瓶盖须盖紧以防蒸发和污染,避免试剂受到微生物的污染,因为蛋白水解酶的干扰将导致错误的结果。

(2) 试剂盒保存:短期(1 周以内)以标签上的标示为准,长期应保存于−20℃的环境中。

(3) 浓洗涤液会有盐析出,稀释时可在水浴中加温助融。

(4) 刚开启的酶联板孔中可能有少许水样物质,此为正常现象,不会对实验结果造成任何影响。

(5) 所有样品都应管理好,按照规定的程序处理样品和检测装置。

(6) 有效期:6 个月。

／第二节／　　Ⅰ型胶原氨基端肽/羧基端肽

一、临床意义

Ⅰ型胶原最强免疫原性的部分是Ⅰ型胶原末端肽,包括Ⅰ型胶原交联 N 端肽(amino-terminal crosslinked telopeptide of type Ⅰ collagen,NTX‑Ⅰ)、Ⅰ型胶原交联 C 端肽(carboxy-terminal crosslinked telopeptide of type Ⅰ collagen,CTX‑Ⅰ)和Ⅰ型胶原交联羧基末端肽(c-terminal cross-linking telopeptide of type Ⅰ collagen generated by matrix metalloproteinase,ICTP)。CTX‑Ⅰ和 NTX‑Ⅰ存在于所有含有Ⅰ型胶原的组织中。骨基质的有机成分中,90%是由Ⅰ型胶原组成。在正常的骨代谢过程中,骨基质进行着有序的合

成与分解。重要的 I 型胶原分解片段是 C 端肽(CTX)和 N 端肽(NTX)。CTX - I 包括 α 和 β 两型。在骨成熟过程中,C 端肽的 α-天冬氨酸转变成 β 型(β-CTX)进入血液。检测血清 β-胶原降解产物(β-CrossLaps)可用于监测骨质疏松症或其他骨疾病的抗吸收治疗,疗效可在几周后反映出来。CTX - I(α/β)均在尿液中出现,可用 ELISA 检测尿中的 CTX - I(α/β)浓度;用放射免疫测定(RIA)检测血清中的 CTX - I(β)浓度(即 CTX - CrossLaps 的浓度)。β-CrossLaps 一步 ELISA 的新方法测定 I 型胶原交联 C 端肽 β 异构体的血清浓度,现已广泛应用于评价妇女绝经后骨质疏松症,预测抗骨质吸收药物治疗的长期疗效。如激素替代疗法(HRT)、双膦酸盐疗法;评价患者的积极性与依从性;评价患者的骨吸收情况:代谢性骨疾病如甲旁亢、骨的佩吉特病、骨营养不良,长期接受糖皮质激素治疗等。

尿液中 NTX 水平的升高表明人体骨质吸收的加剧。测量 NTX 主要用于预测更年期妇女在激素抗吸收治疗学中的骨骼反应(骨矿密度)。治疗学的监控:更年期妇女的抗吸收治疗,单个骨骼诊断的抗吸收治疗,单个诊断的骨的佩吉特病抗吸收治疗,雌激素抑制治疗。

对于绝经后妇女伴随激素抗吸收治疗同时进行补钙,可以用 NTX 诊断骨密度下降所引起的疾病。

作为目前临床常用的生化指标,奥娜(Oana)等的研究显示,NTX 水平在正常男性和股骨颈骨质疏松男性两种人群中的差异具有统计学意义,并且指出尿中 NTX 更能显示当前骨密度状态。可见,上述生化指标可较好地反映骨量丢失率及药物疗效。

食物中虽含有交联物,但不能被肠道吸收,不干扰对其测定,而且交联物排泄也不受饮食影响,所以对其检测不必限制饮食或空腹取样。但是交联物排泄存在昼夜节律,并受肾功能影响,测定其与肌酐的比值以除外干扰因素,最好收集 24 h 尿标本。

国外有研究报道,在绝经后健康妇女中 NTX 基线水平与尿吡啶啉水平明显相关,并与腰椎骨丢失率相关。日本的研究也报道了髋部骨折、椎体骨折妇女 CTX 值明显高于绝经前妇女,其浓度与骨折之间呈明显相关。I 型胶原的代谢产物可以反映骨代谢水平,并与骨密度改变及骨折的发生率有良好的相关性,其稳定性、敏感性和特异性高于其他骨代谢生化指标。对骨质疏松症的筛查、早期诊断、疗效判断和预测骨折风险具有重要价值。

CTX 是 I 型胶原降解时产生交联物的一部分,骨吸收时释放入血,部分出现于尿液中。CTX 只来源于成熟 I 型胶原,而不来源于新合成胶原,在体内不被降解,也不被重新利用,胶原饮食对测量结果无影响,能直接反映骨胶原纤维的降解情况。

CTX 被广泛认为是反映骨吸收最敏感和最特异的生化指标。研究证实,CTX 是研究绝经后妇女各种抗骨吸收治疗效果观察及 BMD 变化评价的敏感指标,CTX 对于乳腺癌骨转移早期诊断有一定价值,且浓度水平与骨转移程度密切相关。在骨的佩吉特病、原发性甲旁亢等代谢性疾病中,CTX 同样明显增加。

二、检测方法

1. 酶联免疫吸附测定

1) 原理:本试剂盒是基于两种高度特异的抗氨基酸序列 EKAHD - β - GGR 的单克隆抗体,其中天冬氨酸残基(D)为 β 异构体。为了在血清 I 型胶原 C 端肽酶联免疫吸附测定试剂盒中获得特异信号,2条EKAHD-β-GGR链必须相互交联。标准品、质控品和待测样品加入有链霉抗生物素蛋白(streptavidin)包被的微孔板中,然后加入生物素标记抗体和过氧化物酶偶联抗体的混合物,CrossLaps抗原、生物素标记抗体和过氧化物酶偶联抗体形成复合物。此复合物通过生物素标记抗体结合于链霉抗生物素蛋白包被的微孔板表面,经一步法室温孵育后,倒空并清洗微孔板。加入生色底物,加入硫酸终止显色反应,最后测量吸光度。

2) 标本

(1) 样本及用量:血清/血浆 50 μL。

(2) 样本保存条件:采样后3 h内分离血清,7天内使用可置于2～8℃保存,如不能立即检测,建议立即置−18℃冷冻保存。

使用前缓慢复融至室温,并轻轻混匀。如果待测样本的吸光度超出标准品5,应该用标准品0稀释待测样本并重新分析。

3) 试剂组成及配制:①链霉抗生物素蛋白包被的微孔板,12条×8孔。②CrossLaps标准品0,1瓶(5 mL/瓶)。③CrossLaps标准品1～5,5瓶(0.4 mL/瓶)。④CrossLaps质控品1～2,2瓶(0.4 mL/瓶)。⑤生物素标记抗体,1瓶(0.25 mL)。⑥过氧化物酶偶联抗体,1瓶(0.25 mL)。⑦孵育缓冲液,1瓶(19 mL)。⑧底物溶液,1瓶(12 mL)。⑨终止液,1瓶(12 mL)。⑩冲洗液,1瓶(20 mL)。

4) 操作步骤

(1) 制备抗体混合溶液:注意抗体混合溶液制备后需在30 min内使用。在一个空容器中以体积1:1:100的比例混合生物素标记抗体,过氧化物酶偶联抗体和孵育缓冲液。小心混匀避免出现泡沫。在每轮实验前制备新鲜混合溶液。

(2) 一步法孵育:在相应孔中分别加入50 μL标准品、质控品和待测样本,再加入150 μL抗体混合溶液,用封口膜密封微孔板,18～22℃下在微孔板振荡器(300 r/min)孵育(120±5)min。

(3) 清洗:清洗缓冲液按1:50的比例用蒸馏水稀释。用稀释的清洗缓冲液手工清洗微孔板5次。使用自动洗板机,请参照产品操作说明书或实验室指南操作。通常清洗5次,确保每次手工或自动清洗后将微孔板中的溶液倒干净。

(4) 与生色底物溶液孵育:向各孔加入100 mL底物溶液(TMB),用封口膜密封,室温(18～22℃)条件下,在振荡器上(300 r/min)避光孵育(15±2)min。不要直接从放TMB底物的小瓶吸取,将所需体积的TMB移入一干净容器中。容器中剩余的底物应予丢弃,不要倒回TMB瓶中。

(5) 终止显色反应:向各孔加入100 μL终止液(H_2SO_4)。

(6) 测定吸光度:在2 h内以650 nm为参照,测定450 nm下的吸光度。

(7) 仪器与数据处理。

(8) 曲线拟合方式:二次方程曲线拟合、直线型拟合、内插法。

5) 参考正常值:建议实验室建立自己的正常值和病理值范围。各类人群平均值和标准差见表21-1。详细内容参阅参考文献。所有样本均来自健康人早晨空腹血样。

表 21 - 1　各类人群平均值与标准差

人群	人数	平均值(ng/mL)	95％置信区间(ng/mL)
绝经期妇女	193	0.439	0.142~1.351
绝经前妇女	226	0.287	0.112~0.738
男性	125	0.294	0.115~0.748

6）注意事项

（1）所有试剂和实验室设备应按感染物品处理丢弃。

（2）试剂盒应在有效期限内使用，不要将不同批号的试剂混用。

（3）用前混合所有试剂和待测样本（避免出现泡沫），将所有溶液平衡至室温。

（4）抗体混合溶液制备后，在 30 min 内使用，在每轮实验前制备新鲜抗体混合溶液。

（5）不要直接从放 TMB 底物的小瓶吸取，将所需体积的 TMB 移入一干净容器中使用。容器中剩余的底物应予丢弃，不要倒回 TMB 瓶中。

2. 电化学发光法

1）分析原理：采用双抗体夹心法原理，整个过程在 18 min 内完成。

第 1 步：50 ml 标本和生物素化的抗 β - CrossLaps 单克隆抗体混匀，样本中的抗原从血清成分中释放出来。

第 2 步：加入链霉亲和素包被的微粒和钌标记的抗 β - CrossLaps 单克隆抗体形成夹心复合物，此复合物通过生物素与链霉亲和素的反应结合到微粒上。

将反应液吸入测量池中，通过电磁作用将磁珠吸附在电极表面。未与磁珠结合的物质通过 ProCell 去除。给电极加以一定的电压，使复合体化学发光，并通过光电倍增器测量发光强度。通过检测仪的定标曲线得到最后的检测结果，定标曲线通过 2 点定标和试剂条形码生成主曲线。

2）标本要求：只有按以下方法收集的标本才适合用本试剂盒检测。

（1）血清：按标准常规方法采集。

（2）血浆：肝素、EDTA - K3 抗凝（首选 EDTA - K3 抗凝血浆，较血清更为稳定）。因为 β - CTX 的浓度呈一定程度的昼夜变化，建议早晨空腹抽血。如作长期观察，标本之间的采样条件均应相同。稳定性：血清或肝素抗凝血浆在 2~25℃ 可稳定 24 h，－20℃ 可稳定 3 个月，需长时间保存时，置－70℃，只能冻融 1 次。EDTA 抗凝血浆在 15~25℃ 可稳定 24 h，2~8℃ 可稳定 8 天，－20℃ 可稳定 3 个月，需长时间保存时，置－70℃，只能冻融 1 次。溶血标本（Hb＞5 g/L）可致 β - CTX 测定值降低。含沉淀的标本使用前需离心。标本和质控品禁用叠氮钠防腐。

3）试剂、校准品、质控品和其他所需材料：采用罗氏公司生产的原装配套试剂。

（1）试剂

M：链霉亲和素包被的微粒（透明瓶盖），1 瓶 6.5 mL；粒子浓度 0.72 mg/mL，生物素结合能力 470 ng 生物素/mg 粒子；含防腐剂。

R1：生物素化的抗 β - CrossLaps 单克隆抗体（灰盖），1 瓶 10 mL；浓度 2.5 mg/L，磷酸

缓冲液 0.1 mol/L，pH 值 7.2；含防腐剂。

R2：Ru(bpy)$_3^{2+}$ 标记的抗 β‐CrossLaps 单克隆抗体（黑盖），1 瓶 8 mL，浓度 2.4 mg/L；磷酸缓冲液 0.1 mol/L，pH 值 7.2；含防腐剂。

（2）校准品：Elecsys β‐CrossLaps CalSet，货号 11972316122。

（3）质控品：Elecsys PreciControl Varia，货号 05618860190。

4）其他所需材料

（1）常规实验设备：Elecsys E 170/E 411；Elecsys 系统清洗液（SysClean），货号 11930346122。

（2）Elecsys E 170 分析仪所需材料

Elecsys　系统缓冲液（ProCell M），货号 04880340190。

Elecsys　检测池洗液（CleanCell M），货号 04880293190。

Elecsys　PC/CC 杯，货号 03023141001。

Elecsys　清洗液（ProbeWash M），货号 03005712190。

Elecsys　反应杯/加针头/废物袋（CUP/TIP），货号 12102137001。

Elecsys　系统清洗适配器（SysClean Adapter M），货号 03027651001。

（3）Elecsys E 411 分析仪所需材料

Elecsys　系统缓冲液（ProCell），货号 11662988122。

Elecsys　测量池清洗液（CleanCell），货号 11662970122。

Elecsys　系统清洗液（SysWash），货号 11930346122。

Elecsys　适配器（Adapter for SysClean），货号 11933159001。

Elecsys　反应杯（CUP），货号 11706802001。

Elecsys　加样头（TIP），货号 11706799001。

5）仪器和校准

（1）使用仪器：罗氏公司生产的 Elecsys 2010/E 170/E601/E 411 全自动电化学发光免疫自动分析仪。

（2）仪器校准：每批试剂必须用新鲜试剂和校准 1 次。以下情况需要再次校准：①校准过期：批校准稳定 28 天，盒校准 7 天。②根据要求进行标定：质控结果超出范围时；更换某些试剂时，根据规定进行多次标定。

6）操作步骤：参见"仪器标准操作规程"。

7）质量控制：用 Elecsys PreciControl Bone，至少每 24 h 或每次校准后测定 1 次。质控间隔期应适用于各实验室的具体要求。检测值应落在确定的范围内，如质控值落在范围以外，应采取校正措施。

8）计算方法：对每个标本，仪器会自动计算 β‐CTX 含量，单位是 ng/mL。

电化学发光法参考范围见表 21‐2。

表 21 - 2　电化学发光法参考范围

	例数	均数 (ng/mL)	*SD* (ng/mL)	均数+2*SD* (ng/mL)
男性				
30~50 岁	165	0.300	0.142	0.584
50~70 岁	109	0.304	0.200	0.704
>70 岁	365	0.394	0.230	0.854
女性				
停经前	254	0.299	0.137	0.573
停经后	429	0.556	0.226	1.008

如有必要,各实验室应自己测定一个正常值范围。

9)分析性能

(1)检测范围:0.010~6.00 ng/mL。

(2)精密度:根据临床实验室标准委员会(CLSI)的改良方案(EP5 - A2),使用 Elecsys 试剂、混合人血清和质控品进行重复性测定。每天检测 2 轮,每轮平行检测 2 次,各 21 天 (n=84)。获得结果如表 21 - 3、表 21 - 4 所示。

表 21 - 3　性能分析 1

	Elecsys 2010 and cobas e 411 analyzers				
	Repeatability[e]			Intermediate precision	
Sample	Mean(ng/mL)	SD(ng/mL)	CV(%)	SD(ng/mL)	CV(%)
Human serum 1	0.08	0.004	4.6	0.004	4.7
Human serum 2	0.39	0.007	1.8	0.017	4.3
Human serum 3	3.59	0.035	1.0	0.056	1.6
PreciControl Bone 1	0.15	0.005	3.4	0.005	3.4
PreciControl Bone 2	0.84	0.013	1.6	0.016	1.9
PreciControl Bone 3	3.18	0.071	2.2	0.081	2.5

e:Repeatability=within-run precision

表 21 - 4　性能分析 2

	MODULAR ANALYTICS E170 cobas e 601 and cobas e 620 analyzers					
	Repeatability			Intermediate precision		
Sample	Mean(ng/mL)	SD(ng/mL)	CV(%)	Mean(ng/mL)	SD(ng/mL)	CV(%)
Human serum 1	0.14	0.01	5.5	0.10	0.01	7.6
Human serum 2	0.45	0.01	2.0	0.41	0.02	4.2
Human serum 3	2.38	0.05	2.0	1.53	0.04	2.7
PreciControl Bone 1	0.42	0.01	2.0	0.39	0.02	4.7
PreciControl Bone 2	0.85	0.02	1.8	0.79	0.04	4.5
PreciControl Bone 3	3.45	0.04	1.0	3.22	0.16	4.9

10) 干扰因素:该方法不受黄疸[胆红素<111 μmol/L(6.5 mg/dL)]、溶血(Hb>5 g/L)、脂血和生物素<90 ng/mL 干扰。接受高剂量生物素(>5 mg/d)治疗的患者,至少要等最后一次摄入生物素 8 h 后才能采血。不受类风湿因子干扰(1 500 U/mL)。17 种常用药物经试验对本测定无干扰。β-CTX 浓度高达 150 ng/mL(150 000 pg/mL)也不出现钩状效应。接受小鼠单抗治疗或体内诊断的患者会出现假阳性反应。检测结果可能与一些影响骨吸收的临床状况相混淆,如甲旁亢或甲亢。在预测骨质疏松进程、骨折风险、甲旁亢或甲亢等方面,本试验的应用尚待证实。Elecsys β-CrossLaps 测定结果应结合患者病史、临床其他检查结果综合诊断,不可作为制定或修改现有治疗方案的唯一依据。

第三节　抗酒石酸酸性磷酸酶

一、临床意义

血浆抗酒石酸酸性磷酸酶(tartratercsistant acid phosphatase,TRCAP)主要存在于骨、前列腺、溶酶体、红细胞、血小板和脾脏中。TRACP 主要产生于破骨细胞,而成骨细胞和骨细胞中含量甚少。当骨吸收时,TRACP 由破骨细胞分泌并释放入血,主要反映破骨细胞活性和骨吸收状态。因此,血浆中 TRACP 水平是反映骨吸收状态的一项生化指标。

TRACP 增高常见于甲旁亢、畸形性骨炎、骨转移癌、慢性肾功能不全及绝经后骨质疏松症。老年性骨质疏松症 TRACP 增高不显著。

血清抗酒石酸酸性磷酸酶 5b(TRACP5b)主要产生于破骨细胞,而成骨细胞和骨细胞中含量甚少,破骨细胞将 TRACP5 分泌到血液中,但血清中同样包含红细胞与血小板来源的 TRACP5,这些不同来源的 TRACP5 使得血清中 TRACP5 总量的测定缺乏特异性,不足以反映破骨细胞来源的 TRACP5 水平。研究发现,正常人体血清中存在 TRACP5a 与 TRACP5b,其水平大体相等,TRACP5a 经过唾液酸酶的作用,可转化为 TRACP5b。TRACP5b 可来源于破骨细胞和激活的巨噬细胞,特别是肺内的巨噬细胞。最近的研究表明,由激活的巨噬细胞分泌的 TRACP5b 无酶活性,而破骨细胞来源的 TRACP5b 具有酶活性。利用 TRACP5b 特异的单克隆抗体,通过免疫分析的方法测定血清中具有酶活性 TRACP5b 含量,可准确反映骨吸收率。所以,血清 TRACP5b 水平是一个较好的抗吸收治疗检测指标。研究证明,男性在更年期后、女性在绝经期后,血清 TRACP5b 水平有所升高;但骨质疏松症患者,其 TRACP5b 含量会明显增加。TRACP5b 已成为骨吸收生化标志物,成为快速鉴别骨量丢失、诊断骨质疏松症的可靠指标。

(1) 正常值:(7.2±1.9)U/L。

(2) 检测方法:放射免疫测定和酶联免疫吸附测定。

(3) 临床意义:血浆抗酒石酸酸性磷酸酶增高常见于原发性甲旁亢、慢性肾功能不全、畸形性骨炎、骨转移癌、卵巢切除术后、高转换率的骨质疏松症患者。血浆抗酒石酸酸性磷酸酶降低常见于骨吸收降低的疾病,如甲旁减(表 21-5～表 21-10)。

表 21-5 芬兰、德国和美国患者样本的 TRACP5b 水平

组别	n	年龄	TRACP5b(U/L)	高于正常(%)
绝经前女性	60	37.2±7.2	2.15±0.83	5.0
绝经后女性	40	71.2±10.5	3.21±1.05	27.5
骨量减少	29	51.1±11.1	3.92±1.35	48.3
骨质疏松症	16	56.8±12.4	4.81±2.02	81.3
变形性骨炎	14	69.8±7.4	5.51±3.21	71.4
乳腺癌骨转移	20	48.2±9.5	6.10±4.75	80.0

表 21-6 乳腺癌患者体内 TRACP5b 活性

TRACP5b 组别	n	均值±SD(U/L)	P 值 $vs.$ 对照组
健康对照组	53	3.37±0.9	
早期 BC 无 BM	17	3.72±0.9	>0.01
BM 无 BP	16	5.16±2.0	<0.0001
BM 有 BP	120	3.89±1.9	<0.01
稳定的 BM 有 BP	104	3.38±1.4	>0.01
严重的 BM 有 BP	16	7.20±1.8	<0.0001

注:在出现和没有出现骨转移(BM)的乳腺癌患者(BC)、进行和没有进行双膦酸盐疗法(BP)的乳腺癌骨转移患者的血清中,测定 TRACP5b 的值。

表 21-7 TRACP5b 活性随骨转移速度而改变

参数	无骨转移 ($n=201$)	EOD[**]= Ⅰ ($n=15$)	EOD= Ⅱ ($n=21$)	EOD= Ⅲ ($n=25$)	EOD= Ⅳ ($n=14$)
TRACP5b (U/L)	3.39±0.08	4.61±0.35	6.32±0.56[*]	9.85±1.28[*]	14.16±3.27[*]
CTX (ng/mL)	12.76±0.26	14.47±1.61	18.20±1.77	34.34±5.18[*]	63.41±12.65[*]
NTX (ng/mL)	3.52±1.65	4.55±2.26	7.20±3.63[*]	13.80±11.49[*]	16.01±6.34[*]
PICP (ng/mL)	108.57±35.97	108.21±46.21	142.02±52.05	231.28±146.91[*]	308.16±156.18[*]
PINP (ng/mL)	45.22±21.32	48.48±26.56	92.55±49.73[*]	171.49±80.32[*]	226.15±40.81[*]

[*]:在出现或无骨转移的患者中的统计学重大差异;[**]:EOD指疾病或骨转移的程度。

表 21-8　TKACP5b 应用于监测进行双膦酸盐疗法的多发性骨髓瘤患者

参数	开始治疗	第2个月	第4个月	第6个月	第8个月	第10个月	第12个月
TRACP5b (U/L)	8.4(4.7)	6.9(3.3)*	6.0(2.9)	5.5(2.9)	4.9(1.9)	4.5(0.8)	4.7(2.7)
OPG (pmol/L)	4.7(3.0)	4.9(3.2)	5.0(3.1)	4.9(2.7)	5.2(4.3)	5.0(27)	4.9(2.9)
NTX (nmol BCE/ nmol 肌酐)	178.7(103.9)	114.8(70.2)*	111.0(63.7)	80.7(46.1)	74.8(22.7)	77.0(40.2)	81.3(18.9)
OC (ng/mL)	19.1(8.6)	18.3(7.6)	19.0(6.5)	19.0(6.5)	18.6(64)	19.5(5.9)	20.0(9.2)
Balp (U/L)	24.7(9.7)	23.9(9.0)	25.2(10.3)	24.4(9.8)	25.6(10.5)	27.0(10.8)	25.9(8.5)
IL-6 (pg/mL)	33.7(17.5)	21.9(14.7)	17.9(8.3)	12.7(5.8)	10.6(9.7)	9.9(7.3)	9.6(8.1)
β_2 微球蛋白 (mg/L)	3.8(3.1)	3.0(0.9)[1]	2.4(0.4)	2.5(0.4)	2.3(05)		2.2(0.6)

*:进行化学疗法和帕米膦酸二钠疗法的 MW(+S)的调查参数;$P<0.05$。TRACP5b,血清抗酒石酸酸性磷酸酶 5b;OPG,骨保护素;NTX,Ⅰ型胶原氨基末端肽;OC,骨钙素;Balp,骨碱性磷酸酶;IL-6,白细胞介素-6。

表 21-9　正常男性与骨质疏松症患者血清中 TRACP5b 水平(单位:U/L)

项目	正常男性		骨质疏松症患者	正常女性		骨质疏松症患者
年龄(岁)	20~64	≥65	≥60	20~49	≥50	≥45
人数(人)	87	79	58	73	115	61
TRACP5b 值	3.76±1.35	4.66±1.50	5.69±1.86	2.89±1.28	4.81±1.54	5.24±1.65
1-检验		*P<0.01	*P<0.01 **<0.01		**P<0.01	**P<0.01 **<0.01

*:与年龄 20~64 岁一组比较;与年龄≥65 岁比较。 **:与年龄 20~49 岁一组比较;与年龄≥50 岁比较。

表 21-10　各组血清 TRAP-5b 值($\bar{x}\pm s$)

组别	例数	年龄(岁)	TRACP5b
正常对照组	98	52±14	2.52±0.72
绝经前女性	32	40±4	2.23±0.54
绝经后女性	34	63±8	2.73±1.03
男性	32	54±15	2.59±0.60
骨质疏松症组	29	62±7	3.26±0.95**
绝经后女性	25	61±6	3.32±0.96**
男性	4	70±3	2.81±0.99
骨折组	31	52±12	3.21±0.77**
绝经前女性	4	41±8	2.98±0.42*
绝经后女性	12	62±7	3.20±0.77

（续表）

组别	例数	年龄（岁）	TRACP5b
男性	15	47±12	3.27±0.85▲▲
糖尿病组	23	63±9	3.84±0.88¨
肾病组	16	62±14	5.19±2.53¨
骨肿瘤组	7	34±10	4.35±1.60¨

注：与正常对照组比较，¨：$P<0.01$，˙：$P<0.05$；与正常绝经后女性比较，△△$P<0.01$，△$P<0.05$；与正常绝经前女性比较，˝$P<0.05$；与正常男性比较，▲▲$P<0.01$。

二、检测方法

1. 试验原理　测试孔内已包被抗 TRACP 单克隆抗体→加入校准液、质控品和样品→加入释放剂→有活性的 TRACP5b 从结合蛋白质上离解→TRACP5b 与孔内包被的抗 TRACP 单克隆抗体结合→加入底物 pNPP 孵育→加入终止液终止反应→在酶标仪上检测结果。

此试验的优点如下。

（1）所测定的 TRACP5b 是由破骨细胞专一释放的。

（2）此试验对 TRACP5a 或其他磷酸酶没有干扰。

（3）溶血不影响结果。

（4）不受昼夜变化的影响。

（5）不受肝脏、肾脏疾病的影响。

（6）不受进食的影响。

（7）酶标板容易拆卸，方便检测。

2. 试剂盒组成

（1）酶标板：96 孔，已包被抗-TRACP 抗体。

（2）质控液：3×0.5 mL。

（3）校准液：3×0.5 mL（3×1 U/L，3×5 U/L，3×10 U/L）。

（4）冲洗缓冲液：1×100 mL，浓缩 10 倍。

（5）样品稀释液：1×15 mL。

（6）释放剂：1×8 mL。

（7）底物缓冲液：2×15 mL。

（8）底物：4 片。

（9）终止液：1×6 mL。

3. 储存和试剂的有效期

（1）试剂保存在 2～8℃，在此温度中可稳定到试剂包装上所标定的日期。

（2）试剂使用后应及时放置 2～8℃中保存。

（3）在外包装盒的有效期内使用。

(4) 过期的试剂不得使用。

4. 自备器材

(1) 重蒸馏水。

(2) 可调微量进样器。

(3) 放洗液和样品的容器。

(4) 洗板设备(如洗板机)。

(5) 37℃孵箱。

(6) 振荡器:850~950 r/min,振幅 4 mm。

5. 试剂准备　试验操作前,应将所有试剂恢复至室温。

(1) 每次取出所需用的酶标板孔条后,其余部分应放回原装口袋中,密封,于 2~8℃保存。

(2) 冲洗缓冲液:1 份 10 倍浓缩的冲洗缓冲液加 9 份重蒸馏水混合。

(3) 校准液:用 0.5 mL 重蒸馏水复融,需 15 min。

(4) 质控液:用 0.5 mL 重蒸馏水复融,需 15 min。

(5) 底物试剂:每片用 5 mL 底物缓冲液溶解,用前新鲜配制。

注意:不同批号或不同厂家的试剂不能混用。

只有严格按操作规程进行试验,并使用专用的试剂盒,才能得到有效和可重复性的结果。

6. 标本

(1) 用血清或 EDTA 抗凝的血浆。

(2) 防止细菌污染标本,失活的标本必须弃去。

(3) 标本在室温可稳定 8 h;在 2~8℃可稳定 3 天;在 -20℃可保存 2 个月;要长期保存,应将标本置 -80℃环境中。

(4) 标本检测结果如果大于高值时,应按 1∶5 稀释。

7. 操作方法

(1) 打开铝箔袋,按照标本数量取出所需的酶标板孔条。

(2) 在头 2 孔中加入 100 μL 样品稀释液作为空白对照,接着分别加入校准液、质控液和所有待检样品各 100 μL,且上述各检测物也均需加 2 孔。

(3) 在每孔中加入 50 μL 释放剂。

(4) 置室温,将酶标板放在开着的振荡器上(850~950 r/min)孵育 60 min。

(5) 每孔每次加入 300 μL 的冲洗缓冲液,洗板 4 次。注意所有的孔都应充满,冲洗后在滤纸上拍干。不要让孔干燥,操作时不能停顿。

(6) 在每孔中加入 100 μL 底物试剂。

(7) 在 37℃环境中孵育 60 min。

(8) 在每孔中加入 25 μL 终止液终止反应,轻轻混匀。

在比色读取结果时,酶标板板底应清洁透亮,孔内不得有气泡。加入终止液后应在 15 min 内比色并读取结果。

8. 注意事项

(1) 此试剂仅用于体外诊断。

（2）不要用嘴吸取。

（3）在工作区不得吃喝或吸烟。

（4）接触标本和试剂之后应将手洗净。

（5）某些试剂尽管经现有的方法进行检测没有传染性，但仍要作为有潜在感染性的生物样品处理。

（6）本试剂盒含有 0.1% 的叠氮钠，误食后应立即征求医生意见。

（7）叠氮钠与铅和铜反应会形成高爆炸性的金属叠氮化合物，处理时用大量的水进行冲洗，以免形成叠氮化合物。

（8）终止液中含有 1 mol NaOH，具有腐蚀性，不要吸入，避免接触皮肤和眼睛。工作时要戴防护眼镜、手套和工作帽。

（9）操作中防止微生物污染试剂。

9. 结果计算

1）基本方法

（1）所用酶标仪的波长为 405 nm。

（2）将已测定的 A 值减去空白 A 值。

（3）以校准液所测 A 值为纵坐标，酶活力为横坐标绘制校准曲线。校准曲线可用线性回归方程求出。

（4）从校准曲线上查出质控液和样品 TRACP5b 的活力。

（5）检测范围为 1～10 U/L。样品结果小于低值时，报告结果为 <1 U/L；样品结果大于高值时，稀释样品后再进行检验，并将检测结果×稀释倍数。

（6）质控品范围的小瓶贴签已经给出。

2）标准和质控的判断指标

（1）质控液所测的活力应在所指定的范围。

（2）校准曲线相关系数 ≥0.99。

如果检测结果达不到上述要求，应重新检验。

3）结果解释与方法学的局限性

（1）TRACP5b 的活力增加提示骨吸收增加。

（2）结果在参考值范围内，不能排除骨代谢没有异常，所有的结果应该结合临床症状和其他诊断指标进行解释。

（3）高浓度的血红蛋白不影响结果。

（4）高脂标本可降低 A 值，对结果产生负干扰。

10. 检测限　本试剂盒的最低检测限为 <1 μL。

11. 期望值　①TRACP5b 的期望值来源于 239 例健康献血员血清标本所检测的结果。②对于绝经期妇女和成年男性的期望值上限为均值＋2SD。③每个实验室要建立自己的期望值。

第二十二章

骨质疏松相关激素

/ 第一节 / 　　甲状旁腺激素

甲状旁腺激素(PTH)是由甲状旁腺主细胞分泌的,由氨基酸构成的多肽。PTH 的主要生理功能是刺激破骨细胞溶骨,增强小肠和肾小管对钙的重吸收,维持血钙恒定,影响钙的代谢及内环境的稳定。PTH 增高常见于原发性甲旁亢、佝偻病、骨软化症;PTH 降低常见于甲旁减、恶性肿瘤骨转移。

PTH 是由甲状旁腺主细胞分泌的单链多肽激素,由 84 个氨基酸组成。当血浆离子钙降低时,PTH 分泌增加,促进肾脏保钙和排磷;在肾髓质促进 25 -羟维生素 D_3 转化为活性的 1,25 -二羟维生素 D,间接地增加肠钙吸收。PTH 在骨的代谢过程中是一把双刃剑,PTH 在小剂量时可以刺激成骨细胞分泌骨胶原形成新骨,在大剂量时则抑制成骨细胞。国外研究证明,连续注射 PTH 可以刺激破骨细胞活动,导致骨量减少,但间歇性注射 PTH 可以刺激成骨细胞分化,使骨量增加。内尔(Neer)等发现间隙性 PTH 治疗可以增加雌激素缺乏的兔子齿槽周围的骨密度,减小齿槽骨质疏松的发生率。有学者将 PTH 不同片段(hPTH1 - 34 及 hPTH1 - 84)间歇性皮下注射完整雌性大鼠和去卵巢大鼠中,发现它们均可以增加大鼠股骨及腰椎骨量,尤其是对去卵巢大鼠骨量及对腰椎部位的骨量升高更明显,且 hPTH1 - 34 的作用强于 hPTH1 - 84。

PTH 可以增强破骨细胞活性,促进骨吸收,但破骨细胞无 PTH 受体。PTH 首先作用于成骨细胞,促进多种骨吸收因子的分泌,从而增强破骨细胞的作用。有研究表明,PTH 水平随年龄的升高而升高,可能与年龄老化导致血钙降低从而继发地引起 PTH 分泌增多有关。PTH 的分泌与血钙浓度呈负反馈关系,雌激素缺乏时可导致活性维生素的合成障碍,肠钙吸收减少,继发性引起 PTH 的分泌增加,骨吸收增强。此外,雌激素减少可以增加骨对 PTH 的敏感性,进一步导致骨钙的释放,骨矿物质加速流失。另有学者发现,骨质疏松症患者 PTH 分泌规律消失,造成骨形成与骨吸收之间的平衡被打破,导致骨量丢失及骨结构的改变,这可能是原发性骨质疏松症病因之一。

一、临床意义

1. 原发性甲旁亢　是指由于 PTH 分泌过多引起的钙代谢失常,主要的生化异常是高血钙及 PTH 分泌失去正常的抑制作用。常见的病因为甲旁腺瘤、增生或癌变。临床表现为高血钙、低血磷,PTH 异常升高。

2. 继发性甲旁亢　是指一些非甲状旁腺疾病引起的慢性低血钙,对甲状旁腺产生长期刺激,使双侧甲状旁腺出现适应性增生,造成血清 PTH 分泌过多。常见的病因为营养性维生素 D 或钙缺乏,慢性肾衰竭,严重的低血镁、高血磷,以及假性甲旁减等。

3. 肾性营养不良　肾性营养不良患者因先天性或慢性肾脏病造成肾功能不全,产生高血磷及低血钙,继发甲旁亢,PTH 分泌增多。

4. 绝经后及老年骨质疏松　雌激素有对抗 PTH 的作用,绝经后雌激素减少,PTH 分泌过多,尿钙排出增多,使钙代谢呈负平衡,造成骨质疏松。

5. 骨的佩吉特病　又称变形性骨炎,特点是过多的破骨细胞不受控制地引起高速骨溶化,继发地引起成骨细胞增多,生成结构脆弱的骨组织。临床上有高血钙和 PTH 分泌增多。

6. 假性甲旁减(PHP)　是指一种罕见的家族性疾病,患者的 PTH 靶细胞对 PTH 反应完全或不完全丧失。大部分患者的骨和肾对 PTH 均无反应,患者有低血钙症、甲状旁腺功能增强、多种先天性生长及骨骼发育缺陷。血清 PTH 水平升高,其升高的程度与血钙降低程度呈正比。

7. 甲旁减　PTH 分泌不足的甲旁减可分为特发性、获得性及功能性 3 种,特发性与遗传有关,获得性常见于手术后,而功能性与长期低血镁有关。临床表现为 PTH 分泌减少和低血钙。

二、检测方法

1. 原理　利用免疫发光夹心法原理检测 PTH。采用针对 PTH 的一株单克隆抗体标记 ABEI,另外一株单克隆抗体标记 FITC 标本,定标液(质控液)与 ABEI 标记的单抗、FITC 标记的单抗、包被有羊抗 FITC 抗体的纳米免疫磁性微珠混匀,置 37℃孵育形成"夹心三明治",进入强磁场分离区分离,循环清洗沉淀复合物 1 次,直接进入样品测量室,仪器自动泵入发光底物 1 和 2,自动监测 3 s 内发出的相对光强度(RLU)。PTH 浓度与 RLU 呈一定的比例,仪器自动拟合计算 PTH 浓度。

2. 标本　血清样本:24 h 内使用在 2～8℃保存,更长时间使用需置－20℃或以下保存,避免反复冻融。使用前缓慢复融至室温并轻轻混匀。

3. 试剂组成及配制　新产业试剂:①纳米免疫磁性微珠溶液 2.5 mL;②低点标准品 3 mL;③高点标准品 3 mL;④发光标志物 7.5 mL;⑤荧光素标志物 7.5 mL。

4. 操作步骤　为了确保正确的测试,请严格按照 Maglumi® 2000 分析仪的操作说明书操作。每个测试参数都由试剂盒上的条形码识别。需要进一步的信息请参考《Maglumi® 2000 用户手册》(表 22-1)。

表 22 - 1　Maglumi® 2000 分析仪操作手册

剂量与时间	操作步骤
100 μL	样本,定标物或质控
+50 μL	发光标志物
+50 μL	荧光素标志物
+20 μL	纳米免疫磁性微珠溶液
30 min	温育
400 μL/次	循环清洗 1 次
3 s	测量

5. 仪器与数据处理　Maglumi® 2000 分析仪借助由主曲线两点定标而得到的一条定标曲线,自动计算每个样本的 PTH 浓度,结果以 pg/mL 表示。需要进一步的信息请参考《Maglumi® 2000 用户手册》。

6. 参考值　5~150 pg/mL。

7. 注意事项　不同批号试剂盒内试剂请勿混用,过了有效期请停止使用。

所有在测试中用到的样本、生物试剂及原料必须被视为传染性物质,因而在废弃时应该与实验室管辖机构的条例、指导方针及每个国家的相关条例一致。需废弃的材料必须焚烧灰化;液体废物必须以最终浓度为 5% 的次氯酸钠至少净化半小时。

第二节　维生素 D

一、临床意义

1. 维生素 D 的来源

(1) 外源性:食物消化后,维生素 D_2 和维生素 D_3 随乳糜微粒进入淋巴循环,再进入血液循环。在循环中,维生素 D_2 的半衰期为 (19.0 ± 4.7) 天,维生素 D_3 的半衰期为 (29.5 ± 9.1) 天。维生素 D_2 和维生素 D_3 一进入血液循环,即与血浆中的维生素 D 结合球蛋白(DBP)(α_1 球蛋白,GC 蛋白)结合,被载运至肝脏。

(2) 内源性:内源性维生素 D 是人体维生素 D_3 的主要来源,即皮肤中维生素 D_3 原(7 -脱氢胆固醇)吸收阳光中的高能量光子(波长为 $280\sim300$ nm),改变 β 环双键位置,引起 C_9 与 C_{10} 间双键断裂,生成前维生素 D_3,此后很快形成稳定的分子——维生素 D_3。在体温 37℃ 的条件下,大约 50% 的前维生素 D_3 在 24 h 内转变为维生素 D_3,大部分在 3 天内完成这一转变。表皮形成的维生素 D_3 也由血浆中的 DBP 结合转运至血液循环,进入肝脏代谢。

2. 维生素 D 的代谢　转运至肝脏的维生素 D_3,在 NADPH、O_2 和 Mg^{2+} 的参与下,肝细胞线粒体的 25 -羟化酶将维生素 D_3 转化为 25 -$(OH)D_3$,其半衰期为 1~2 周,而且它是维生素 D_3 参与循环的主要形式。因此,25 -$(OH)D_3$ 的测定值在判断人体维生素 D 的营养状况时最有价值。$25-(OH)D_3$ 处于生理浓度时无生物学活性,此后被运至肾皮质部,被肾脏的 25-羟维生素 D_3、$1\alpha-$羟化酶和 24-羟化酶分别羟化为 $1,25-(OH)D_3$ 和 $24,25-(OH)_2D_3$。$1,25-(OH)_2D_3$ 是生物活性最强的代谢物,其半衰期为 15 h。

3. 维生素 D 的作用 维生素 D 既可促进新骨钙化,又可促进钙从骨中游离出来,维持钙的平衡,故对骨矿物质代谢的影响具有双向作用。

(1) 对骨吸收的作用:维生素 D 与 PTH 具有协同作用,共同促进破骨细胞的溶骨作用。$1,25-(OH)D_3$ 和 $25-(OH)_2D_3$ 均可使破骨细胞的活性和数量增加,并增加破骨细胞酸性磷酸酶和透明质酸的合成能力,诱导骨吸收。

(2) 对骨形成的作用:维生素 D 对骨形成和骨矿化有促进作用,$1,25-(OH)_2D_3$ 可直接刺激成骨细胞,促进血和骨中的柠檬酸与钙螯合成复合物,转运至新骨,有利于钙盐沉着。近年发现,$1,25-(OH)_2D_3$ 有促进间叶细胞或骨髓细胞向成骨细胞分化的作用。在维生素 D_3 的作用下,成骨细胞由间充质始祖细胞分化而成并进行成骨。另外,维生素 D_3 也促进骨髓细胞分化成破骨细胞,进行骨吸收。$1,25-(OH)_2D_3$ 在这些骨细胞的分化中发挥着重要作用。

4. 维生素 D 与老年骨质疏松症的关系 人类随着年龄增长,社会及外环境活动减少,其皮肤暴露在日光下的时间减少。而日光中的紫外线是机体产生维生素 D 的唯一来源,故老年人体内维生素 D 水平随年龄增长而有一定程度的降低。老年人常伴维生素 D 不足,从而影响肠钙的吸收和促进骨钙的丢失,导致骨质疏松症。

虽然做了大量研究,但人们对 $1,25-(OH)_2D_3$ 在骨质疏松症发病中的作用机制仍不太清楚。有报道绝经后骨质疏松症妇女,其血浆 $1,25-(OH)_2D_3$ 水平比同年龄正常组平均低 30% 左右,并认为此种低水平与骨质疏松症直接相关。近年有研究发现,老年骨质疏松症的血浆 $1,25-(OH)_2D_3$ 水平与正常同年龄组虽无明显变化,但其骨组织内分泌水平低下,并认为与骨质疏松症密切相关。目前,对维生素 D 受体的研究认为,老年人靶组织的维生素 D 受体数量减少或功能衰退,导致机体对维生素 D 反应减弱,并提出维生素 D 受体 BB 型可能与骨质疏松症发病有关。

骨质疏松症发病与 $1\alpha-$羟化酶关系密切。老年人虽然血浆 $1,25-(OH)_2D_3$ 水平正常,但由于肾功能衰减,肾脏 $1\alpha-$羟化酶对 PTH 的反应性降低,导致 $1,25-(OH)_2D_3$ 生成机制调控失常。另外,$1\alpha-$羟化酶本身原发性或继发性损伤及 PTH 分泌减少而造成 $1,25-(OH)_2D_3$ 生成降低等,也会导致骨质疏松症的发生。

综上所述,维生素 D 对骨质疏松症的作用归纳如下:①增加肠钙吸收,保持正性钙平衡;②促进骨代谢;③刺激骨形成;④抑制 PTH 分泌;⑤刺激细胞分化;⑥调节免疫反应。

5. 维生素 D 的毒性作用及其预防 由于骨质疏松症治疗用药时间长,维生素 D_3 的蓄积可致肠道排钙系统功能障碍而引起维生素 D_3 中毒。维生素 D_3 中毒主要表现为高钙血症及高尿钙。高尿钙为维生素 D_3 早期中毒的重要指征,故长期应用维生素 D_3 者应经常监测尿钙(正常为 $200\sim300$ mg/d,女性<200 mg/d,男性<300 mg/d),可每月测 1 次血钙和 24 h 尿钙,还应控制饮食中钙的摄入量($700\sim800$ mg/d),并嘱增加饮水量,防止钙在脏器沉着而导致脏器钙化。

急性维生素 D_3 中毒的机制可能是维生素 D 代谢产物直接对细胞损伤的结果。高钙血症患者 $25-(OH)_2D_3$ 浓度高出正常值 20 倍左右,而 $1,25-(OH)_2D_3$ 浓度较恒定,推测中毒时具有浓度优势的 $25-(OH)_2D_3$ 占据了所有 $1,25-(OH)_2D_3$ 的核受体,封闭了 $1,25-(OH)_2D_3$ 的生物学功能,导致细胞中毒。也有人认为,高浓度的 $25-(OH)_2D_3$ 具有高亲和力[较 $1,25-(OH)_2D_3$ DBP 亲和力高],占据了维生素 D_3 结合蛋白(DBP)的全部结合位点,造成 $1,25-(OH)_2D_3$ 血运障碍和正常功能的表达,从而导致细胞损伤。

二、检测方法

1. 原理　本试剂盒定量测定人体血清或血浆中 25-羟维生素 D 和其他羟基化的代谢产物。校准品、质控品和样本被标记由 25-羟维生素 D 的生物素稀释。稀释后的样品在包被有高特异性羊抗 $25-(OH)D$ 抗体的微孔中室温孵育 2 h 后冲洗。加入酶(辣根过氧化物酶)标记的抗生物素蛋白,并有选择地与复合生物素结合,接着冲洗,再利用底物(TMB)显色。终止反应后,利用酶标仪读取吸光度,颜色强度与 $25-(OH)D$ 浓度呈反比。

2. 标本

(1) 样本及用量:血清/血浆 $25\mu L$。

(2) 样本保存条件:7 天内使用可 $2\sim8℃$ 保存,$-20℃$ 可长期保存(约半年),避免反复冻融。

使用前缓慢复融至室温,并轻轻混匀。若样本浓度超过最高校准品的浓度,使用前应对样本进行稀释。

3. 试剂组成及配制　①CAL 0-6-校准品,7 小瓶,每瓶 1 mL。②MICROPLAT-包被抗体的酶标板,酶标板 12×8 孔条。③25-D BIOTIN $50\times-25-D$ 生物素,1 瓶 1 mL。④BUF-缓冲液,1 瓶 50 mL。⑤ENZYMCONJ-酶结合物,1 瓶 22 mL。⑥CTRL1-2 质控品,2 小瓶,每瓶 1 mL。⑦SUBS-TMB 底物,1 瓶 28 mL。⑧HCL-终止液,1 瓶 13 mL。⑨WASHBUF $20\times$—浓缩冲洗液,1 瓶 50 mL。

4. 操作步骤

1) 试剂准备

(1) 质控品 CTRL:质控品 CTRL 以冻干品的形式提供,使用前复融于 1 mL 蒸馏水或去离子水中。盖紧瓶盖,室温下放置 $10\sim15$ min,其间颠倒摇晃几次使其充分溶解,保存于 $2\sim8℃$。

(2) 25-D 生物素溶液(25-D BIOTIN SOLN):25-D 生物素溶液(50 mL)以冻干粉的形式提供。复融过程如下:取 3 mL 缓冲液 BUF 加入盛有 25-D 生物素浓缩冻干粉(蓝色物质)的小瓶内,盖紧瓶盖,室温下放置 $10\sim15$ min,上下晃动几次使其充分溶解,然后将 3 mL 复融的 25-D 生物素溶液倒回装有缓冲液 BUF 的瓶子内。盖紧瓶盖,使 25-D 生物素溶液与瓶内剩余的缓冲液 BUF 充分混合,此时的 25-D 生物素溶液(50 mL)为绿色。标记该瓶子为"25-D 生物素溶液",保存于 $2\sim8℃$ 下。

(3) 冲洗缓冲液(WASHBUF SOLN):用 950 mL 的去离子水或蒸馏水稀释 50 mL 的浓缩冲洗液,室温保存。

（4）其他试剂：直接使用。

所有试剂使用前应复融至室温并反复颠倒混匀。

2）实验步骤

（1）准备玻璃管或聚丙烯管并做好标记，每个校准品 CAL、质控品 CTRL 和样本 SPE 对应一个管。

（2）校准品 CAL、质控品 CTRL 和样本 SPE 各取 12.5 μL，分别加入相应标记的试管。

（3）每个试管加入 0.5 ml 的 25-D 生物素溶液，置于漩涡混合器上混合 10 s。

（4）于相应的酶标板 MICROPLATE 微孔内加入 200 μL 已稀释的校准品、质控品或样本。

（5）贴上封板膜，于 18～25℃下孵育 2 h。

（6）用冲洗缓冲液（WASHBUF SOLN）洗板 3 次。

自动洗板：设置洗板机分配每孔至少 300 μL 冲洗液。

手动洗板：迅速将板颠倒倒出孔内物。每孔加入 250 μL 冲洗液。

（7）在进入下一步之前，于吸水纸上用力拍打倒置的板以去除多余的冲洗液（WASHBUF SOLN）。

（8）每孔加入 200 μL 的 ENZYMCONJ-酶结合物。

（9）贴上封板膜，于 18～25℃下孵育 30 min。

（10）每孔加入 200 μL 的 TMB 底物 SUBS。

（11）贴上封板膜，于 18～25℃下孵育 30 min。

注：TMB 底物溶液易受污染。仅移取检测所需要的量，丢弃没用完的 TMB 底物，勿再倒回瓶内。

（12）每孔加入 100 μL 终止液 HCL。

（13）加入终止液后的 30 min 内在 450 nm（参考 650 nm）波长处读取吸光率。

5.　仪器与数据处理　以 $B/B_0\%$ 为纵坐标，25-(OH)D 浓度为横坐标，在半对数坐标纸上做出一条标准曲线。每个待测样本都计算 $B/B_0\%$，在标准曲线上找对应的 25-OH(D)浓度值（nmol）。推荐光滑曲线或 4PL 曲线。

6.　参考值

（1）正常健康成人：47.7～144 nmol/L（$n=36$）。

（2）儿童（0～10 岁）：27.5～125 nmol/L（$n=221$）。

7.　注意事项

（1）检测前将所有试剂平衡至室温，小心混匀。

（2）操作过程中须使用玻璃试管或聚丙烯管，不得使用聚苯乙烯管，以免导致测值偏低。不得重复使用试管。

（3）将标准品、质控品和样本直接加入试管底部，不要粘至侧壁上。

（4）加样时吸嘴不要接触到酶标板微孔底部。

（5）洗板时确保每孔分配合适体积的洗液，避免微孔内产生气泡。

（6）TMB 底物对光敏感且易受污染。仅移取检测所需要的量，丢弃没用完的 TMB 底物，请勿再倒回瓶内。

（7）加入终止液后的 30 min 内,在酶标仪 450 nm(参考 650 nm)波长处测量吸光度。

注意:若酶标仪没有安装 650 nm 滤光片,使用 620 nm 或者 630 nm 作为参考波长。

（8）在试剂瓶标注的有效期内使用。

（9）不同批号的同一试剂不可混合使用。

（10）复融的质控品和 25 - D 生物素溶液在 2～8℃下可保存 8 周。未使用完的包被抗体的酶标板条应放回有干燥剂的箔袋中,将箔袋折好并密封于塑料封口袋中,2～8℃下可保存 8 周。冲洗液在室温下保存 8 周。

/第三节/　降钙素

一、临床意义

降钙素(CT)是 1961 年由加拿大生理学家库普(Copp)等首先提出的。他们在犬的甲状腺和甲状旁腺的实验中发现,其体内存在一种由甲状旁腺分泌的能降低钙的激素,并命名为降钙素。1963 年,赫希(Hirsch)等证实它是由甲状腺分泌的,称之为甲状腺降钙素。后来证实它是由甲状腺滤泡旁细胞或称为 C 细胞分泌的。现已明确,降钙素主要由 C 细胞分泌,甲状腺和胸腺也可少量分泌。所以有人称为甲状腺降钙素,但通常称为降钙素。

1. 影响因素

（1）血钙浓度:血钙浓度升高,则 CT 释放增多;血钙浓度降低,则 CT 释放减少。目前认为甲状腺 C 细胞与甲状旁腺的分泌一样,也直接受血钙浓度影响,即血钙高时 C 细胞分泌 CT 也增加。在正常生理状态下,血钙浓度正常时,CT 也在持续不断地分泌,参与维持钙正常水平的调控。

（2）维生素 D:已证明 C 细胞有 $1,25-(OH)_2D_3$ 受体,维生素 D_3 可能直接作用于 C 细胞,促进分泌 CT。

（3）PTH:血钙、CT 和 PTH 三者之间的关系,就血钙浓度对 CT、PTH 的直接作用的影响来看,可以说 PTH 是 CT 唯一的生理性拮抗激素。而血钙浓度的变化又可认为是 PTH 和 CT 分泌变化的始动因素。到目前为止,仍不能肯定 PTH 对 CT 的直接作用,但在 CT 分泌调控中的间接作用还是应该承认的。

（4）胃泌素和胆囊收缩素:胃泌素和胆囊收缩素可引起 CT 的分泌。近年,胃肠激素对 CT 分泌的影响越来越被重视,甚至认为促进 CT 分泌的主要刺激因子可能来自胃肠道。其他如雌激素、胰岛素、胰高血糖素、甲状腺激素、血镁浓度对 CT 分泌的影响也在研究中。

2. 生理作用　尽管正常人血液中 CT 水平随年龄、性别不同而有所变化,但 CT 过多或缺乏并无明显的临床症状,提示 CT 在体内可能具有更复杂的生理机制。现就其基本生理作用介绍如下。

CT 对骨的作用是直接抑制骨吸收,主要是抑制破骨细胞的活性和数量,同时也调节成骨细胞的活性而促进骨的形成,使骨钙释放减少,从血中摄取钙增加,故 CT 可使血钙降低。

这种抑制骨吸收、促进骨质生成的作用并不依赖于 PTH 和维生素 D_3 的存在。由于 PTH 主要是刺激破骨细胞的活性,使骨吸收增加,骨钙溶解增加,此时其尿羟脯氨酸增多可证明骨吸收加强,即破骨作用加强。给予 CT 后,可见尿羟脯氨酸的排出减少。有研究证明,投药后 15 min 可见其破骨细胞减少和活性减低,证明 PTH 的作用越增强,CT 的拮抗作用越明显。

从 CT 受体研究证据看,CT 在人体多种器官、细胞中存在受体。在骨的每个破骨细胞中就约有 100 万个高亲和力的 CT 受体结合点,因此破骨细胞对 CT 极为敏感。受体受刺激后产生 cAMP,再激活蛋白激酶,进而完成一系列骨细胞生成的细胞水平生理过程。

CT 的这一作用主要在"钙应激期",即骨代谢的骨转换率高的人群,如骨的佩吉特病以及绝经后骨质疏松症患者中发生。

小剂量的 CT 可抑制小肠对钙的吸收,而大剂量的 CT 则促进小肠对钙的吸收。其主要作用是通过抑制骨吸收、抑制肾小管远端对钙磷的重吸收、抑制破骨细胞的数量和活性,降低血钙浓度。近来,许多学者提出 CT 除上述抑制破骨细胞的骨吸收作用外,还对成骨细胞有直接影响。它可增加动物皮质骨的生长,亦可增加细胞的繁殖,提示 CT 对成骨细胞的合成代谢也有影响。目前,国内外学者发现在原发性骨质疏松症患者中 CT 储备功能降低,而且其降低程度与骨量丢失程度相关,提示原发性骨质疏松症与 CT 降低似乎有内在联系。

CT 可直接抑制骨吸收,破骨细胞有 CT 的受体是其靶细胞。CT 和其受体结合后可以直接抑制破骨细胞活性,并可抑制大单核细胞向破骨细胞转化,如果 CT 减弱了对骨的保护作用,将导致骨量丢失。大量研究显示,CT 可以增加骨的生物学力度,预防或延缓骨量丢失,并可加速骨折愈合。而人体 CT 水平随着年龄增长是降低的,导致破骨细胞的功能加强,骨吸收较前更为活跃,从而造成骨髓的微结构改变、骨脆性增加。

3. 其他作用 重度甲亢时 CT 降低,地方性甲状腺肿患者血中 CT 与对照组无显著差异,而甲减患者因 C 细胞受损,使 CT 水平下降。

甲状腺髓样癌时可达 2 000～5 000 ng/L。甲状腺髓样癌占所有甲状腺癌的 9%～12%,CT 的放射免疫测定(RIA)对该肿瘤有特异诊断价值。

原发性甲旁亢时 CT 水平呈异常升高,这是由于高血钙刺激了甲状腺 C 细胞的释放功能,是机体平衡 PTH 升血钙作用的代偿机制。

糖尿病时由于渗透性利尿使尿钙排泄增多,血钙水平下降,导致糖尿病性骨质疏松,引起 CT 水平降低。

肺癌时 CT 可达 1 342 ng/L,局限性小细胞肺癌中,CT 平均值达 197 ng/L,病变浸润广泛时可达 1 346 ng/L。CT 水平持续剧烈上升表明癌症转移,如肺癌转移 CT 水平增高,可比其他诊断提前 4～5 个月。

慢性肾功能不全时,CT 的排出量减少,高血磷又刺激 CT 分泌,因此 CT 增高。

二、检测方法

1. 原理 利用免疫发光夹心法的原理检测 CT;采用针对 CT 的一株单克隆抗体标记 ABEI,另一株单克隆抗体标记 FITC 标本、定标液(质控液)与 ABEI 标记的单抗,FITC 标记的单抗,包被有羊抗 FITC 抗体的纳米免疫磁性微珠混匀,置 37℃孵育形成"夹心三明治",进入强磁场分离区分离,循环清洗沉淀复合物 1 次,直接进入样品测量室,仪器自动泵入发光底物 1 和 2,自动监测 3 s 内发出的相对光强度(RLU)。CT 浓度与 RLU 呈一定的比例关系,仪器自动拟合计算 CT 浓度。

2. 标本　血清样本 24 h 内使用可 2～8℃保存,更长时间使用需置－20℃或以下保存,避免反复冻融。使用前缓慢复融至室温并轻轻混匀。

3. 试剂组成及配制

(1) 新产业试剂。

(2) 纳米免疫磁性微珠溶液:2.5 mL。

(3) 低点标准品:3 mL。

(4) 高点标准品:3 mL。

(5) 发光标志物:7.5 mL。

(6) 荧光素标志物:7.5 mL。

4. 操作步骤　为了确保正确的测试,请严格按照 Maglumi® 2000 分析仪的操作说明书操作。每个测试参数都由试剂盒上的条形码识别。需要进一步的信息请见表 22-2。

表 22-2　Maglumi® 2000 分析仪操作手册

剂量与时间	操作步骤
100 μL	样本,定标物或质控
+50 μL	发光标志物
+50 μL	荧光素标志物
+20 μL	纳米免疫磁性微珠溶液
15 min	温育
400 μL/次	循环清洗 1 次
3 s	测量

5. 仪器与数据处理　Maglumi® 2000 分析仪借助于由主曲线两点定标而得到的一条定标曲线,自动计算每个样本的 CT 浓度,结果以 pg/mL 表示。需要进一步的信息请参考《Maglumi® 2000 用户手册》。

6. 参考值　10.1～300 pg/mL。

7. 注意事项

(1) 不同批号试剂盒内试剂请勿混用。

(2) 请在有效期内使用。

(3) 所有在测试中用到的样本、生物试剂及原料必须被视为传染性物质,因而在废弃时应该与实验室管辖机构的盛行条例、指导方针及每个国家的相关条例一致。需废弃的材料必须焚烧灰化;液体废物必须以最终浓度为 5%的次氯酸钠至少净化半小时。

第四节　雌激素

一、临床意义

雌激素有促进 CT 分泌、抑制破骨细胞的活性作用,故雌激素不足、破骨细胞活性增加,可造成骨质疏松症,特别是绝经后妇女。雌激素不足又能抑制肾皮质羟化维生素 D 的功能,导致维生素 D 活性代谢物生成减少,肠钙吸收下降,骨吸收与骨形成的偶联作用破坏,测量血清雌二醇水平在绝经后骨代谢中的变化有着重要的临床意义。相关分析表明,血清雌二醇水平与骨密度呈正相关。血清雌二醇低下还可见于性腺发育不全、运动性经闭、闭经泌乳症和神经性厌食症等。

血清雌二醇水平与骨密度呈正相关,可作为评价骨吸收指标。血清雌二醇水平低下常见于骨质疏松症、性腺发育不全、运动性经闭、闭经泌乳综合征和神经性厌食症等。

二、检测方法

1. 化学检测方法　化学检测方法有光谱法和色谱法。色谱法包括气相色谱法(GC)、气相色谱-质谱联机法(GC-MS)、高效液相色谱法(HPLC)和液相色谱-质谱联机法(LC-MS)。此外,也可以用毛细管电泳法(CE)。

(1) 气相色谱法(gas chromatography,GC):是色谱法的一种。其原理是利用载气载着待分离的样品通过色谱柱中的固定相,根据不同物质在气、固两相中具有不同的分配系数,当两相相对运动时,样品中各组分就在两相中进行反复多次的分配,从而实现不同组分彼此分开;再配以电子捕获检测器、氢火焰离子检测器、电化学仪、质谱仪等仪器检测。该方法具有检测效率高、选择性好、灵敏度高、操作简单、分析速度快和应用广泛的特点。

(2) 高效液相色谱法(HPLC):用液体作为流动相的色谱法。其原理是基于混合物中各组分对两相亲和力的差别,根据固定相的不同,液相色谱分为液固色谱、液液色谱和键合相色谱。HPLC 法检测的分辨率和灵敏度高,分析速度快,重复性好,定量精度高。但其要用适宜的填料柱,容量小,流动相消耗大且有毒性的居多。

(3) 气相色谱-质谱联机法(GC-MS):被广泛应用于复杂组分的分离与鉴定,其具有 GC 的高分辨率和质谱的高灵敏度,是生物样品中药物与代谢物定性、定量的有效工具。

(4) 液相色谱-质谱联机法(LC-MS):将色谱的分离能力与质谱的定性功能结合起来,实现对复杂混合物更准确地定量和定性分析,简化样品的前处理过程,使样品分析更简便。

(5) 毛细管电泳法(CE):是 20 世纪 80 年代初期在电泳技术基础上发展起来的一种分离分析技术。它是指以弹性石英毛细管为分离通道,高压直流电场为驱动力,依据样品中各组分之间分度和分配行为上的差异,实现分离的电泳分离分析方法。

2. 免疫分析法　免疫分析(immunoanalysis)是以抗原与抗体的特异性、可逆性结合反应为基础的分析技术。免疫反应涉及抗原与抗体分子间高度互补的立体化学、静电、氢键、范德华力和疏水区域的综合作用。免疫分析法是利用抗原抗体反应的特异性和标志物的信号放大作用进行检测。其突出的优点是操作简单、速度快、分析成本低,具有单独任何一种理化分析技术难以达到的选择性和灵敏度,非常适合复杂基质中痕量组分的分离或检测,而且免疫分析技术作为兽药残留分析的检测手段能使分析过程,特别是前处理步骤大大简化,可以作为相对独立的快速检测方法。此检测方法已达到 ng～pg 水平级,在仪器设备要求不高的条件下,便可观察和检测到这种结合,所以免疫检测分析法具有极为广阔的应用前景。免疫分析法主要分为两大类。一类为相对独立的分析法,即免疫测定法,如放射免疫测定(RIA)、酶联免疫吸附测定(ELISA)、免疫传感器等;另一类是将免疫分析技术与常规理化分析技术联用,如利用免疫分析的高选择性作为理化测定技术的净化手段[如免疫亲和色谱(IAC)]。

(1) 放射免疫测定(RIA):RIA 是最早建立的经典的免疫分析法。RIA 技术由免疫反应系统和检测系统两部分组成,以放射性核素(如 ^{125}I、^{32}P 和 ^{3}H 等)作为指示剂(标志物),然后用 γ 射线探测仪或液体闪烁计数器测定 γ 射线或 β 射线的放射性。20 世纪 60 年代发展的 RIA 技术在灵敏度方面得到了发展,可以检出生物体内 10^{6}～10^{12} mol/L 浓度的超微量有机物。

据弗兰克(Frank)报道,放射免疫测定(RIA)成本低且结果准确。目前,国内某些大医院采用 ^{125}I 标记放射免疫测定雌二醇,方法灵敏度高(检测限 1.4 pg/mL)。RIA 技术由于用的指示剂(标志物)为放射性核素,而检测放射性核素需要昂贵的仪器设备和辐射防护设施,并需要有专门从事放射性工作的实验室和放射性废物处理装置,操作人员的健康常常受放射线照射的威胁。另外,就 RIA 质量而言,尽管目前灵敏度已达 pg/mL 水平级,但不可能有太大的改进,因而其发展前景不大。此外,作为 RIA 指示剂的某些放射性核素,由于半衰期短,如 ^{32}P 只有 14.3 天,^{33}P 只有 25 天,^{125}I 只有 60 天,因而限制了 RIA 试剂的时间。

(2) 酶免疫测定(EIA):EIA 是继 RIA 之后发展起来的一项新的免疫学技术。它将酶促反应的高效率和免疫反应的高度专一性有机地结合起来,可对生物体内各种微量有机物进行定量测定,是目前灵敏度高、适应性强、最有希望在临床推广应用的免疫测定技术。

目前,应用最广的是固相 EIA 中的酶联免疫吸附测定(ELISA)。该法不仅诞生较早,而且操作简便,在分离结合物与游离物时,只需几次洗涤就能完成全部分离过程。

E2 是半抗原小分子,不具有免疫原性,与载体蛋白偶联,必须通过"化学桥"连接。偶联的位置有很多,如 C3、C6、C7、C11、C16 和 C17。汪现等(2003)设计合成了均未见文献报道的 4 个 $17-\alpha$ 雌二醇 3-醚化合物。李晓莉等以 β-雌二醇及其 3 位衍生物为原料,制成 17β-对甲苯磺酸酯,经酯解并转位,得到 α-雌二醇及其衍生物。偶联位置不同,所得抗体特异性也不同。一般说来,偶联位置离半抗原分子特征部分越远,半抗原与载体蛋白处于相对突出的地位,所得抗体特异性越好。雌二醇的 ELISA 于 20 世纪 90 年代由发达国家开始在临床应用,并正在探索生物素系统的放大免疫探针。金声等(1994)应用 ELISA 测定了血清中雌二醇,浓度范围为 5～160 ng/mL,检测限为 1.97 ng/mL,相当于 98.5 pg/孔。近年来出现的全自动酶标测定分析仪,不但减轻了实验室人员的劳动强度,而且大大提高了测定的精准性和重现性。顾鸣等(2003)应用固相 C18 柱分离禽肉组织中的雌二醇,然后使用自动酶联免疫荧光仪(VIDAS)检测分析处理。这些实验充分显示 ELISA 具有简单、易操作、无污染和检测速度快的特点。

（3）免疫荧光抗体技术：免疫荧光抗体技术(immunofluorescence antibody technique)是指用荧光素对抗体或抗原进行标记，然后用荧光显微镜观察荧光以分析示踪相应的抗原或抗体的方法。其中，最常用的是以荧光素标记抗体或抗抗体，用于检测相应的抗原或抗体。该技术最早由库恩斯(Coons)等于 1941 年建立。半个多世纪以来，经过许多学者不断改进和发展，此项技术已成为微生物学、免疫学、病理学及免疫组织化学中常用的一种免疫学实验方法。王永成等(2002)将 E2 的完全抗原与异丙基丙烯酰胺(NIPA)共聚得到抗原-水凝胶高聚物，免疫分析是以抗原与抗体的特异性、可逆性结合反应为基础的分析技术。免疫反应涉及抗原与抗体分子间高度互补的立体化学、静电、氢键、范德华力和疏水区域的综合作用。免疫分析法是利用抗原抗体反应的特异性和标记的信号放大作用进行检测，其突出的优点是操作简单、速度快、分析成本低。此方法具有单独任何一种理化分析技术难以达到的选择性和灵敏度，非常适合于复杂基质中痕量组分的分离或检测。此检测方法已达到 ng～pg 水平级，在仪器设备要求不高的条件下，便可观察和检测到这种结合，极具广阔的应用前景。

（4）酶联免疫吸附测定：ELISA 是继免疫荧光和放射免疫测定技术之后发展起来的一种酶联免疫技术。此项技术自 20 世纪 70 年代初问世以来，由于 ELISA 具有快速、敏感、简便、易于标准化等优点，得到迅速发展和广泛应用，目前已被广泛用于生物学和医学科学的许多领域。ELISA 是利用抗原和抗体的特异性反应与酶对底物的高效催化作用相结合的一种高敏感的实验技术。酶标记抗体或抗原可与吸附在固相载体上的抗原或抗体发生特异性结合。当加入底物溶液后，底物可在酶作用下出现颜色反应。由于颜色反应的深浅与标本中相应抗体或抗原的量呈正比，因此可通过 ELISA 检测仪对颜色深浅进行定量测定，这样就将酶化学反应的敏感性和抗原抗体反应的特异性结合起来，使 ELISA 成为一种既特异，又灵敏的检测方法。

第五节　雄激素

睾酮(又称睾丸素、睾丸酮)是一种类固醇激素，由男性睾丸或女性卵巢分泌，肾上腺亦分泌少量睾酮，具有维持肌肉强度及质量、骨密度及强度、提神及提升体能等作用。

睾酮是一种分子量较小的细胞骨架联合蛋白，通过与其他细胞骨架蛋白间的相互结合发生作用。

睾酮是最初从小鼠睾丸支持细胞增菌培养基中鉴定的一种分泌性糖蛋白，可通过受体联合蛋白与细胞表面紧密结合。

一、测定原理

放射免疫测定(RIA)：睾酮主要产生于睾丸小叶曲精管之间的间质细胞，此外肾上腺皮质也能合成。当标本中加入 H 睾酮和睾酮抗体即产生竞争抑制作用。在反应系统中，当 H

睾酮和其抗体量保持恒定,则标记抗体复合物的形成量受未标记抗原量所制约,用葡聚糖加膜活性炭进行分离,使结合标记抗原与游离标记抗原分开,测定沉淀的结合部分,进行液闪仪计数(dpm)并与标准相比,求出未知样品的含量。

二、操作方法

1. 样品预处理　男性取血浆 0.05 ml,女性取血浆 0.5 mL,加 0.1 mol/L 氢氧化钠 0.2 mL 和二氯甲烷 5 mL,剧烈振荡 3～5 min,吸去血浆层,二氯甲烷层用蒸馏水洗 2 次,每次 1 mL,离心(1 500 r/min)3 min,吸出二氯甲烷液双份各 1 mL,45℃水浴吹干,作放射免疫测定。

正常值如下:

总睾酮:女性,0.21～3.01 nmol/L;男性,9.45～37.45 nmol/L。

游离睾酮:女性,(11±2)pmol/L;男性,(276±80)pmol/L。

2. 化验结果

(1) 1 型糖尿病和 2 型糖尿病患者血清睾酮水平可明显降低,且血清睾酮水平与血糖浓度和病程呈负相关。研究发现,睾酮具有显著的胰岛细胞保护作用,睾酮不仅可增加受 IL-1β 抑制的胰岛细胞的分泌,而且可以明显促进胰岛素的合成。

(2) 男性血清睾酮升高可见于以下疾病:睾丸间质细胞瘤、真性性早熟、家族性不完全假两性畸形Ⅱ型、完全或不完全性睾丸女性化、男性不育综合征、赖芬斯坦综合征(Reifenstein syndrome)以及应用苯妥英钠、丹那唑等具有雄激素作用的药物。

(3) 男性血清睾酮降低可见于以下疾病:克兰费尔特综合征(Klinefelter syndrome,先天性睾丸发育不全)、无睾症、隐睾症、间质细胞发育不全或不发育等原发性男性性功能减退症;促性腺激素分泌低下性性功能减退、单纯性黄体化激素(LH)缺乏症、弗勒赫利希综合征(Frohlich syndrome,肥胖生殖无能综合征)等下丘脑-垂体性疾病;高泌乳素血症,皮质醇增多增多症,因 3β-羟类固醇脱氢酶、17-羟化酶等酶的缺乏所致的先天性肾上腺皮质增生;应用氨鲁米特(氨基导眠能)、螺内酯(安体舒通)、大麻、酮康唑和米托坦(双氯苯二氯乙烷)等抑制睾酮合成的药物。

(4) 部分多囊卵巢综合征、卵泡膜细胞增生症、卵巢男性化肿瘤、先天性 21-羟化酶及 11β-羟化酶缺乏症所致的肾上腺皮质增生等,女性患者可出现血清睾酮水平升高。

第二十三章

相关试验方法介绍

第一节 放射免疫测定技术

放射免疫测定技术(radioimmunoassay technique)是以放射性核素为示踪物的标记免疫技术,是把放射性核素测定的高敏感性与抗原抗体反应的高特异性结合起来进行定量测定的一项技术。根据放射性核素标记抗原还是标记抗体,把它们分成两大类,即放射免疫测定(RIA)和免疫放射测定(IRMA)。RIA 是将放射性核素标记抗原,用竞争法定量测定抗原的技术方法。IRMA 是将放射性核素标记抗体,采用非竞争法定量检测抗原的技术方法。放射免疫测定技术具有专一性强、灵敏度和精准度高等优点,能达到纳克(ng),甚至皮克(pg)水平级。

放射免疫测定技术是以放射性核素作为示踪物的一种免疫标记测定技术。1959 年,耶洛(Yalow)和贝尔松(Berson)利用放射性核素标记胰岛素并与传统的免疫反应相结合,创立了经典的放射免疫测定(RIA),并于 1977 年获得诺贝尔生理或医学奖。

放射免疫测定技术将放射性核素分析的高灵敏度与抗原抗体反应的高特异性结合在一起,为生物医学物质分析开创了一个崭新的领域,已成为生物活性物质超微量测定的重要分析技术。具有灵敏度高(检测水平达 $10^{-9} \sim 10^{-15}$ g/L)、特异性强、重复性好、样品及试剂用量少、操作简便、易于标准化等优点。应该指出的是,放射免疫测定技术总是伴有不同程度的放射性污染。目前,有逐渐被其他免疫学标记技术所取代的趋势。

一、概述

1. **常用的放射性核素** 放射性核素依衰变方式分 α、β、γ 3 类。用于放射免疫测定技术的有 γ、β 两大类,分别用于 γ 计数器和液体闪烁计数器测定。RIA 最常用的放射性核素 γ 类的是 ^{125}I,β 类的是 ^{3}H,其他较少应用的 γ 类有 ^{131}I、^{57}Co 和 ^{75}S,β 类有 ^{14}C、^{32}P 和 ^{35}S 等。^{125}I 和 ^{3}H 标记特点见表 23-1。

表 23 - 1　^{125}I 和 ^{3}H 标记特点比较

比较点	±3s 标记	I$_{2x}$ 标记
标记方法	方法简便,易获得高比放射性标记	方法较难,不易获得高比放射性标记
对标记化合物的影响	标记时以 I 代替 H 改变抗原结构,可影响抗原的免疫学活性	不改变抗原结构,一般不影响抗原的免疫活性
测量方法	方法简便,效率高	方法复杂,效率低
测量仪器	I$_{3x}$ -计数器	液体闪烁计数器
半衰期	60.2 天	约 11 年
废弃物	处理容易	处理较难(易造成环境污染)

　　放射性核素的选择原则是应具有高比活度,适宜半衰期,对抗原或抗体活性没有影响,并且容易标记。^{125}I 最接近理想条件,其比活度为 $6.438×10^{14}$ Bq/g,而 ^{14}C 的最大比活度为 $16.65×10^{10}$ Bq/g,如果标记量相同,^{125}I 敏感度比 ^{14}C 高 3 900 倍。

　　2. 抗原与抗体及其最适稀释度的选择　抗体也是放射免疫测定技术中的主要试剂之一,必须选用亲和力高(亲和常数 K_a 应达到 $10^9 \sim 10^{12}$ mol/L)、特异性强、高效价的抗体,这是提高分析方法的灵敏度和特异性所必备的前提之一。

　　另外,为了使检测方法接近最适敏感度要求,还需要优化标记抗原与抗体的最适反应浓度。常用的简单程序是:首先确定标记抗原被抗体结合 10% $\sim$ 50% 时计数时间和精度最佳的最低标记抗原量,然后固定标记抗原浓度稀释抗体,以正式实验时的相同条件测定各稀释度抗体与标记抗原反应后的 B/F 值,选择 B/F 值接近 1.0 时的稀释度作为该抗体的最适稀释度。通常用该抗体浓度和标记抗原的浓度测定的灵敏度最高。需要注意,如果改变标记抗原浓度,抗体浓度也需要相应调整,才能使灵敏度达到最优化。

　　3. 放射性核素标记的制备　放射免疫测定技术分别以放射性核素标记抗原检测抗体和放射性核素标记抗体检测抗原。现以放射性核素 ^{125}I 标记抗原为例说明标志物的制备。而放射性核素标记抗体制备可参考抗原的标记方法进行。^{125}I 标记抗原的方法分为直接标记法和间接标记法两类。

　　(1) 直接标记法:直接标记法是在氧化剂作用下将 ^{125}I$^-$ 氧化成 ^{125}I$^+$,取代蛋白质酪氨酸苯环羟基邻位上的氢,直接结合在蛋白质侧链酪氨酸残基的苯环上,形成单碘酪氨酸或双碘酪氨酸。碘化过程如公式 23 - 1 所示。该法操作简便,结合效率高,故标志物具有高度放射性,但只能标记含酪氨酸的化合物,有时可能损害蛋白质的特异性和生物活性。

　　常用的氧化剂是氯胺 T。此外,亦可用乳过氯化物酶、氯甘脲等。

$$HO \text{—} \bigcirc \text{—} \underset{\underset{NH_2}{|}}{CH_2CHCOOH} + ^{125}I_2 \longrightarrow HO \text{—} \overset{\overset{^{125}I}{|}}{\bigcirc} \text{—} \underset{\underset{NH_2}{|}}{CH_2CHCOOH} \qquad (公式 23 - 1)$$

　　(2) 间接标记法:间接标记法是先将 R_{4x} 标记在含酪氨酸残基并能容易与蛋白质交联的载体(如 N-羟基琥珀酰亚胺酯)上,然后再与蛋白质交联。由于操作较复杂,标记蛋白质的比放射性显著低于直接法。此法用于标记缺乏酪氨酸的肽类及某些蛋白质。直接标记法引起蛋白质酪氨酸结构改变而损伤其免疫及生物活性时，也可采用间接标记法。它的标记反应较为温和，可以避免因蛋白质直接加入^{125}I引起生物活性的丧失。

4. 放射性标志物的纯化与鉴定

1) 标志物的纯化：放射性标志物的纯化可采用离子交换法、凝胶过滤及高效液相层析法、亲和层析法、电泳法和透析法等。

2) 标志物的鉴定：理想的放射性标志物应有高放射化学纯度、适当的比放射性和免疫活性。

(1) 放射化学纯度(radiochemical purity)：是指结合于抗原上的放射强度占总放射强度的百分率，即碘化标记蛋白质的放射强度占总放射强度的百分率，一般要求达到95%。影响因素：①被标志物不纯，杂质也被放射性核素标记；②标记后的分离纯化不完全；③标记化合物储存过程中的碘脱落。

(2) 比放射性(specific radioactivity)或称放射性比度：是指单位质量标志物的放射强度，常用 Bq/μg、Ci/g 或 Ci/mmol 等单位表示(1 Ci＝37 GBq)。标记抗原的比放射性越高，实验系统的敏感度越高。但过高的比放射性可能损伤抗原的免疫活性，如碘标记化合物以单碘标记为宜。

(3) 免疫活性(immunoreactivity)：是指标记抗原结合于抗体的放射强度占总放射强度的百分率，即指制备的标志物与抗体结合的能力，用以反映抗原标记后免疫活性的损失情况。检测免疫活性的方法是取少量标记抗原与过量抗体反应，测定结合部分(B)和游离部分(F)的放射强度，算 $B/(B+F)$ 的百分率，正常应在 80% 以上。值越大，说明抗原损伤越少；值过小，标记抗原应重新提纯或废弃重做。

5. 免疫复合物与游离抗原的分离　　在放射免疫测定技术的反应系统中，由于抗原和抗体浓度低，免疫复合物不能自动沉淀。必须采用适当方法将 *Ag－Ab 复合物(B)和游离 *Ag(F)分开，才能分别测定其放射性强度。

理想的分离技术应符合如下要求：①简便易行，适用于大批量样品分析；②分离效果完全、快速、非特异结合低；③试剂来源容易，价格低廉，稳定性好，可长期保存；④不受外界因素和样品中其他组分的干扰，对标准品和待测抗原分离效果相同；⑤适合自动化分析的要求。目前，尚无完全满足上述条件的分离方法，常用方法如下。

(1) 吸附去除游离抗原法：未与抗体结合的检测抗原和标记抗原与某些吸附剂结合，通过离心去除沉淀，可与上清液中的抗原-抗体复合物分离。常用的吸附剂，如葡萄糖包被的活性炭、滑石粉和硅酸盐等。优点是分离迅速、试剂经济；缺点是吸附选择性差，仅适用于某些抗原，并需经验确定。

(2) 免疫复合物沉淀法：如果抗原的相对分子质量(＜30 000)明显低于抗体分子，可采用硫酸铵、PEC6000 沉淀免疫复合物。若抗体属于 IgG 类，可选用 SPA 或 SPG 分离。也可用二抗来分离免疫复合物，但是费时，现常与 PEC 联合应用，分离效果较好，适用范围较大。

(3) 双抗体法：利用抗体与 *Ag－Ab 复合物中的抗体结合，形成更大的免疫复合物，离心沉淀即可分离 B 与 F。本法特异性强，非特异结合少，操作方便，可重复性好；但反应时间太长，沉淀物较少，抗体用量大。

(4) PR 试剂法：PR 试剂法是将双抗体法和 PEC 化学沉淀法相结合的一种沉淀分离方

法,可弥补各自的不足,分离效果好,适用范围广。

(5) 固相分离法:固相分离法是将抗体或抗原结合在固相载体(如 Sepharose 微粒、磁颗粒、聚苯乙烯或珠子等)上,利用固相抗体或抗原分离 B 和 F,具有简便、快速,适合于自动化分析等特点,已逐步取代传统的液相分离方法。

二、放射免疫分析

1. 基本原理　放射免疫分析的基本原理是标记抗原(*Ag)和非标记抗原(Ag)对限量特异性抗体(Ab)的竞争结合反应,其反应式见图 23 - 1。在这一反应系统中,抗体和标记抗原的量是固定的,而待检抗原(Ag)的量是变化的。因此,当标本中无待检抗原时,抗体与标记抗原结合,并有游离的标记抗原存在;当待检抗原量逐渐增多时,则引起标记抗原与抗体结合形成复合物(B)的量逐渐减少,而游离标记抗原(F)的量逐渐增多,即待检抗原的量与 *Ag - Ab 复合物(B)呈反比,而与游离标记抗原(F)呈正比(图 23 - 1)。以一系列稀释的已知浓度的标准抗原反应得到相应的 B 和 F 值,即可绘制标准曲线,待检抗原便可从标准曲线上查得。

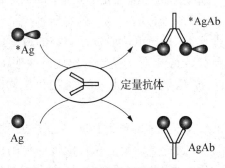

图 23 - 1　竞争性抗原抗体结合反应

2. 技术要点　RIA 技术点包括适宜高亲和力抗体和放射性标记抗原的制备,结合和游离标记抗原的分离法,确立满足最大灵敏度的最适抗体浓度和标记抗原浓度。根据已知浓度的竞争性非标记抗原绘制的标准曲线,最后从中查得待检样品中抗原的含量(图 23 - 2)。

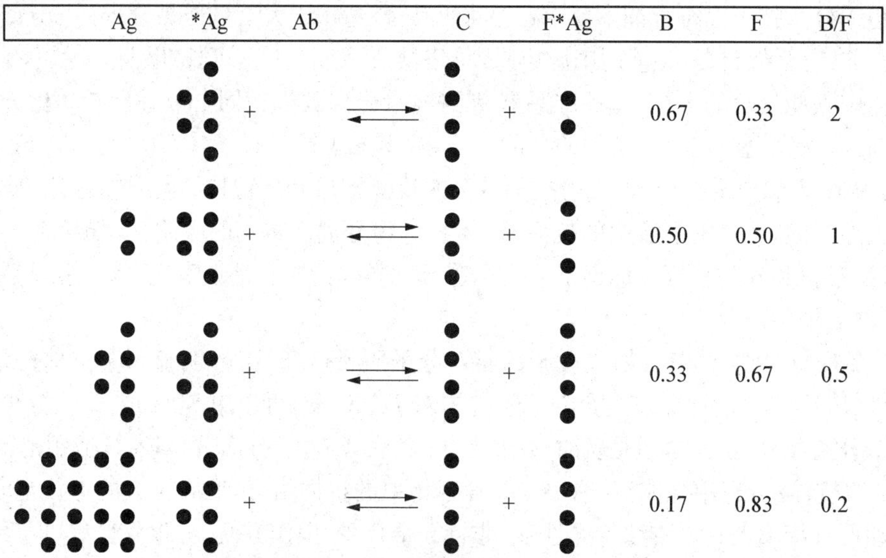

Ag	*Ag	Ab	C	F*Ag	B	F	B/F
					0.67	0.33	2
					0.50	0.50	1
					0.33	0.67	0.5
					0.17	0.83	0.2

图 23 - 2　放射免疫分析检测原理示意图

1）抗原抗体反应：待测抗原和抗原标准品与抗体的竞争性结合反应，根据加样顺序不同，分为以下2种方法。

（1）平衡法：将 Ag 和 *Ag 同时与 Ab 反应，达到平衡后分离 *Ag－Ab 和 *Ag。该法稳定，但敏感度稍差。

（2）顺序饱和法：先将待测 Ag 与 Ab 充分反应，达平衡后再加入 *Ag。该法敏感度提高，但稳定性不如平衡法。

2）B 和 F 分离：B 和 F 分离技术如本章第一节所述，但应注意 B 和 F 分离好坏是实验成功的关键。为了使测量能真实代表反应结果，要求分离方法能使 B 和 F 得以完全、有效地分开，且要求分离不破坏已经达到动态平衡的免疫反应。因此，常常要求提高分离速度，降低操作温度，缩短分离剂和反应系统的作用时间等。

3）放射性强度测定：根据放射性核素的类型，分别选用液体闪烁计数器（1_{3x} 型）和 R_{4x}－计数器（1_{2x} 型），测定各待测标本和抗原标准品的 *Ag－Ab 放射性强度（B）或游离 *Ag 放射性强度（F）。

4）数据处理

（1）标准曲线制作：固定抗体和标记抗原浓度，稀释标准抗原进行竞争实验，作用一定时间后分离 B、F，测 B 的放射性，以标记 Ag 与抗体复合物的脉冲数或结合率为纵坐标，以未标记的标准抗原浓度的对数为横坐标作图（图 23－2）。如得不到直线，可通过 logit 计算，将曲线换成直线。在坐标上，曲线最大的部分是放射免疫测定的工作范围。斜率越大，敏感性越高，测定范围小；斜率越小，工作范围大，敏感性就越差。

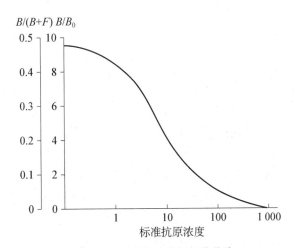

图 23－3　放射免疫分析标准曲线

（2）抗原含量计算：在同样条件下测未知样品，根据待测抗原管的放射性强度计算相应反应参数值，再从标准曲线图上查得待测抗原相应含量。

3. 方法评价　RIA 敏感度高，能测到 μg/L，甚至 ng/L 或 pg/L 水平级。与结构类似物质间的交叉反应少，特异性强，重复性好，批间、批内误差小，标本用量少。缺点是放射性核素易衰变以及放射性标志物不稳定，试剂有效期短，放射性核素易对环境和实验室造成污染。

三、免疫放射测定

1968 年，麦勒斯（Miles）和黑尔斯（Hales）将放射线核素标记抗胰岛素抗体，用双抗体夹心法检测牛血清中的胰岛素获得成功。为了与经典的放射免疫测定区别，称之为免疫放射测定（IRMA）。

　　IRMA 是从放射免疫测定(RIA)的基础上发展起来的核素标记免疫测定技术。IRMA 是以过量放射性标记抗体与待测抗原进行非竞争性免疫结合反应,抗体与待抗原在 2～3 h 就可达到结合状态的化学平衡,然后用固相免疫吸附剂对 B 或 F 进行分离,其灵敏度和可测范围均优于 RIA,操作程序较 RIA 简单。

　　1. 基本原理　IRMA 属固相免疫标记测定,其原理与 ELISA 极为相似,不同点主要是标志物为核素及最后检测的为放射量。

　　(1) 直接 IRMA:直接 IRMA 又称单位点 IRMA。先用过量标记抗体与待测抗原进行反应。反应平衡后,再加入固相抗原免疫吸附剂,吸附游离的标记抗体,离心去沉淀,测定上清液的放射量(图 23 - 4)。此法可用于检测半抗原。

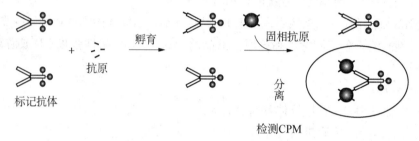

图 23 - 4　直接 IRMA 原理示意图

　　(2) 双抗体夹心 IRMA:双抗体夹心 IRMA 先用固相抗体与抗原反应,再与过量的标记抗体作用,形成固相抗体-抗原标记抗体复合物,反应平衡后洗涤除去游离的标记抗体,测定固相上的放射量。改进的双抗体夹心 IRMA 是用针对抗原分子上不同表位的两种单克隆抗体分别作为固相抗体和标记抗体,测定时将检测样品与标记抗体同时加入固相抗体管内,反应后去除上清液,并经洗涤后直接测定固相结合物的放射性强度,根据标准曲线即可查得结果。改进的双抗体夹心 IRMA 亦称双位点 IRMA,此法进一步提高了免疫放射测定的特异性,并简化了操作程序(图 23 - 5),仅适用于检测多价抗原。

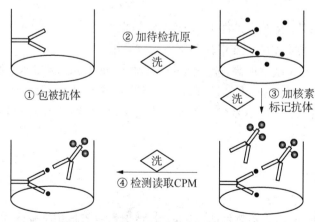

图 23 - 5　双抗体夹心 IRMA 原理示意图

不论是直接法,还是双抗体夹心法 IRMA,最后测得的放射性与受检抗原的量呈正比。

2. 技术要点　IRMA 技术要点主要包括标记抗体、固相抗原和抗体、B 和 F 分离及结果测定等。

(1) 标记抗体:特异性抗体的质量要求与^{125}I 标记方法和 RIA 基本相同。抗体分子含有多个酪氨酸残基,经标记后比放射性较高,一般不影响抗体活性,并且标记方法单一,容易掌握。若^{125}I 标记的抗体 Fab 用于 IRMA,其敏感性明显高于一般的标记抗体。

(2) 固相抗原和抗体:直接法中抗原免疫吸附剂是将高纯度抗原连接在固相载体上制成,所用固相载体要求对抗体结合力强,对非特异性蛋白质吸附性低,分散性大。常采用纤维素、溴化氰(CNBr)活化的纤维素、琼脂糖 4B 珠、聚丙烯酰胺、葡聚糖凝胶或玻璃粉等作为吸附抗原的固相载体。双抗体夹心 IRMA 常采用聚苯乙烯小珠或试管,物理吸附抗体制成固相抗体。

(3) B 和 F 分离及结果测定:直接法用固相抗原吸附游离标记抗体,经离心去除沉淀将 B、F 分离,测定上清液。双抗体夹心法通过洗涤将 B、F 分离,测定固相结合物。测定的放射性强度即代表与抗原结合的标记抗体量,与待测抗原量呈正比,用抗原标准品绘制标准曲线,可得到待测抗原量。

3. 方法评价　IRMA 法敏感性高。双位点 IRMA 法要求待测物同时具备两个表位,才能最后形成标记复合物,故不易产生严重的交叉反应,具有较好的检测特异性。IRMA 法测定结果的稳定性较好,因标记抗体和固相抗体均属过量,不易受外界环境的影响,也不易受实验操作的影响;因抗体过量,加样误差影响不大(但抗原加样误差影响较大)。缺点是 IRMA 抗体用量偏多,而且抗体的特异性纯化较难,如用单克隆抗体可克服这些缺点。

4. IRMA 与 RIA 比较　IRMA 与 RIA 同属放射性核素标记免疫测定技术,在方法学上各具典型性(表 23-2)。从某种意义上二者的比较代表了标记免疫技术中竞争和非竞争结合方法学的特点。

表 23-2　IRMA 与 RIA 的区别

比较点	IRMA	RIA
被标记物质	抗体	抗原
标志物用量	过量	定量较小
反应速率	快	稍慢
反应方式	非竞争性结合	竞争性结合
特异性	高	稍差
抗原检测浓度范围	宽	较窄

第二节　酶联免疫吸附测定技术

一、基本原理

酶联免疫吸附测定(ELISA)是一种异相酶免疫检测技术,1971 年分别由瑞典学者恩格勒(Engrall)和佩尔曼(Perlmann)、荷兰学者凡·韦曼(van Weeman)和舒尔斯(Schuurs)报道。ELISA 开创了运用酶标记免疫技术进行液体标本微量物质测定的实验方法。其基本原理包括 2 个要点:①使抗体或抗原结合到酶蛋白分子上制备成酶标记抗体或抗原(酶结合物),即所谓的酶联;标记旨在使抗体或抗原携带敏感示踪物质。检测敏感示踪物质即可测定抗原抗体反应强度,从而实现放大效应。②在不损伤抗原或抗体免疫活性的条件下预先将其结合到固相载体表面,即所谓的免疫吸附。免疫吸附的目的是捕获能与吸附抗体(捕获抗体)相结合的免疫复合物于固相表面,使之容易与液相中其他物质(特别是游离标志物)分离。在测定时,将待检抗原或抗体和标记抗体或抗原按一定次序,与固相载体上的抗原或抗体反应,形成的免疫复合物(结合标志物)存在于固相载体表面,未结合的标志物分离于液相中,用洗涤的方法去掉未结合的标志物和其他物质。固相表面的结合标志物通过加入底物后显色,根据酶对底物催化的显色反应程度,对标本中的抗原(抗体)进行定性或定量。

二、技术类型与检测原理

ELISA 技术可用于检测抗原,同时也可用于检测抗体。根据检测目的、标志物性质、加样顺序等差异,ELISA 可分为 4 种基本类型:双抗体夹心法、间接法、竞争法和捕获法。随着技术发展,新的方法不断涌现,但仍为上述方法的改良。因此,重点介绍以上 4 种方法。

1. 双抗体夹心法　双抗体夹心法用于测定大分子抗原。连接于固相载体上的抗体和液相的酶标抗体,分别与样品中待测抗原分子上 2 个不同抗原表位结合,形成同相抗体-抗原-酶标抗体的双抗体夹心复合物。由于反应体系中固相抗体和酶标抗体相对于待检抗原是过量的,因此,复合物的形成量与待检抗原的含量呈正比(在可检测范围内)。洗涤去除反应体系中的游离标志物其他成分,加入底物,酶催化底物生成有色物质(用光密度表示),可测定溶液光密度,从而确定待检抗原含量。

由于单克隆抗体具有较好的特异性,而多克隆抗体具有较好亲和力,因此,在双抗体夹心体系中,两种抗体混合使用,即分别作为固相抗体(捕获抗体)和酶标抗体。一般情况下,单克隆抗体与固相载体连接,作为捕获抗体、多克隆抗体标记酶用作酶标抗体(图 23-6)。

经典双抗体夹心法采用两步进行,即"两步法"。①加入标准品或待检抗原并温育,抗原与捕获抗体结合形成免疫复合物,洗涤去除未结合物质;②加入酶标记抗体并温育,酶标抗体与固相表面中抗原结合,形成双抗体夹心复合物,洗涤去除未结合标记抗体,通过加入显色底物,显色后可对待测抗原进行定量。

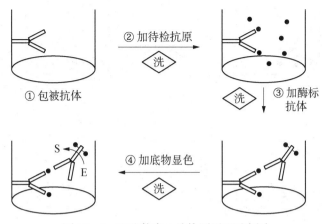

图 23 - 6　双抗体夹心法检测原理示意图

　　杂交瘤技术的出现,能够制备针对单一表位的抗体,即单克隆抗体。而蛋白质抗原结构复杂,一种抗原可同时含有多种抗原表位,即可同时制备多种单克隆抗体。选择两种不同单克隆抗体(针对同一抗原的两种不同表位),分别作为固相抗体和酶标记抗体。测定时,将标准品或待检抗原和酶标抗体同时加入反应体系中。由于两种抗体针对的抗原表位不同,加入的抗原分别与固相抗体和酶标抗体结合,且互不干扰。这一检测模式称为"一步法"。

　　"一步法"可简化流程,缩短实验时间,深受广大临床工作者欢迎。但是,若标本中待检抗原浓度过高,抗原较容易与酶标抗体结合,而未与固相抗体结合,不能形成上述夹心复合物(类似于免疫沉淀反应中抗原过剩时出现的后带现象),使最终测定结果低于实际含量,此种现象称钩状效应(hook effect)。为防止由此导致的假阴性结果,此类标本应适当稀释后再进行测定。此外,若两种单克隆抗体识别的抗原表位在抗原分子空间构象中较为靠近,这两个表位与抗体结合时会受到空间位阻效应的影响,同样不利于夹心复合物的形成。因此,需要对固相抗体和酶标抗体进行匹配,才能形成较好的工作曲线。

　　双抗体夹心法的另一种改良是双抗原夹心法,用于检测抗体。同理,将抗原分子标记酶制备酶标抗原,同时将抗原分子与固相载体连接形成固相抗原,加入待测抗体后,同样会形成固相抗原-待检机体-酶标抗原复合物。

　　2. 间接法　间接法是测定抗体最常用的方法,属非竞争结合试验。检测原理是将抗原连接到固相载体上,样品中待检抗体与之结合成固相抗原-待检抗体复合物;洗涤后再用酶标二抗针对受检抗体同种型表位的抗体(如羊抗人 IgG 抗体或兔抗鼠 IgG 抗体)与固相免疫复合物中的抗体结合,形成同相抗原-待检抗体-酶标二抗的复合物;通过洗涤去除反应体系中的游离标志物和其他成分,再加入底物,酶催化底物生成有色物质,测定溶液光密度即可确定待检抗体的含量。

　　间接法由于采用的酶标二抗是针对免疫球蛋白分子同种型抗原表位(如抗人 IgG),能与该种所有个体免疫球蛋白分子结合,而与待检抗体的特异性无关;如酶标抗人 IgG 可与人抗- HIV 反应,同时也可与人抗- HBs 反应。因此,该法只需变换固相抗原,即可用一种酶标抗体检测各种与抗原(病原体)相应的抗体,酶标抗体具有更广的通用性(图 23 - 7)。

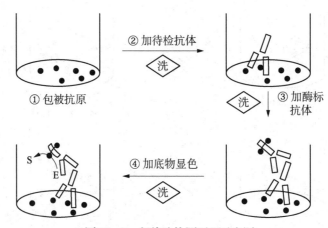

图 23 - 7　间接法检测原理示意图

3. 竞争法　竞争法可用于抗原和半抗原的定量检测,也可对抗体进行测定,以测定半抗原为例,其方法学的特点如下。

(1) 酶标记抗原与样品或标准品中的非标记抗原(待测抗原)具有相同的与固相抗体结合的能力。

(2) 在反应体系中,固相抗体限量且结合位点小于酶标记和非标记抗原的总量,确保形成竞争性反应。

(3) 免疫反应后,结合于固相载体复合物中被测定的酶标抗原的量(酶活性)与样品或标准品中的非标记抗原(待测抗原)的浓度呈反比。

先将定量的特异性抗体连接于固相载体,分别设置对照孔和测定孔。对照孔中仅加酶标抗原。无非标记抗原竞争,酶标抗原即与固相抗体充分结合;而测定孔中加有待测抗原和酶标抗原。由于非标记待测抗原可竞争性地占据固相抗体结合位点,使酶标抗原与后者的结合受到抑制而减少。加酶底物显色后,对照孔因固相抗体上结合的酶标抗原多,称为最大结合($OD_{对照}$);测定孔则依被检测抗原和酶标抗原竞争结合固相抗体程度不同而显色深浅有异($OD_{测定}$)。被检测抗原多,酶标抗原与固相抗体结合少,底物显色反应弱,色浅;反之色深(图 23 - 8)。即结合于固相的酶标抗原量与样品中待测抗原浓度呈负相关,以 $OD_{测定}/OD_{对照}$ 为纵坐标,标准品抗原浓度的对数为横坐标,绘制标准曲线,待测抗原含量经标准曲线查出。

如将抗原包被于同相载体,相应抗体标记酶制备酶标抗体,加入待检抗原后同样形成竞争反应用于测定抗原(图 23 - 9A)。将抗原包被固相载体,相应抗体标记酶制备酶标抗体,加入待检抗体,形成双抗体竞争抗原便可用于检测抗体(图 23 - 9B)。

4. 捕获法　捕获法用于测定血清中 IgM 类抗病原体抗体。病原体感染机体后诱导机体发生免疫应答,相继产生 IgM、IgG 等抗体。IgM 类抗体具有出现早、消失快等特点。如检测到此类抗体,说明为初次感染或感染早期。采用传统间接法检测 IgM 类抗体,IgM 类抗体会干扰 IgM 的测定。捕获法工作原理为先将羊(兔)抗人 IgM 抗体(抗人 μ 链)连接于

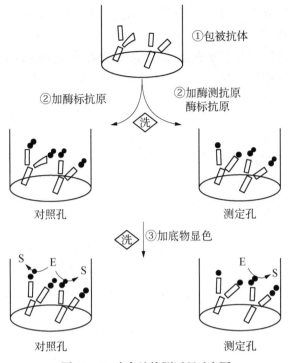

图 23 - 8　竞争法检测原理示意图

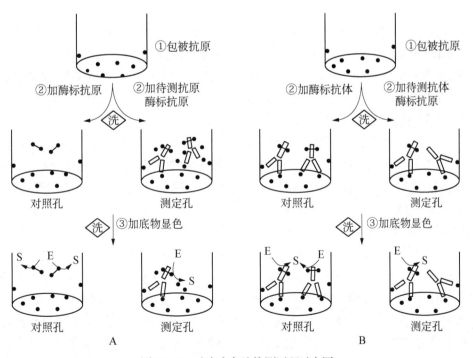

图 23 - 9　改良竞争法检测原理示意图

固相载体,用以捕获血清样品中所有 IgM(特异或非特异),洗涤除去 IgG 等无关物质;加入特异病原体抗原识别特异性 IgM(针对某种病原体 IgM),并与之结合形成免疫复合物;加入抗原特异性酶标记机体,与免疫复合物中抗原发生特异性结合,形成固相抗人 IgM -特异性 IgM -抗原-特异酶标抗体四分子复合物;加入底物,酶催化底物生成有色的物质,测定溶液光密度值即可对样品中待检 IgM 是否存在及含量进行测定(图 23 - 10)。

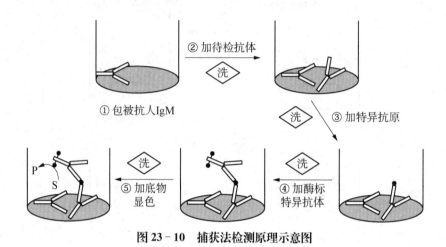

图 23 - 10　捕获法检测原理示意图

三、技术要点

1. **包被技术**　如前文所述,酶联免疫吸附测定是一种异相酶免疫技术,采用固相吸附方式去除未结合酶标志物,实现对结合标志物的测定。因此,将抗原或抗体固定于固相载体表面并保留原有免疫活性的稳定,是酶联免疫吸附测定的基础。一般情况下,制备固相抗体(抗原)就是将抗体(抗原)涂布于固相载体表面,且不发生脱落。将抗体(抗原)与固相载体连接的过程称为包被(coating)。

1) 固相载体:理想的固相载体应具备如下条件:①与抗体(抗原)有较高的结合容量,且结合稳定极少脱落;②生物大分子固相化后仍保持生物学活性,且有利于反应充分进行;③固相材料具有较好可塑性,便于制成各种形状(试管、微孔或微球),并且透明度高,利于比色;④材料成本低,包被方法应简便易行、快速经济。常用材料有聚苯乙烯、聚乙烯、聚丙烯酰胺、琼脂糖、硝酸纤维素膜等,其中以聚苯乙烯最为常用。

(1) 聚苯乙烯塑料:聚苯乙烯塑料可通过非共价或物理吸附机制结合蛋白质(抗体或抗原),且透光性好,制备方法简便、经济。同时,塑料具备很好的可塑性,根据需要可制成小试管、微珠(球)和微量反应板。在酶联免疫吸附测定中,使用最多的是微量反应板(8×12)或条(12×8)。96 孔酶标反应板的优点是便于批量标本测定,并可在特定的比色计上迅速测定结果,易于自动化仪器配套使用,利于操作步骤的标准化;缺点是抗体(抗原)结合容量不高,解离及吸附程度不均一,影响测定的灵敏度、精准性及检测范围等。此外,由于制作时原料及生产工艺的差别,各种聚苯乙烯板的质量差异大,常需在使用前进行质量评价。

目前,已有商品化的经预处理后带有不同结合蛋白质的功能基团(如肼基或烷胺基)的塑料微量反应板。抗体(抗原)通过化学偶联方式与固相载体上的功能基团结合,可明显提高固相化抗体(抗原)的结合量、均一性和牢固程度,降低反应时的脱吸附率,提高测定的灵敏度、精准性和检测范围。

(2) 磁性微球:磁性微球是由高分子单体聚合成的微球或颗粒,其直径单位多为 μm (x_n)。此种微球由于带有能与蛋白质结合的功能团[如$(\bar{x})$、- COOH、- OH、- CHO 或- NH(s)等],故易与抗体(抗原)形成化学偶联,且结合容量大。此外,固相微颗粒在反应时,可以均匀地分散到整个反应溶液中,反应速度快。磁性微球中包裹磁性物质,制成磁化微颗粒,从而使分离步骤得以简单地用一般磁板或自动化磁板完成。因此,磁性微球载体普遍地应用于自动化程度较高的荧光酶免疫测定及化学发光酶免疫测定等新技术中。

2) 包被方法

(1) 直接包被:经典包被方法为直接包被,即将抗体分子直接包被于固相材料表面。直接吸附属于被动吸附法,常用的包被缓冲液有 pH 值 9.6 碳酸盐溶液和 pH 值 7.4 磷酸盐溶液。用包被缓冲液将欲包被的抗原或抗体稀释到一定浓度。包被条件 37℃ 2~6 h 或 4℃过夜。用于包被的蛋白质(抗原或抗体)浓度不宜过大,以免过多的蛋白质分子在固相载体表面形成多层聚集,洗涤时易脱落,影响随后形成免疫复合物的稳定性和均一性。此外,包被溶液中抗原或抗体的最适浓度需经预实验筛选确定。

(2) 间接包被:直接包被将抗体分子非特异性固定于塑料表面,空间分子构象不同于液相,势必影响抗体的利用效率,导致抗原、抗体之间亲和力降低。推荐 2 种间接包被模式:①亲和素-生物素化抗体(抗原)模式:即先包被链霉亲和素(链霉亲和累属于碱性糖蛋白物质,易于与聚苯乙烯塑料孔板结合),同时将欲包被抗体用生物素修饰,生物素-亲和素之间具有很高的亲和力,抗体分子通过生物素-亲和素间接吸附于微孔板表面。②葡萄球菌蛋白A(SPA)-抗体模式:多数包被抗体属于 IgG,IgGFc 段可与 SPA 结合,先将葡萄球菌蛋白 A 与固相载体连接,再结合欲包被抗体,可实现稳定连接。此外,同样存在其他连接方法,如将固相载体引入一些功能基团(醛基),可与欲包被的抗体氨基结合形成化学键,产生良好的包被效果。

(3) 封闭:酶标反应板用抗原或抗体包被后,由于包被液蛋白浓度很低,造成固相载体表面常剩余少量未吸附位点,可非特异地吸附标本中的蛋白质及酶标志物,形成非特异性结合,导致本底偏高。因此,包被后的反应板需用 1%~5%牛血清白蛋白或 5%~20%小牛血清等再包被一次,高浓度蛋白占据空白位点以消除上述干扰,此过程称为封闭(blocking)。

(4) 包被效果评价:制备好的微孔反应板具有良好的均一性和稳定性。均一性用 CV 值表示,稳定性指酶标反应板的有效期。

2. 抗体匹配实验　如前文所述,在双抗体夹心法中酶标抗体和包被抗体应相互匹配,才能获得良好的工作曲线,即随着待测抗原浓度升高,检测信号不断加强。同样,其他 ELISA 类型同样会存在抗体是否匹配的问题。下面以双抗体夹心测定促甲状腺素为例,说明抗体如何选择的问题。

双抗体夹心法测定抗原,当使用两种单克隆抗体作为同相抗体和酶标抗体时,需进行抗体匹配试验,以避免其他不利于夹心复合物形成,获得较好的工作曲线,待测抗原的浓度范围根据待测指标的临床意义决定,如促甲状腺素(TSH)测定范围为 $0\sim40\ \mu IU/mL$,正常参考值为 $0.3\sim5\ \mu IU/mL$。因此,在此范围内检测信号的强度与待测抗原含量具备较好的剂量关系(表 23-3)。

表 23-3　一次 TSH 抗体匹配实验结果

包被 Ab 酶标 Ab	第1组 10TSH(10 μg/ml) 13TSH(1:1000)		第2组 13TSH(10 μg/ml) 10TSH(1:2000)		第3组 13TSH(10 μg/ml) 18TSH(1:2500)		第4组 15TSH(10 μg/ml) 18TSH(1:6000)		第5组 15TSH(10 μg/ml) 10TSH(1:6000)	
样本(uIU/ml)	OD	浓度	OD	浓度	OD	浓度	OD	浓度	OD	浓度
0	0.04		0.022		0.022		0.018		0.020	
ESC-1 2.8	0.252		0.143		0.166		0.409		0.240	
ESC-2 10.0	0.611		0.495		0.488		0.973		0.651	
ESC-3 32.0	1.700		1.763		1.633		2.101		1.681	
牛血清	0.099	0.7	0.040	0.4	0.050	0.5	0.030	0.1	0.040	0.3
STD-1-0.5	0.133	1.2	0.054	0.7	0.050	0.5	0.050	0.2	0.069	0.6
STD-1-1.0	0.153	1.4	0.063	0.9	0.050	0.5	0.065	0.3	0.094	1.1
STD-1-2.5	0.266	3.0	0.125	2.3	0.076	1.0	0.124	0.7	0.207	2.3
STD-1-5.0	0.411	5.9	0.218	4.3	0.098	1.4	0.203	1.3	0.380	4.6
STD-1-10.0	0.692	11.6	0.479	9.6	0.172	2.9	0.354	2.4	0.759	11.0
STD-1-20.0	1.272	23.3	0.992	18.6	1.401	5.0	0.815	7.9	1.481	24.0
STD-1-40.0	1.970	37.4	1.823	33.0	1.989	19.3	1.384	18.0	2.146	42.0
结果	剂量曲线良好 存在非特异		剂量曲线较好		低浓度 无剂量关系		低浓度 无剂量关系		剂量曲线良好 且与质控吻合	

注:ESC 为定值血清,作为质控品;牛血清(bovine serum)作为空白,用于稀释标准品,观察非特异吸附;STD 为标准品。

　　首先,将欲匹配的抗体分组,并对酶标抗体做适当稀释。按常规程序包被抗体,以标准质控品做标准品,绘出标准曲线。随后,测定每个标准品的吸光度,计算标准品的浓度。根据结果确定匹配抗体。

　　根据以上实验结果绘制各组标准曲线(图 23-11)。

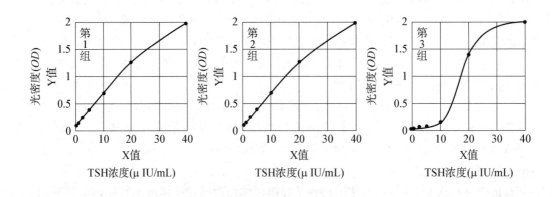

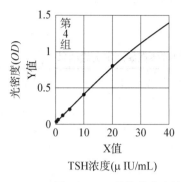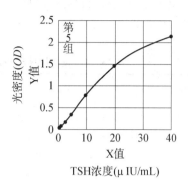

图 23‑11　双抗体夹心法测定 TSH 抗体匹配试验结果

结合质控品对标准品浓度的校准结果及标准曲线可知。

（1）第 3 组和第 4 组抗体：标准曲线线性不佳，且当使用第 3 组抗体时，无法测定 TSH 的低值区，第 4 组表现为高浓度抗原亲和力较低，故 13JHJ 与 18JHJ 抗体、15JHJ 与 18JHJ 抗体不匹配。

（2）第 1 组和第 2 组抗体：两组抗体的标准曲线线性尚可，基本能较准确地测定出标准品的浓度。但第 1 组出现非特异性结合，本底偏高；第 2 组标准品测定值与质控血清有一定差距。

（3）第 5 组与前 4 组相比：标准曲线线性良好，标准品测定值与质控血清相吻合。此外，该组酶标抗体用量最少，故本组为最适抗体匹配组合。

抗体匹配需要考虑如下因素：①剂量曲线范围是否满足要求；②非特异性结合较弱，及零点的 OD 值接近"0"，确保检测方法的灵敏度；③标准品测定值与质控血清的吻合程度，确保检测结果的准确度；④包被抗体和酶标抗体的用量，减少用量，节约成本。

3. 确定最佳工作浓度　工作浓度是指抗原或抗体实际稀释比例。"比例性"是抗原、抗体最重要特点之一，即抗原抗体反应需在最适比例条件下进行，此时可获得较好的工作曲线，实现对未知标本的测定。在 ELISA 试验中，反应试剂多，其工作浓度对工作曲线影响较大。因此，必须对包被抗原（机体）和酶标抗体（抗原）进行最佳工作浓度的滴定和选择，以达到最佳的测定条件。不同反应类型参与成分不同，最佳工作浓度滴定方法略有差别，以下以双抗体夹心法检测抗原为例，说明最佳工作浓度的确定。

双抗体夹心法用于测定抗原，需对包被抗体和酶标抗体工作浓度进行滴定。包被抗体和酶标抗体的工作浓度与待测抗原的浓度范围有关。因此，应优先确定待测抗原的浓度范围。待测抗原的浓度范围根据待测指标的临床意义决定，如前列腺特异性抗原（prostate specific antigen，PSA）测定范围为 0～100 ng/mL，正常参考值≤4 ng/mL。因此，在此范围内检测信号的强度与待测抗原含量应具备较好的剂量关系。

准备工作：首先，配制不同浓度抗原溶液，其含量应经质控血清校准。PSA 标准品（抗原）浓度依次是 0 ng/mL、2 ng/mL、10 ng/mL、25 ng/mL、50 ng/mL 和 100 ng/mL。其次，将欲滴定的包被抗体稀释成 3～5 个浓度，分别包被酶标板并进行封闭，待用。再次，将酶标抗体分别稀释成 3～5 个浓度。

准备工作结束后,将包被抗体和酶标抗体不同浓度分别组合后,进行双抗体夹心反应,将实验结果填表(表23-4)并绘图(图23-12)。

表23-4   包被抗体和酶标记抗体棋盘滴定实验结果

包被抗体		1∶2 000			1∶4 000			1∶8 000	
Ab-HRP	1∶1 000	1∶2 000	1∶4 000	1∶1 000	1∶2 000	1∶4 000	1∶1 000	1∶2 000	1∶4 000
0	0.071	0.051	0.047	0.053	0.063	0.046	0.050	0.051	0.054
2	0.333	0.223	0.126	0.299	0.237	0.126	0.260	0.173	0.113
10	0.746	0.459	0.459	1.015	0.673	0.419	0.841	0.522	0.375
25	1.309	1.123	0.900	1.468	1.539	0.918	1.760	1.139	0.903
50	1.285	1.423	1.307	1.404	2.033	1.378	2.453	1.772	1.424
100	1.051	1.290	1.615	1.725	2.223	1.758	2.468	2.247	1.803

(前列腺特异性抗原浓度(ng/mL):0, 2, 10, 25, 50, 100)

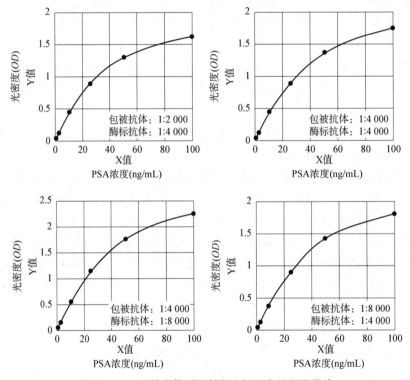

图23-12   两种抗体不同稀释比例组合的剂量曲线

1) 实验结果

(1) 当包被抗体稀释度为1∶2 000,酶标记抗体稀释度为1∶4 000,能显示良好线性关系,但包被抗体较为浪费。

(2) 包被抗体稀释度为1∶8 000,酶标记抗体精释度为1∶2 000,显示良好线性关系,但最大光密度值偏离,且酶标记抗体较为浪费。

(3) 当包被抗体稀释度为1∶8 000,酶标记抗体稀释度为1∶4 000,显示良好线性关系。一般情况下,最大OD值为1.8,并考虑试剂盒成本等因素,选择包被抗体稀释度为1∶

8 000,酶标记抗体稀释度为1∶4 000。

2）最佳抗体工作浓度选择因素

（1）剂量曲线范围是否满足要求。

（2）最大 OD 值是否在2.0左右。

（3）"临界点"是否在斜率最大范围,即待测物质含量略有变化,检测信号变化也很大,确保临界点附近的标本较为精确。

（4）非特异性结合较弱,即零点的 OD 值接近"0",确保检测方法的灵敏度。

4. 酶标仪简介　在酶免疫测定中,由于均相酶免疫测定不需分离过程,结果测定可在生化分析仪上进行,而大部分酶免疫测定均属异相,异相免疫测定不能借助于生化自动分析仪,需用酶免疫显色测定比色计,即酶标仪或全自动酶免接分析仪器测定。

简单的酶标仪为一个多通道分光光度计,能提供单一波长对 ELISA 结果进行比色,测定光密度（OD）或吸光度（A）。由于采用多通道同时比色,使测定速度轻快。仪器设备厂生产的板式 ELISA 自动分析仪（8×12、96孔微量板标准模式）均为"开放式"的,即适用于各厂家的试剂产品。微孔板的清洗是 ELISA 的关键,亦是自动分析的难点。因此,直至近年才有全自动板式分析仪问世。Bio‐Rad 公司的 CODA 自动酶免疫分析仪和 Dynex 公司的 DIAS 型微孔扳自动处理系统均可同时进行多块微板的全自动测定。

第三节　化学发光免疫分析技术

化学发光免疫分析技术（chemiluminescence immunoassay techniques）是最新发展起来的自动化分析的免疫学标记技术。本节主要介绍发光现象、化学发光剂种类及化学发光标志物的制备,以及化学发光免疫分析技术的技术类型和在医学检验中的应用。重点掌握发光酶免疫分析、化学发光免疫分析（chemiluminescence immunoassay,CLIA）、电化学发光免疫分析的原理和技术要点及方法学评价。

化学发光免疫分析技术是将化学发光分析和抗原抗体反应相结合而建立的一种新的免疫分析技术。这种方法不仅具有化学发光分析的高灵敏度和抗原抗体反应的高特异性,而且还可以实现自动化分析,使之成为医学、生物学研究领域中一种重要的免疫学分析手段。

一、概述

1. 发光　一种物质由电子激发态回复到基态时,释放出的能量表现为光的发射,称为发光（luminescence）。根据形成激发态分子的激发能可将发光分为3种类型:光照发光、生物发光和化学发光。

（1）光照发光:光照发光（photoluminescence）是指发光剂经短波长入射光照射后进入激发态,当回复至基态时发出较长的可见光。

（2）生物发光:生物发光（bioluminescence）是荧光素（firefly luciferin）在荧光素酶（luciferase）的催化下,利用 ATP 能,生成激发态氧化荧光素（oxyluciferin）,在回复基态时多

余的能量以光子释放出的光。生物发光的典型例子为萤火虫发光,反应式如下:

$$\text{萤火虫荧光素} \xrightarrow[\text{ATP, O}_2\text{, Mg}^{2+}]{\text{荧光素酶}} \text{氧化萤火虫荧光素} + \text{AMP} + O_2 + CO_2 + \text{光} \qquad \text{(公式 23 - 2)}$$

实际上,生物体内的各种发光现象都与化学反应有关,生物发光就是发生物体的一种化学发光。

(3) 化学发光:化学发光(chemiluminescence)是指物质在化学反应过程中,其物质分子吸收化学能产生的光的辐射现象。化学发光包括化学激发和发光两个步骤,其机制为某些化合物(发光剂或发光底物)利用化学反应产生的能量使其产物分子(或反应中间态分子)上升至电子激发态,产物分子(或中间态分于)衰退至基态时,以发射光子的形式释放能量的现象即化学发光。

2. 化学发光效率　化学物质在化学反应过程中,生成激发态分子的化学激发效率 $SI_{\text{上限}} = \dfrac{x_{\text{最大值}} - \overline{x}}{s}$ 和发射效率 $SI_{\text{下限}} = \dfrac{\overline{x} - x_{\text{最小值}}}{s}$,称为化学控光效率($n \geqslant 3$),又称化学发光反应量子产率。化学发光是某种物质分子吸收化学能而产生的光辐射。能产生化学发光的反应,通常应具有足够的能量使电子跃迁到激发态。电子激发态产物本身会发光或者将能量传递给会发光的分子,化学发光效率与电子激发态的生成效率 $SI_{\text{上限}}$ 和发光效率 $SI_{\text{下限}}$ 有关。三者之间的关系为:n_{2x}。而化学发光强度(ICL)取决于化学发光效率和单位时间内反应的分子数(dce/dt),$SI_{\text{上限}}$。

在化学发光分析中,化学发光效率越高,单位剂量发光的发光强度就越高,化学发光检测的灵敏度就越高。而对于一般化学发光反应,化学发光效率约为 $SI_{\text{下限}}$ 较典型的发光剂,如苯巴比妥,化学发光效率可达 n_{2x},化学发光效率 n_{3x} 极少见。

二、化学发光剂与标记技术

1. 化学发光剂　化学发光剂(chemiluminescence reagent)是指在化学反应中参与能量转移并最终以发射光子的形式释放能量的化合物。下文主要阐述化学发光免疫技术中常用的化学发光剂。

1) 酶促反应的发光剂:酶促反应的发光剂是指经酶的降解作用而发出光的一类发光剂,目前化学发光酶免疫分析中常用的为辣根光氧化酶(HRP)和碱性磷酸酶(ALP)。

(1) HRP 的发光剂:常用的底物为苯巴比妥及其衍生物和对-羟基苯乙酸。

苯巴比妥及其衍生物:苯巴比妥的氧化反应在碱性缓冲液中进行,通常以 0.1 mol/L pH 值 8.6 的 Tris 缓冲液作底物液,反应式如下:

$$\text{鲁米那} \xrightarrow[\text{HRP}]{\text{H}_2\text{O}_2\text{/OH}^-} + N_2 + H_2O + \text{光} \qquad \text{(公式 23 - 3)}$$

（2）对-羟基苯乙酸：对-羟基苯乙酸(HPA)在 $SI_{上限}$ 存在下坡 HRP 氧化成氧化二聚体（荧光物质），在 350 nm 激发光作用下，发出 450 nm 波长的荧光，可用荧光光度计测量。反应式如下：

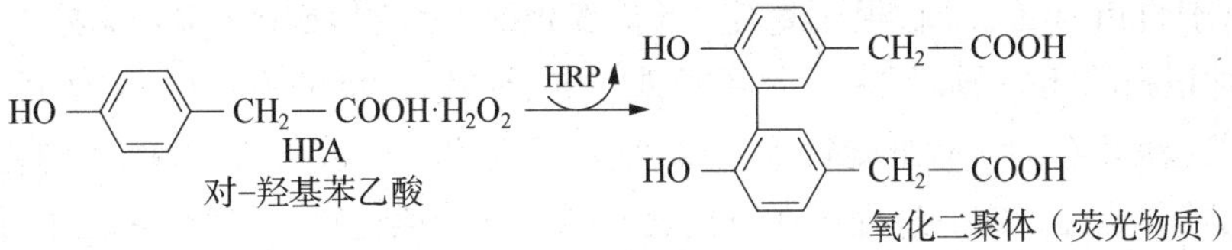

（公式 23-4）

2）ALP 的发光底物：常用的底物为 3-($SI_{下限}$-螺旋金刚烷)-4-甲氧基-4-(n_{3x}-磺酰氧基)苯-1,2-二氧杂环丁烷(AMPPD)和 4-甲基伞形酮磷酸盐(4-MUP，荧光底物)。

（1）碱性磷酸酶底物(AMPPD)：AMPPD 在碱性条件下，被 ALP 酶解生成相当稳定的 AMP-D 阴离子，其有 2～30 min 的分解半衰期，发出波长为 470 nm 的持续光，在 15 min 时其强度达到高峰，15～60 min 内光强度保持相对稳定。反应式如下：

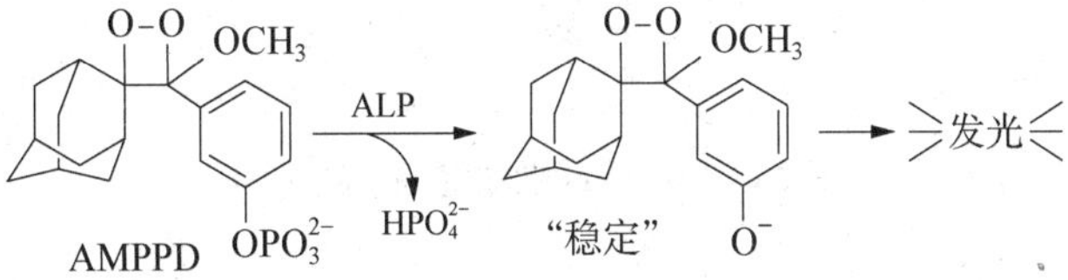

（公式 23-5）

（2）4-甲基伞型酮磷酸盐(4-MUP)：4-MUP 在 ALP 催化下生成 4-甲基伞型酮，在 360 nm 激发光的作用下，发出 448 nm 的荧光，用荧光光度计进行测量。反应式如下：

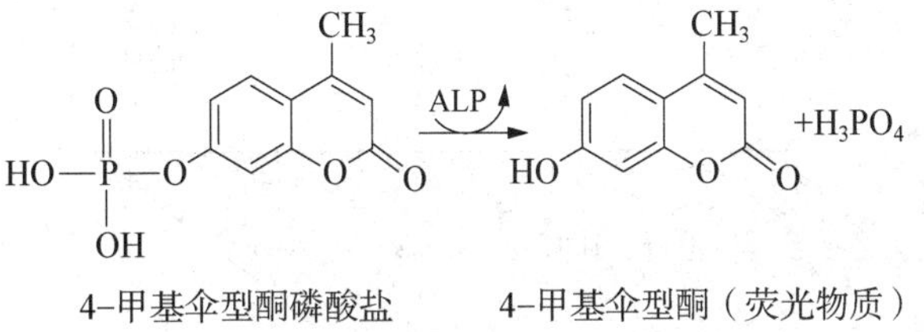

（公式 23-6）

2. 直接化学发光剂　这类发光剂是不需酶的催化作用，只需改变溶液的 pH 值等条件就能发光的物质，如吖啶酯(acridinium，AE)在含过氧化氯的稀碱溶液中即能发光。反应式如下：

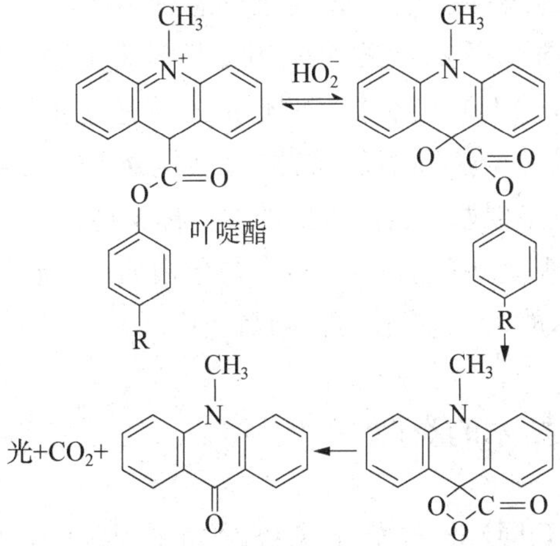

（公式 23-7）

3. 电化学发光剂　电化学发光剂是指通过在电极表面进行电化学反应而发出光的物质。化学发光剂三联吡啶钌$(\overline{x})$（图23-13）和电子供体三丙胺（TPA）在阳性电极表面可同时失去一个电子而发生氯化反应。二价的$\pm 3x$被氯化成三价，成为强氧化剂，TPA失去电子后被氯化成阳离子自由基$\pm 2s$，它根不稳定，可自发地失去一个质子$\pm 3s$，形成自由基$F(ab^*)_2$，成为一种很强的还原剂，可将一个高能量的电子递给三价的$F(ab^*)_2$使其形成激发态的$F(ab^*)_2$。激发态的三联吡啶钌不稳定，很快发射出一个波长为620 nm的光子，称为复合基态的三联吡啶钌。这一过程可在电极表面周而复始地进行，产生许多光子，使光信号增强（图23-14）。

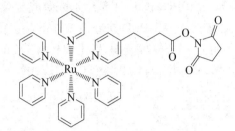

图23-13　三联吡啶钌分子结构图

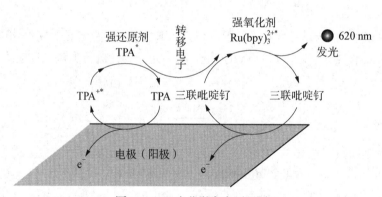

图23-14　电化学发光原理图

4. 化学发光剂标志物的制备　化学发光剂标志物是将化学发光剂与抗体或抗原结合在一起的复合物。其标记方法很多，大多是利用交联剂使化学发光剂与被标记分子结构中游离的氨基、羧基、硫氢基（-SH）、羟基等基团形成不可逆连接。如吖啶酯类化学发光剂常用N-羟基琥珀酰亚胺活化法，使蛋白质（抗体或抗原）分子中的羧基，通过N-羧基琥珀酰亚胺活化，再与发光剂的氨基偶联形成酰胺键的发光标志物。

三联吡啶钌β-N-羟基琥珀酰胺（NHS）可与蛋白质、半抗原激素、核酸等多种化合物结合成化学发光剂标志物，故ECLIA检测的项目很广泛。

三、化学发光免疫分析技术的类型

根据化学发光方式不同，化学发光免疫分析技术可分为化学发光酶免疫分析

(chemilumi-nescence enzyme immunoassay)、化学发光免疫分析和电化学链光免疫分析(electrochemiluminescence immunoassay)3 种类型。

1. 化学发光酶免疫分析

1) 原理:发光酶免疫分析(luminescenre enzyme immunoassay，LEIA)是用参与催化某一发光反应的酶来标记抗原或抗体,在抗原抗体反应结束后,加入底物,通过酶催化底物发光反应,发出的光在特定仪器上进行测定。常用的标记酶有辣根过氧化物酶(HRP)和碱性磷酸酶(ALP)。根据酶促反应底物不同,可分为荧光酶免疫分析和化学发光酶免疫分析。荧光酶免疫分析就是利用理想的酶荧光底物,经酶促反应生成稳定且高效的荧光物质,通过测定荧光强度进行定量(图 23 - 15);化学发光酶免疫分析就是利用酶对发光底物催化作用而直接发光,通过光强度的测定而直接进行定量(图 23 - 16)。

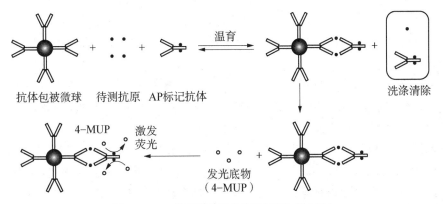

抗体包被微球　待测抗原　AP标记抗体　　　　　　　　洗涤清除

图 23 - 15　荧光酶免疫分析(双抗体夹心法)

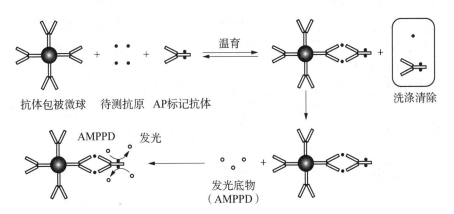

抗体包被微球　待测抗原　AP标记抗体　　　　　　　　洗涤清除

图 23 - 16　化学发光酶免疫分析(双抗体夹心法)

2) 技术要点:发光酶免疫分析的技术要点包括抗原抗体反应、标志物游离部分和结合部分分离、酶促发光反应及检测几个部分。

(1) 抗原抗体反应:抗原抗体反应主要有以下 3 类模式。①双抗体夹心法:该法用于大分子抗原检测。用固相抗体和酶标抗体与待测标本中相应抗原反应,生成固相抗体-待测抗原-酶标抗体复合物,经 B、F 分离,加入底物经酶促反应后发光,其发光量与待测标本中抗原含量呈正比。②双抗原夹心法:该法用于抗体的检测。用固相抗原和酶标抗原与待测标本中相应抗体反应,生成固相抗原-待测抗体-酶标抗原复合物,经 B、F 分离,在免疫复合物中加入底物进行酶促发光,其发光量与待测标本中抗体含量呈正比。③固相抗原竞争法:该法常用于多肽类小分子抗原的测定。用已知固相抗原和待测标本的相应抗原与一定量的酶标记抗体发生竞争性结合反应,反应平衡后经 B、F 分离,固相抗原与酶标抗体形成复合物被留下来,通过加入底物进行酶促发光反应,其发光量与待测标本中抗原含量呈反比。

(2) B 和 F 分离:B 和 F 分离是指抗原抗体反应达平衡后将游离酶标志物(F)和酶标志物免疫复合物(B)进行分离的过程,常用分离技术有 3 种。①磁颗粒分离法:用抗原或抗体包被的磁颗粒与标本中相应抗原或抗体和酶标的抗体,或抗原通过一定模式的免疫学反应后,最终通过磁场将结合酶标志物免疫复合物和游离酶标志物进行分离的技术。②微粒子捕获法:与磁颗粒分离法所不同的是,用无磁性的微粒子作为抗体或抗原的包被载体,然后用纤维膜柱子进行结合状态和游离状态酶的标志物分离。③包被珠分离术:用聚苯乙烯等实验材料制成小珠,在小珠上包被抗原或抗体,经抗原抗体反应后,将结合状态和游离状态的酶标志物进行分离。

(3) 酶促发光反应:以荧光酶免疫分析为例,加入底物 4 - MUP,酶标抗体上 AIP 将 4 - MUP 分解,脱磷酸基团后形成 4 - 甲基伞形酮(4 - MU),在 360 nm 激发光的照射下,发出 448 nm 的荧光,经荧光读数仪记录其荧光强度。

(4) 标准曲线制作和标本结果检测:厂家每批试剂出厂时都附有标准曲线的发光量值,用校准液对标准曲线进行校准。每次校准后应关注标准品发光量值的变化,并用质控品验证校准曲线的有效性。根据标本的发光量值自动计算待测物的含量。

3) 方法学评价:经过酶和发光两极放大,并加入发光增强剂以提高敏感度和发光稳定性,该方法灵敏度较高。酶标抗体或酶标抗原因非特异性吸附而易产生较高本底,实验评价时应予以注意。由于洗涤不够彻底,血清中其他来源的过氯化物酶类物质易产生非特异性酶发光反应,影响测定结果。若标本中含有影响标记酶活性的物质,也会影响结果测定。

2. 化学发光免疫分析

1) 原理:化学发光免疫分析是用化学发光剂(吖啶酯)直接标记抗原或抗体与待测标本中相应的抗体或抗原、磁颗粒性的抗原或抗体反应,通过磁场把结合状态(B)和游离状态(F)的化学发光剂标志物分离,然后在结合状态(B)中加入发光促进剂进行发光反应,通过对结合状态(B)发光强度的测定进行定量或定性检测(图 23 - 17)。

2) 技术要点:化学发光免疫分析技术要点包括抗原抗体反应、标志物游离部分和结合部分的分离、直接发光反应及检测 3 个部分。

(1) 抗原抗体反应:抗原抗体反应类型同酶发光免疫测定技术,也有双抗体夹心法、双抗原夹心法和同相抗原竞争法 3 种主要模式。现以双抗体夹心法为例说明,将包被单克隆抗体的磁颗粒和待测标本加入反应管中,标本中待测抗原与磁颗粒上抗体结合,再加上吖啶酯标记抗体,经过温育,形成磁颗粒抗体-待测抗原-吖啶酯标记抗体复合物。

(2) B 和 F 的分离:是常用的磁颗粒分离技术。在电磁场中进行 2～3 次洗涤后,很快将未结合的多余抗原和吖啶酯标记抗体洗去,而磁颗粒抗体-持测抗原吖啶酯标记抗体复合物和磁颗粒抗体平衡。

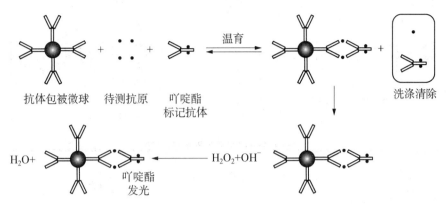

图 23-17　化学发光免疫分析反应原理(双抗体夹心法)

（3）直接发光反应及检测：经过洗涤的磁性颗粒中，加入 pH 纠正液(NaOH)使其呈碱性，然后加入氧化剂(H_2O_2)，这时吖啶酯在不需要催化剂的情况下分解并发光，由集光器进行接收，经光电倍增管放大，记录 1 s 内所产生的光子能，这部分光的积分与被测抗原含量呈正比。根据标准曲线，仪器可以自动计算出待测抗原的含量。

3）方法学评价：吖啶酯发光法具有噪声低，化学反应简单，快速而无须用催化剂的特点。吖啶酯可直接标记抗原或抗体，结合稳定，不影响标志物的生物学活性和理化特性，试剂有效期可达 1 年。所用分离剂为极细的固相磁粉，除增大包被面积、加快反应外，亦同时使清洗及分离更简便、快捷。吖啶酯发光为瞬间发光，持续时间短。因此，对信号检测仪的灵敏度要求比较高。

3. 电化学发光免疫分析

1）原理：电化学发光免疫分析(electrochemiluminecence immunoassay, ECLIA)是电化学发光(ECL)和免疫相结合的产物。其标志物发光原理与一般化学发光(CL)不同，是一种在电极表面由电化学引发的特异性化学发光反应，实际上包括电化学和化学发光 2 个过程。ECL 与 CL 的差异在于 ECL 是电启动发光反应，而 CL 是通过化合物混合启动发光反应。用电化学发光剂三联吡啶钌标记抗体，通过抗原抗体反应和磁颗粒分离技术，根据三联吡啶钌在电极上发出的光强度大小对待测抗原或抗体进行定量或定性检测(图 23-18)。

2）技术要点：电化学发光免疫分析的技术要点包括抗原抗体反应、标志物游离部分和结合部分的分离、电化学发光反应及检测 3 个部分。

（1）抗原抗体反应：抗原抗体反应类型同酶发光免疫测定技术，主要有双抗体夹心法、双抗原夹心法和固相抗原竞争法 3 种模式。现以双抗体夹心法为例说明。三联吡啶钌标记抗体和生物素标记抗体与待测标本同时加入一个反应杯中孵育反应，然后加入链霉亲和素包被磁珠，再次孵育，使生物素通过与亲和素的结合将磁珠、抗体连接为一体，形成双抗体夹心复合物，即三联吡啶钌-抗体-待测抗原-抗体-生物素-链霉亲和素-磁珠复合体。

（2）B 和 F 的分离：是常用磁颗粒分离技术。蠕动泵将形成的双抗体夹心复合物吸入流动测量室。此时，磁珠被工作电极下面的磁铁吸附电极表面；同时，游离的抗体，即与生物素结合的和与三联吡啶钌结合的抗体，也被吸出测量室。

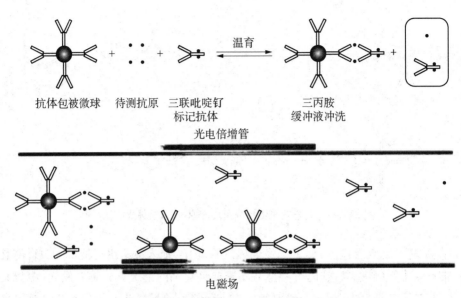

抗体包被微球　待测抗原　三联吡啶钌　　　　　三丙胺
　　　　　　　　　　　标记抗体　　　　　缓冲液冲洗

光电倍增管

电磁场

图 23 - 18　电化学发光免疫分析技术反应原理(双抗体夹心法)

（3）电化学发光反应及检测：蠕动泵加入含三丙胺（TPA）的缓冲液，同时电极加电压，启动 ECL 反应过程。该过程在电极表面周而复始地进行，产生许多光子，光电倍增管检测光强度，光强度与三联吡啶钌的浓度呈线性关系，根据标准曲线算出待测抗原的含量。最后，终止电压，移开磁珠，加入清洗液冲洗流动测量室，准备下一个样品测定。

3）方法学评价：三联吡啶钌在电场中因不断得到三丙胺提供的电子，可周而复始地发光，持续时间长，信号强度强，容易测定与控制。标志物的循环再利用，使发光强度更强，时间更长、更易于测定。三联吡啶钌直接标记抗原或抗体，结合稳定，不影响标志物的理化特性，标志物稳定性好，本法具有灵敏度高（可达 pg/mL 水平）、线性范围宽和反应时间短等特点。

第二十四章

相关试验方法的质量控制

第一节 临床生化检验的质量控制

一、有关质量控制的几个概念

1. 质量控制(QC) 指为达到质量要求所采取的作业技术和活动,即用现代科学管理技术和方法,使检验结果达到最优水平,符合质量控制(简称质控)。其目的就是检测分析过程中的误差,控制与分析有关的各个环节,确保实验结果的准确可靠。例如,一个临床实验室为了确保其检验质量而采取一系列有效措施,包括建立实验室规章制度、质控体系,选择校准物和质控血清,选用合适的检验方法、标准仪器、标定量具等,以确保检验质量,控制误差。

2. 室内质控(IQC) 指实验室为达到质控要求的操作技术和活动,以及实验室工作人员采用一系列统计学方法,评价本实验室测定结果的可靠程度,判断检验报告是否可发出,以及发现质量环节中的影响因素、误差程度并进一步排除的过程。其目的是检测和控制常规工作中的精密度和准确度,提高常规工作中日内和日间标本检测的一致性。

3. 室间质评(EQA) 指将多个标本周期性地发送到实验室进行分析和(或)鉴定,将各实验室的结果与同组的其他实验室的结果或赋值进行比较,并将比较的结果报告给参与的实验室。其目的是增加观察实验的准确性,使实验室分析结果之间具有可比性。

4. 校准品/校准物 指一种或几种物理或化学性质已经充分确定的物质,其作用是用于建立一个或多个定量值,或用于校正仪器。

5. 质控品 指为质控目的而制备的物质,一般不用于标化。

6. 控制限 指判断质控品测定允许范围的上、下限,通常以标准差的倍数表示。

7. 在控 质控结果在控制限之内。

8. 失控 质控结果在控制限之外。

9. 最佳条件下的变异(optional conditions variance,OCV) 指某一实验室,在最理想和最恒定条件下,对同一控制物进行反复测定所得出的最低变异。其目的在于观察用某一方法做某试验的最佳工作质量,是一个实验室能达到的最低变异(最好精密度)。

10. 常规条件下已知值血清的变异（routine conditions variance-known value，RCVK）常规工作量大，工作人员较忙，原 OCV 条件难以保持。同时大批患者标本在常规条件下测定，如果使用 OVC 数据，要求过严，不易达到，故需测定常规条件下的变异才更符合实际情况。控制物随大批患者标本在常规条件下进行测定，所得数据可用于室内质控，因所用的控制物对操作者是已知的，所以用 RCVK 表示。

11. 常规条件下未知血清的变异（routine conditions variance unknown values，RCVU）RCVK 测定的控制物是已知值的，故操作者难免产生先入为主的偏见，这样测得结果很难真正反映数据的可靠性，故需经 RCVU 分析。即将几种对操作者是未知值的不同浓度的控制物，随机安排在常规工作中进行测定，以观察检验质量。

12. 误差检出概率（PED）　指对常规测定过程中分析误差的检出概率。

13. 假失控概率（PFR）　当测定操作正确进行，除了方法的固有误差外，在没有其他误差加入情况下，如质控过程中出现失控信号，称为"假失控"。"假失控"出现的概率称为假失控率。

二、临床生化全面质量控制的内容

临床生化检验要得到良好的分析结果，需要建立一个全面质量控制体系。全面质量控制的内容主要包括标本分析前、分析中和分析后 3 个主要过程的质控。具体来说包括以下步骤。

（1）建立严格的规章制度和严密的质控体系，保证质控的实施。

（2）对工作人员进行业务培训及质控知识的普及。

（3）指派专人负责临床生化全面质控。

（4）建立具体的分析前、中、后质控程序，并经常组织工作人员学习讨论。

（5）对生化各仪器及试验步骤建立标准化的操作规程，对仪器量具定期检定、校正和维护保养。

（6）实验用水、试剂、质控品及校准品的质量符合要求。

（7）选用适合本实验室和仪器设备的测定方法，保证试验结果的准确可信。

（8）选择合适的室内质控方法，认真记录室内质控结果，对失控结果及时分析，并采取相应的处理措施。

（9）积极参加室间质评活动，及时、认真地分析汇报结果，对失控项目及时检查原因，并采取相应的改正措施。

（10）重视对检验人员以外相关医务人员的质控指导，重视临床医师和患者对检验结果的投诉，做好分析过程之外的质控工作。

三、分析前的质量控制

临床生化实际工作中，分析中和分析后的质控目前较受重视，而分析前的质控和管理工作相对薄弱。由于忽视分析前质控，检验结果不准确而延误诊断和治疗的情况时有发生，导致回顾性分析误差原因较难发现。分析前的质控主要包括患者准备、标本收集、标本处理等。

1. **患者准备**　标本采集前告诉患者具体详细的准备方法和注意事项,要求患者积极配合。

(1) 注意患者生理因素的影响:年龄、性别、体形、情绪、运动、体位改变等因素都可影响检验结果。研究表明,胆固醇、ALP、尿酸等项目易受年龄因素影响;体形对三酰甘油有一定的影响;而性别因素可使性激素的测定在男、女中差别较大。受情绪影响较大的项目有葡萄糖、生长激素、儿茶酚胺、皮质醇和催乳素等。现已证实,血液中总胆固醇、白蛋白、丙氨酸氨基转移酶(ACT)、ALP、天冬氨酸氨基转移酶(AST)、三酰甘油、淀粉酶及血清钙等项目受体位改变因素影响较大。

(2) 饮食对测定结果的影响:包括患者是否真正空腹及不进食流质。空腹标本一般控制在空腹 12~16 小时采集最佳,过长或过短对某些测定结果产生影响。如,血糖、肾功能、电解质、肝功能、血脂、尿酸、白蛋白等。个别项目需患者控制饮食,如血脂测定前最好连续素食 3 天,禁食肉类、豆制品等,以防产生假性升高。

(3) 药物对测定结果的影响:目前,已证明有 100 多种药物对多项生化检验结果有影响,如利胆剂可使血清胆固醇升高;肝素、甲状腺素使血清胆固醇降低;大剂量维生素 C 对氧化酶法测定血糖、胆固醇、三酰甘油的 Trinder 反应(偶联终点比色法)产生负干扰;咖啡因能造成血糖、胆固醇增高;氯贝丁酯(冠心平)可导致血清中三酰甘油和乳酸脱氢酶增高;大剂量青霉素可使血清白蛋白、肌苷、肌酸激酶、转氨酶升高,白蛋白和胆红素降低等。尽可能在标本采集前 2 天停服药物,治疗需要无法停药者应在检验申请单上注明用药种类和剂量,以供参考。

2. **标本收集**

1) 标本采集方法的影响:临床生化检验标本可从静脉、动脉和毛细血管采取,使用最多的是静脉采血。成人多用肘静脉,肥胖者可用腕背静脉,婴幼儿多用颈静脉。动脉采血主要用于血气分析,毛细血管采血多用于高灵敏分析和微量分析仪器。

2) 采样时间的影响:对采样时间要求严格的检验项目,应详细告诉患者准确记录时间,何时采取标本等事宜,如 24 h 尿蛋白和电解质测定、糖耐量试验等。对于激素类易受生理因素影响的项目需多次测定时,最好选择每天的同一时刻采样,以减少受昼夜变化的影响,便于比较和分析。

3) 采样不规范的影响:据文献报道,采样不规范是影响分析前质控的最主要因素。主要包括以下几个方面。

(1) 压脉带使用时间过长,造成局部组织缺氧、部分项目检测结果出现偏差。如胆红素、乳酸、胆固醇和转氨酶等结果升高,而 pH 值下降。

(2) 抗凝血标本混匀不充分,血液凝固,影响检测。

(3) 在静脉输液时采血,甚至采集输液肢体的血液,造成血液稀释、测定结果假性降低。如输入高糖盐水或钾盐,则可使血糖和血钾等异常增高。

(4) 在静脉输液时用原针头"放血",易造成标本的稀释或污染,出现检测结果与临床严重不符的情况。如使用输过胰岛素的针头可使血糖检测产生明显误差。

3. 标本处理

(1) 标本处理须严格执行"三查三对",避免张冠李戴。

(2) 标本一经采集后迅速分离血清,一般不应超过 2 h。不能马上测定者应冷藏或冷冻保存,血清中多数代谢物和酶在室温下 6 h 或 4℃时存放 24 h,对结果无明显影响。

(3) 在炎热的天气注意蒸发的影响,防止标本浓缩,并严防标本受直射光照射。如胆红素、尿酸等项目对紫外线敏感,曝光后含量降低。

(4) 需要外送标本应注意冷藏、防震、避光、防止交叉污染。血气分析采集标本后要立即混匀及时送检,并注意血液标本与空气隔绝,防止气体逸散。

(5) 体液标本的送检更应及时,必要时添加防腐剂,以防时间过长细菌污染或细胞代谢影响结果。

4. 溶血、脂血、黄疸和抗凝剂

(1) 血液中某些物质,如 LDH、AST、K^+、ACP 等在红细胞内的浓度比血浆高许多倍,轻微溶血就可造成对检测结果的较大影响。

(2) 血红蛋白可干扰胆固醇的酶法测定,抑制胆红素的重氮反应等。

(3) 干扰某些光谱反应,如溶血和脂血产生光谱干扰影响生化、肝功能、血脂等项目测定;黄疸产生光谱干扰影响苦味酸法测定肌酐,造成肌酐检测结果偏低。

(4) 避免影响结果准确性的措施:使用洁净、干燥的试管和抽血器材;不用或短时间使用止血带;严禁带针头往试管内注血,应沿管壁慢慢注入,尽可能不要注入空气;如需混匀,避免剧烈振荡。

(5) 不同试验项目在使用抗凝剂时,注意其与样本的比例。如血糖测定一般加入草-氟抗凝剂防止糖酵解;肾功能和电解质检测等常使用肝素抗凝;病理性胸腔积液、腹腔积液和脑脊液中应加入肝素防止蛋白质凝固;24 h 尿蛋白等生化测定则应加入甲苯等防腐剂,抑制微生物生长繁殖。

四、分析中的质量控制

随着日益发展的全自动生化分析仪的普及,商品化试剂盒的研制,分析中的质量控制受重视程度越来越高。其主要内容如下。

(1) 建立各项目的标准操作程序:实施质量控制需要一套完整的标准操作规程作保障。例如,仪器的规范使用程序、参数的设置调整、操作维护程序及质控品和校准品的正确使用等。

(2) 室内质控和结果分析:参见"室内质量控制系统的要求"章节。

五、分析后的质量控制

自动化分析仪的普遍应用,使临床生化分析中的精密度和准确度大大提高,批内和批间误差逐渐下降,人们渐渐更多地关注分析后质量控制。其主要内容如下:

1. 报告实验结果　认真审核测定结果是分析后质控的主要内容之一。生化分析的自动化,一方面减少了填写检验报告的误差,另一方面增加了对测定结果进行审核的要求,检验报告发出前要再次核对测定项目是否正确,报告数据书写是否规范,计量单位是否准确,同类项目测定结果间是否有矛盾,对有疑问的结果与临床情况对照,或及时与临床医生联系,或与前次结果对照,确认无误后再发出。工作中常见结果异常原因如下。

(1)分析中多项结果普遍偏低,往往提示标本中含有纤维蛋白凝块或吸样针部分堵塞,导致吸样量减少或标本因输液等因素被人为稀释。

(2)试验中出现酶类结果异常偏低或接近零值,提示酶活力过高,导致酶反应底物耗尽,应检查该项目的动态反应曲线是否正常。

(3)检测中出现诸如血肌酐等项目结果过低或负值或与同类项目不符情况,往往提示血清黄疸因素的干扰影响。

(4)若出现血糖、碳酸氢根过低,伴血清钾离子过高,常提示标本血清未经分离或放置时间过长。

(5)LDH、K^+、ASP、TP、TG 等项目结果异常偏高,血清磷偏高或极低,甚至出现负值,往往提示标本严重溶血或严重受脂血影响。

2. 室内质控的数据管理　认真绘制质控图,及时记录质控结果,妥善保管质控数据。对质控过程中出现的失控情况,如实填写失控报告,上交专业室主管(组长),进一步查找失控原因,并及时予以改正。

3. 积极参加室间质评活动　参见"室间质评"章节。

4. 认真对待投诉调查与反馈　重视临床医生和患者对试验结果的反馈和投诉,检查室内质控图有无异常表现,通过投诉调查和反馈,不断完善实验室管理体系,提高检验质量。

/第二节/　临床免疫检验的质量控制

临床免疫检验的质量控制,是指要求实验室采取一系列有效措施,保证检测项目的测定数据达到所确定的质量标准,实验结果具有准确性、重复性、可靠性和科学性。要保证免疫检验的质量,使其具有较高的重量性、准确性和可比性,就必须按照 IQC 和 EQA 的要求,做到实验方法的标准化、试剂标准化、操作标准化以及敏感数据处理的规范化。

一、临床免疫检验的质量控制

临床免疫检验的质量控制(quality control of immunoassay)是指为保证临床免疫检测项目数据客观可靠性采取的相关措施。临床免疫检验的质量控制与生化、微生物、临床检验的质量控制一样,对于确保检验项目的质量具有重要的意义。临床免疫检验项目数据质量保证(QA)/质量控制(QC)的目的就是保证对疾病的诊断、治疗或研究的有效性。其内容覆盖了临床实验室免疫学技术所进行的所有操作程序。通过分析检测全过程中可能出现影响结果的各种因素或环节,确保对临床疾病的诊疗或研究的质量要求。

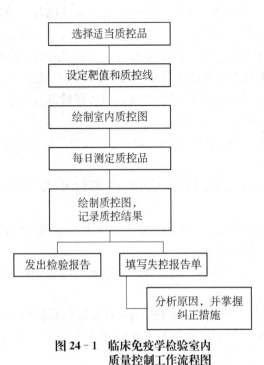

图 24 - 1　临床免疫学检验室内
质量控制工作流程图

为了保证患者免疫检验与临床诊疗或临床实验研究的有效性,临床实验室必须采取一系列有效措施,证明其免疫测定的数据能够达到所确定的质量标准。

临床免疫检验实验室要获得可靠的测定结果,必须建立一个全面的免疫检验质量管理体系。在这个体系中,免疫检验室内质量控制是一个重要的环节,它不仅是保证高质量操作的必要措施,而且也决定了免疫检验实验室及时测定结果的可靠性和有效性。所有向患者提供报告的全部免疫检验实验室的测定项目必须开展室内质量控制。室内质量控制的优良程度与室内质量控制系统要求和免疫检验的统计学质量控制密切相关。临床免疫学检验室内的质量控制必须遵循规范的工作流程(图 24 - 1),才能保证达到预期目的。

二、室内质量控制系统的要求

1. 实验室的环境设施和设备

作为临床免疫检验的实验室,首先应有充分的空间、良好的照明、通风、空调和生物安全设备,这是保证检验人员做好工作的前提。实验室仪器、设备应保养良好。例如,微量加样器必须定期进行校准,保证其准确度和精密度。所使用的各种仪器设备,必须制定严格的操作规程和维护、保养措施,以便仪器正常运转。

2. 标准品和质控品的应用

1) 标准品的分类:标准品有 WHO 国际标准品和国家标准品。WHO 国际标准品是在有组织的国际研究基础上取得成员国完全同意,并且确定国际单位(IU)的生物制品,可用来测定和比较其他同类的未知标本的效价。标准品又可分为 3 个等级:一级标准品为冻干品,内含载体蛋白,数量有限,可使用 10～20 年;二级标准品可用来维持校准;三级标准品则通常为商品校准品,是通过二级标准品的比对而来。一般国际标准品为一级标准品,国家标准品为二级标准品。

2) 质控品的分类:质控品按其用途可分为室内质控品、室间质评样本和质控血清盘 3 类。①室内质控品:主要用于控制临床标本分析中的误差,以检测和控制实验室常规操作的精密度,其定值可溯源至二级标准品。②室间质评样本:服务于室间质量评价,其目的是评价实验室常规测定的准确度,使各实验室的测定结果具有可比性。除了定性测定需要明确其阴阳性,通常室间质评样本不需要准确的定值。③质控血清盘:为经筛选得到的、明确阴阳性的原血清标本。阴性标本可能含有干扰物质,阳性标本的阳性程度强弱不一,阴阳性血清总数之比多为1:1,主要用于定性免疫试剂盒的质量评价和对抗非特异性干扰物。按其物理性状可分为冻干质控品和液体质控品;根据测定方法的不同分为定性质控品和定量质控品。

3) 标准品和质控品的选择:标准品和质控品是保证质量控制工作的重要物质基础。通常理想的标准品和质控品应具备以下条件。

(1) 标准品和质控品的基质对测定结果无明显影响:基质中标准品通常为含蛋白质的缓冲液,质控品则应尽可能与待测标本同质,如临床标本为血清,则质控品基质也应为血清,以免"基质效应"。

(2) 标准品对浓度无特殊要求,在方法的测定范围内即可;而质控品则要接近实验或临床决定性水平。对于免疫检验定量测定来说,临床决定性水平是指待测物在此浓度时应具有相应临床采取诊疗措施的要求或具备决定性的临床诊疗价值。以靠近临床决定性水平的浓度设置室内质控品,反映该指标的测定有效性。对于免疫检验定性测定来说,实验的决定性水平是指特定实验的测定下限,即特定试剂的阳性"判断值"(cut‐off值),以接近试剂盒cut‐off值的室内质控品,反映常规测定中的批间变异。

(3) 保持稳定:由于免疫测定的校准和室内质控为连续性工作,故标准品和质控品必须在一定时间内,于2～8℃或冷冻条件下保特稳定。

(4) 无已知的感染危险性。

(5) 靶值或预期结果已确定。

4) 注意事项:在使用和保存质控品时应注意以下几个方面。

(1) 严格按质控品说明书操作。

(2) 冻干质控品的复融要确保所用溶剂的质量。

(3) 冻干质控品复融时所加溶剂的量要准确,并尽量保持每次加入量的一致性。

(4) 冻干质控品复融时应轻轻摇匀,使内容物完全溶解,切忌剧烈振摇。

(5) 质控品应严格按使用说明书规定的方法保存,不使用超过保质期的质控品。

(6) 质控品要在与患者标本同样测定条件下进行测定。

3. 建立标准操作规程　在免疫测定中,标本的收集和保存、试剂准备、加样、温育、洗板、显色(或测定信号激发),以及测定和结果判读等每一步骤均对测定结果有较大的影响。测定的精密度是组成测定各步骤变异和的平方根。公式如下:

$$s = \sqrt{s_a^2 + s_b^2 + s_c^2 + s_x^2}$$ （公式 24‐1）

式中:s_a、s_b、s_c 是步骤 a、b、c 等(例如,试剂准备、加样、温育等)的标准差。改善测定精密度的措施必须首先着重在最不精密的步骤上,应对试剂制备、测定方法和仪器操作等写出标准操作程序(standard operating procedure,SOP),关键是在测定中严格按 SOP 进行操作,定期对 SOP 文件进行审核和更新。

SOP 文件的内容包括:实验原理、临床意义、标本类型、检测试剂、定标试剂、质量控制、操作步骤、计算方法、参考区间和检测结果的解释,并注明分析前、中、后的注意事项,使实际操作与之相符。

4. 仪器的检定与校准　通过对测定临床标本的仪器、试剂盒和检测系统所进行的测试和调整,校准检测程序和靶物质之间的关系,校准时要选择合适的(配套的)标准品。如有可能,校准品应能溯源参考方法和(或)参考物质;对不同的分析项目要根据其特性确立各自的校准频度,并有文件记录。

5. **试剂质量**　所有试剂应注明名称和质量、浓度或滴度,存放条件,配置时间,失效期,且以上内容亦应记录。试剂的保存条件应遵循生产厂商的建议,并在标明的有效期内使用。若试剂启封,改变了有效期和保存条件,应记录新的有效期。

不同检测项目的试剂应严格按要求使用国家食品药品监督管理总局正式批准生产文号及卫健委"批批检"合格产品或同意进口文号的试剂盒,并对所使用的实际品牌、规格、批号、有效期做记录,以备质量评价。

新批号或货次的试剂在使用前,应通过直接分析参考物质、新旧批号平行实验或常规质量控制等方法进行性能验证并记录。定性试验试剂应至少检测一个已知阳性和一个已知阴性标本。

6. **人员培训**　在免疫测定中,不管是手工操作,还是仪器测定,要得到可靠的测定结果,操作人员都需要有一定的技术知识和经验。在开展质量控制前,应对实验室全体人员进行全面培训,使每个工作者认识开展质量控制的重要性,并掌握质量控制的基本知识,使质量控制工作顺利、有效地开展。

三、免疫检验的统计学方法

免疫检验的质量控制就是使用室内质控品与临床常规标本同时检测,然后根据室内质控品的测定结果,采用统计学的原理方法,判断所进行的临床常规标本测定是否在控的一种措施。因此,质量控制首先涉及室内质量控制样本的选择,然后选择适当的统计学分析方法。

1. **定量测定的室内质量控制统计方法**　定量免疫检验方法通常需要使用全自动免疫分析仪,由于其对测定结果要求有准确的量值,因此在测定时需用校准品对仪器进行校准。室内质量控制则应选择特定试剂盒或测定高、中和低 3 种浓度的质控品,以监测不同浓度标本的测定变化。

1) 基线测定:基线测定就是使用质控品确定实验在最佳条件和常规条件下的变异。最佳条件下的变异(optimal conditions variance,OCV)是指在仪器、试剂和安全检验操作者等可能影响实验结果的因素均处于最佳时,连续测定同一浓度、同一批号质控品 20 批次以上,即可得到一组质量控制数据,经计算可得到其均值($\bar{x}$)、s 和 CV。此 CV 即为 OCV,为批间变异。需注意的是:所有测定数据不管其是否超出 $3s$,均应用于上述统计计算。常规条件下的变异(routine conditions variance,RCV)则是指在仪器、试剂和实验操作者等可能影响实验结果的因素处于通常实验条件时,连续测定同一浓度、同一批号质控物 20 批次以上,即可得到一组质控数据,经计算可得到其均值($\bar{x}$)、s 和 CV,此 CV 即为 RCV。同样,所有测定数据不管其是否超出 $3s$,均应用于上述统计计算。

当 RCV 与 OCV 接近,或 $<20CV$ 时,则 RCV 是可以接受的;否则,需要对常规条件下的操作水平采取改进措施。

通常在免疫检测中 ELISA 测定的 OCV 应 $<15\%$,使用自动化免疫分析仪测定的 OCV 则应 $<10\%$。

在室内质量控制的结果判断中,必须依赖质量控制规则,它是判断测定在控或失控的一个标准。

通常质量控制规则以符号 AL 表示,其中 A 为质量控制测定中超出质量控制限测定值的个数,L 为质控限。通常用均值或均值±(1～3s)表示。当质控测定值超出质控限 L 时,即可将该批测定判为失控。例如常用的 1_{3s} 质控规则,其中 1 为原式中的 A,3s 为原式中的 L,表示均值±3s,其确切的含义为:在质控测定值中,如果有一个测定值超出均值±3s 范围,即可将该批测定判为失控。一般采用 Levey-Jennings 质控图或 Levey-Jennings 质控图结合 Westgard 多规则质控方法。

2) Levey-Jennings(L-J)质控图方法:Levey-Jennings 质控图又称 Shewhart 质控图,是由美国休哈特(Shewhart)于 1924 年首先提出,列维(Levey)和詹宁斯(Jennings)在 20 世纪 50 年代初将其引入临床检验质量控制,后经亨利(Henry)和斯加洛夫(Segalove)修改,即为目前大家熟悉的 Levey-Jennings 质控图。通过质控图可以直观反应误差(图 24-2),在问题出现之前便能发现迹象,以便及早采取措施,避免误差的发生。通过使用 Levey-Jennings 质控图还能使分析人员作出关于特定分析批结果的可接受性决定。

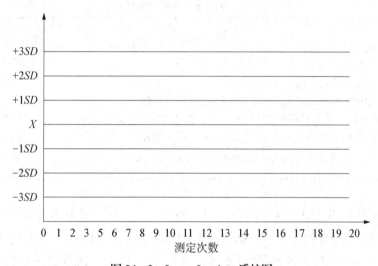

图 24-2　Levey-Jennings 质控图

所使用分析的质控品必须与患者标本一起进行分析。根据 Levey-Jennings 质控图判断分析批在控时,方能报告患者标本的检测结果。当判断分析批为失控时,研究测定方法是否存在问题;如果存在问题,则先解决问题,并且重复检测该分析批;若认为分析批失控时,不能报告患者标本测定的结果。

JQC 数据是用于控制实际过程的,因此其表达应清楚和直接,在质控图上记录结果时,应同时记录测定的详细情况,如日期、试剂、质控品批号和含量及测定者姓名等。

3) Levey-Jennings 质控图结合 Westgard 多规则质量控制方法:上述 Levey-Jennings 质控图虽然简单易行,但其仅使用单个质量控制判断规则而显得有些粗糙,后来韦斯特加德(Westgard)等在此基础上,建立了一种多规则质量控制方法,即"Westgard 多规则质控方法",其主要特点如下。

（1）Westgard 多规则质控方法在 Levey-Jennings 质控图方法的基础上产生，具有 Levey-Jennings 质控图方法的优点。因此，很容易与常用的质控图进行比较，并涵盖后者的结果。

（2）通过单值质控图进行简单的数据分析和显示。

（3）假失控和假报警概率低。

（4）误差检出能力增强。失控时，能确定产生失控的分析误差类型和误差范围，可帮助确定失控的原因，以寻找解决问题的办法。

Westgard 多规则质控方法即是将前述的多个质控规则同时应用进行质控判断的方法。最初常用的有 6 个质控规则（表 24-1），即 1_{2s}、1_{3s}、2_{2s}、R_{4s}、4_{1s} 和 $10\overline{x}$。其中，1_{2s} 规则作为警告规则。1_{3s} 和 R_{4s} 规则反映的是随机误差，2_{2s}、4_{1s} 和 $10\overline{x}$ 反映的是系统误差。系统误差超出一定的程度，也可从 1_{3s} 和 R_{4s} 规则反映出来。Westgard 多规则质控方法所用的质控图模式同 Levey-Jennings 质控图，只不过是在质控测定结果的判断上采用了多个质控规则。

表 24-1　Westgard 多规则质控方法

符号	表 达 内 容	判定标准
1_{2s}	1 个质控测定值超出 ±2s 质控限	警告，仍不失控
1_{3s}	1 个质控测定值超出 ±3s 质控限	随机误差，失控
2_{2s}	2 个连续质控测定值同时超出 +2s 或 -2s 质控限	系统误差，失控
R_{4s}	同一批内，2 个不同浓度质控物的测定值之间的差值超出 4s 质控限	随机误差，失控
4_{1s}	4 个连续的质控测定值同时超出 +1s 或 -1s 质控限	系统误差，失控
$10\overline{x}$	10 个连续的质控测定值同时处于均值（$\overline{x}$）的同一侧	系统误差，失控

1_{2s} 作为警告规则启动 1_{3s}、2_{2s}、R_{4s}、4_{1s} 和 $10\overline{x}$ 系列质控规则的逻辑示意图见图 24-3。如果没有质控数据超过 $\overline{x}\pm2$ 质量控制限，则判断分析批在控，并且可报告检测结果。如果质控数据超过 $\overline{x}\pm2$ 质量控制限，应由 1_{3s}、2_{2s}、R_{4s} 和 $10\overline{x}$ 规则进一步检验质控数据。如没有违背这些原则，则该分析批在控。

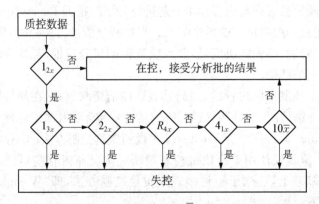

图 24-3　应用 1_{3s}、2_{2s}、R_{4s}、4_{1s} 和 $10\overline{x}$ 系列质控规则的逻辑示意图

4)"即刻法"质控方法:"即刻法"实质上是一种统计学方法,即 Crubs 异常值取舍法。Crubs 适用于试剂有效期短、批号更换频繁或不常开展的检验项目。这些项目如按常规 RCV 作图原则进行室内质控,得到平均数和标准差有很大难度,用 Grubs 法只要有连续 3 批质控测定值,即可对第 3 次结果进行质控。而 Levey - Jinnings 作图法需用同批号的试剂和质控物连测 20 次。因此,Crubs 法已广泛运用于生化、临床检验,特别是免疫 ELISA 项目的室内质控工作中。具体步骤如下。

(1) 将连续的质控测定值按从小到大排列,即 x_1、x_2、x_3、x_4、x_5、x_6……x_n(x 为最小值,x_n 为最大值)。

(2) 计算均值($\overline{x}$)和标准差(s)。

(3) 按下述公式计算 $SI_{上限}$ 和 $SI_{下限}$ 值。

(4) 将 $SI_{上限}$ 和 $SI_{下限}$ 值与 SI 值表中的数值比较(表 24 - 2)。

$$SI_{上限} = \frac{x_{最大值} - \overline{x}}{s}, SI_{下限} = \frac{\overline{x} - x_{最小值}}{s}。$$

表 24 - 2　"即刻法"质控 SI 值表

n	n_{3s}	n_{2s}	n	n_{3s}	n_{2s}
3	1.15	1.15	12	2.55	2.29
4	1.49	1.46	13	2.61	2.33
5	1.75	1.67	14	2.66	2.37
6	1.94	1.82	15	2.71	2.41
7	2.10	1.94	16	2.75	2.44
8	2.22	2.03	17	2.79	2.47
9	2.32	2.11	18	2.82	2.50
10	2.41	2.18	19	2.85	2.53
11	2.48	2.23	20	2.88	2.56

质控结果判断:在 $n \geqslant 3$ 时,计算出 s,再根据公式算出 SI 值,将其值与 SI 界值表中数据做比较。当 $SI_{上限}$ 和 $SI_{下限}$ 值<n_{2x} 时,表示处于控制范围之内,是可以接受的;当 $SI_{上限}$ 和 $SI_{下限}$ 有一值处于 n_{2x} 和 n_{3x} 值之间时,说明该值在 $2s \sim 3s$ 范围,处于"警告"状态;当 $SI_{上限}$ 和 $SI_{下限}$ 有一值>n_{3x} 时,说明该值在 $3s$ 范围之外,属"失控"。当处于"警告"和"失控"状态时,所得数据应舍去,最新测定该项质控品和患者标本。

5)累积和质控方法:累积和(CUSUM)质控方法于 1977 年由韦斯特加德(Westgard)等提出,以与 Levey-Jennings 质控方法相同的方式执行质控物的测定,对系统误差有较好的测出能力。其质控规则也是以均值($\overline{x}$)和标准差(s)为基础确定。

对于每个质控测定值,计算它与靶值,通常是质控物平均值之间的差值,以及把前面质控测定的差值相加得出"累积和"。在 y 轴上画出这种"累积和"而在 x 轴上为时间或质控测定值编号(图 24 - 4)。当质控测定值随机围绕质控物平均值分散时,画出的累积和将来回往返通过累积和的零线。当质控测定值偏向平均数的一侧时,画出的累积和将稳定地增

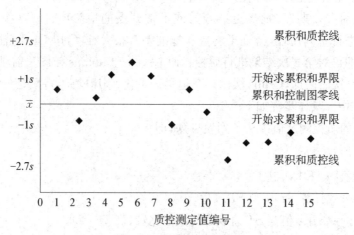

图 24 - 4　累积和质控图

加或减小,越来越远离质控图的零线。

累积和质控图常用的设计方法和工具主要有 V 型模板法(V mask)和表格法(tabular)。其通过对观测值与目标值之差的累积和来画图,充分利用了整个观测值序列的信息。因此,当发生小的偏移时其检出力较常规质控图高。

2. 定性测定的室内质控方法　免疫学检验中定性的测定方法有很多,常以"有"或"无",也即"阳性"或"阴性"来表达测定结果。定性测定的室内质控简单采用 Levey-Jinnings 质控图法往往得不到满意的结果,因为定性测定其精密度很难用 CV 值表示,因而难以绘制相应的 Levey-Jinnings 质控图进行质控,必须针对定性测定的特点进行质控。定性测定的室内质控以低值的质控品最为重要,设置临界与 cut-off 值的低值弱阳性质控品是定性室内质控的关键。

1) 定性测定质控的特点

(1) 定性测定判断阴阳性时有一个"判断值"(cut-off 值),其质控的目的是考察检测结果是否准确和稳定。

(2) 定性测定不仅检测项目多,而且方法类型也多,因此决定采取何种质控方法必须考虑检测方法的特点。例如,HBsAg 检测可应用胶体金免疫层析法,也可以用 ELISA,它们的质控方法则有所区别。

(3) 许多定性测定往往是"单份"测定,如用试纸条检测,检测时无法在同一试条上做质控;"单份"测定的另一含义是这些检测往往是一个个标本"单独"进行检测。因此,质控时必须考虑这些情况。

2) 定性测定质控的具体方法和要求

(1) 采用免疫层析、免疫渗滤及干化学试纸条进行定性检测,且使用肉眼判断阴阳性结果时,除需要阴阳性对照外,最好选择浓度在"判断值"附近的质控品。因为仅有阴阳性对照往往发现不了因试剂盒质量的变化而导致的假阴性或假阳性检测结果,而用浓度接近"判断值"的质控品则可发现。

(2) 采用某一检测信号值判断阴阳性结果时,需要选择适当的判定指标。如 ELISA 检测 HBsAg,可用光密度值(OD 值)、标本吸收光度/阴性对照吸光度(S/N 值)、吸光度值/临界值(S/CO 值)等,由于 OD 值波动太大,故选用 S/N 值或 S/CO 值做质控比用 CO 值好,若 S/N' 值或 S/CO 值呈正态分布变换后呈正态分布,还可采用"即刻法"质控方法(Crobs 异常值取舍法)及 Levey-Jinnings 质控图进行质控,但质孔图的下限必须保证不漏检、不出现假阴性结果。

（3）血清学抗抗体刚滴度报告结果时,其判断标准是上下不超过一个滴度。

综上所述,定性测定的室内质控因不同情况而有所不同,判断"在控"与"失控"的标准也不完全一样。上面已提及最好采用浓度接近"判断值"的质控品进行质控,为防止假阳性结果,可同时采用阴性质控品。另外,"失控"时的处理与定量测定时亦有所不同,当质控品出现阴性时(用浓度接近"判断值"的质控品),阳性结果仍可报告;反之,阴性质控品出现假阳性,则阴性结果仍可报告。

3. 室内质控数据的评价和管理　IQC 的实施涉及实验室的每个人,是一个集体性的活动,在每批临床标本的测定中,除实际测定者外,还应有另外一人对测定数据进行质检。注意不能将 IQC 作为一个监测方法,当发现一次测定未达到质量标准时,应以建设性的非批评的方式探查失控的原因。对于室内质控数据的管理应做到以下 4 点。

（1）每月室内质控数据统计处理。

（2）每月室内质控数据的保存。

（3）每月上报质控数据图表。

（4）室内质控数据的周期性评价。

四、失控的处理程序

1. 失控情况的处理　操作者在测定质控时,如发现质控数据违背质控规则,应填写失控报告单,上交专业主管,由专业主管作出是否发出与测定质控品相关的同批患者标本检验报告的决定。

2. 失控原因的分析　失控信号的出现受多种因素影响,包括操作上的失误,试剂、校准物、质控品的失效,仪器维护不良以及采用的质控规则、质控限额范围、一次测定的质控标本数等。失控信号一旦出现意味着与测定质控品相关的同批患者标本报告可能作废。此时,首先查明导致失控的原因,然后随机挑选出一定比例(例如 5% 或 10%)的患者标本进行重新测定,最后根据既定标准判断先前的测定结果是否可接受,对失控作出恰当的判断。对判断为真失控的情况,应该在重做质控结果在控以后,对相应的所有失控患者标本进行重新测定。如失控被判断为假失控时,常规测定报告可以按原先测定结果发出,不必重做。当出现失控时,可以采用如下步骤找寻原因。

（1）立即重新测定同一质控品:此步骤主要用以查明人为误差。每一步都认真仔细地操作,以查明失控的原因。另外,这一步还可以查出偶然误差。如是偶然误差,则重新测定的结果应在允许范围内(在控);如果最新测定结果不在允许范围内,则进行下一步操作。

（2）新开一批质控品重新测定失控项目:如果新开的质控血清结果正常,那么原来那瓶质控血清可能过期或在室温放置时间过长而变质,或者被污染。如果结果不在允许范围内,则进入下一步操作。

（3）新开另一批质控品重新测定失控项目：如果结果在控，说明前一批血清可能有问题，检查它们的有效期和保存环境，以查明问题所在。如果结果仍不在允许范围，则进行下一步操作。

（4）进行仪器维护，重新测定失控项目：检查仪器状态，查明光源是否需要更换，比色杯是否需要清洗或更换，对仪器进行清洗等维护。另外，还要检查试剂，此时可更换试剂以查明原因。如果结果不在允许范围，则进行下一步操作。

（5）重新校准，重新测定失控项目：用新的校准液校准仪器，排除校准液的原因。

（6）求助专家：如果前5步都未能得到在控结果，可能是仪器或试剂的原因。与仪器或试剂厂联系，请求他们的技术支援。

（7）室内质控的局限性：IQC可确保每次测定与确定的质量标准一致，但不能保证在单个测定标本中不出现误差。比如，标本的鉴定错误、吸取标本错误、结果记录错误等。此类误差的发生率在不同的实验室有所不同，应均匀地分布于测定前、测定中和测定后的不同阶段。

附 录

一、骨质疏松症常用缩略语

见附表-1。

附表-1 缩略语英汉对照

aBMD	区域骨密度	equivalent to areal BMD
ALMI	四肢肌肉指数	appendicular lean mass index
AP	前后位	anterior posterior
BCM	骨量密度色阶显示（正常数据库对比）	bone density color mapping mode
BMC	骨矿物质含量	bone mineral content
BMD	骨密度	bone mineral density
BMI	体重指数	body mass index
BTM	骨转换生化标志物	bone turnover markers
BR	屈曲率	buckling ratio
CSA	横截面积	cross sectional area
CSMI	横截面惯性矩	cross-sectional moment of inertia
DXA	双能 X 射线吸收法	dual energy X-ray absorptiometry
FAT	脂肪含量	fat mass
FEA	有限元分析	finite element analysis
FMI	脂肪质量指数	fat mass index
FRAX®	骨折风险测评系统	fracture risk assessment tool
HAL	髋轴长	hip axis length
ISCD	国际临床骨密度测量学会	International Society for Clinical Densitometry
LEAN	肌肉含量	lean mass
LMI	肌肉质量指数	lean mass index
LSC	最小有意义变化值	least significant change
NHANSE Ⅲ	美国健康和营养第 3 次调查	National Health and Nutrition Examination Survey Ⅲ
NSA	颈轴角度	neck shaft angle
OCM	骨质疏松色阶显示（腰椎骨质判别）	osteoporotic color mapping mode
OD	外径	outer diameter

OP	骨质疏松症	osteoporosis
PA	后前位	posterior anterior
pDXA	外周双能 X 射线吸收法	peripheral dualenergy X-ray absorptiometry
pQCT	外周定量	CT peripheral quantitative computed tomography
QA	质量保证	quality assurance
QC	质量控制	quality control
QCT	定量 CT	quantitative computed tomography
QUS	定量超声	quantitative ultrasound
RCM	相对骨量密度颜色显示分析（相对自身骨质分析）	relative bone density color mapping mode
ROI	感兴趣区	regions of interest
SM	剖［截］面模数	section modulus
SSI	应力强度指数	strain strength index
TBLH	全身（不含头部）	total body less head
TBS	骨小梁评分	trabecular bone score
UWW	水下称重	underwater weighing
VAT	内脏脂肪组织	visceral adipose tissue
VFA	椎体骨折评价	vertebral fracture assessment
vBMD	体积骨密度	volumetric BMD

二、不同厂家骨密度仪特殊技术功能

1. GE 公司 Lunar DXA 骨质密度仪镜像（Mirror Image）功能　可用于估算总的身体成分和骨密度（BMD），在身体部位的扫描窗口外，通过使用相应的区域（S）扫描数据身体的另一半。

2. GE 骨密度仪 CoreScan 软件　是内脏脂肪组织（VAT）估计软件。可估计年龄 18～90 岁、BMI 18.5～40 kg/m² 的男性或女性（孕妇除外）形态区内的 VAT 容量。估计的容量为 VAT 质量和 VAT 体积。值可以在用户定义的统计格式和倾向中显示，包括高血压、空腹血糖受损、糖耐量受损、糖尿病、血脂异常和代谢综合征。

3. GE 骨密度仪 OneVision 功能　允许在一个检查中设置多个测量值，免除按键的操作，提高为每个患者执行多项测量的总处理能力。DICOM 或 HL7 报告界面需要使用 OneVision。默认情况下，enCORE 软件包含 AP 脊柱＋双股骨或 AP 脊柱＋双股骨＋LVA 和双 VA（LVA＋APVA）的检查组合。检查组合可以在 New Measurement（新建测量）的 Exam（检查）列表的顶部找到。检查所包含的图像会在选项卡视图中显示。

4. GE 骨密度仪 OneScan 功能　执行 AP 脊柱和双股骨检查，而无须在每次扫描之间重新定位。OneScan 不使用足部泡沫块定位器定位脊柱。

5. GE 骨密度仪 ScanCheck™（以前称为 CAD 或计算机辅助密度仪）　可以帮助用户检测脊柱、股骨、前臂和全身的异常性。ScanCheck™ 能够通过识别潜在的测量和（或）分析错误，为操作员将错误减到最低提供指导。识别潜在的异常时，将显示有帮助的说明以及多媒体帮助。

6. HOLOGIC 骨密度仪 HAS 功能　QDR X 线骨密度仪的髋关节结构分析(HSA®)使用来自传统 DXA 扫描的数据,测量并协助辨别髋关节特定横截面的 BMC 分布,并允许医生估计髋关节的结构性质。例如,CSA、CSMI、Z 和屈曲比。

7. HOLOGIC 骨密度仪 One‐Pass™ 扇形扫描技术　实时内校准系统,使骨密度检测精度达到新的高度。先进的图像处理技术及多元固态探测器矩阵,在测量骨密度的同时能够进行骨形态学的评估和体脂成分的测定,满足人们对健康不断增长和日益多元化的需求,拓展医院医疗服务范围。

8. NORLAND 骨密度仪 DynaFlux™ 技术　是一个 NORLAND 的创新,补充笔束 X 设计。NORLAND 开发出一种为各种患者优化体模计算比率的方法,通过自动选择合适的钐过滤组合。这种滤线器选择方式能防止探测器饱和和不足。

9. OsteoSys 骨密度仪 B‐SCOPE 功能　能进行任意部位骨量、脂肪、肌肉的身体成分分析。

三、FRAX®

1. FRAX® 简介　FRAX®(fracture risk assessment tool)测评系统由 WHO 开发,用于评估患者的骨折发生率。此系统的开发是基于患者实例的真实数据,将骨折发生率与多种临床危险因子以及股骨颈的 BMD 相结合。

FRAX® 测评系统的开发是根据人口数量,通过对来自欧洲、北美、亚洲和澳大利亚患者的研究而开发形成的。根据患者提供的精准信息表格,通过电脑建模得到的 FRAX® 测评系统已可在本网站中开放给用户使用。另有一些根据危险因子的数量而简化成的数表亦在本站提供下载,以便研究使用。

FRAX® 运算法可评估 10 年内患者的骨折发生率。测评结果包括 10 年内髋骨骨折发生率和 10 年内骨质疏松引起的主要骨折(临床性脊椎、前臂、髋骨或肩部骨折)。

2. FRAX® 使用范围　FRAX® 计算的骨折风险评估有特定的年龄、体重和身高限制。年龄范围在 40~90 岁。如果输入年龄≤40 岁,FRAX 将计算 40 岁时的骨折可能性。如果输入的年龄≥90 岁,FRAX® 将计算 90 岁时的骨折可能性。体重范围在 25 kg(55 磅)~125 kg(276 磅);身高范围在 100 cm(39 英寸)~220 cm(86 英寸)。如果输入的体重或身高超出范围,FRAX® 将计算这些范围极限值的骨折发生率。使用患者体重和身高数据,通过软件计算 BMI。从患者最近的髋部扫描分析获得股骨颈 BMD 值。

其他限制如下。

1) 以前的髋部或者椎体骨折:患者之前有过髋部或椎体骨折(临床或者形态测定)。

2) 骨质疏松症治疗:患者目前正在接受骨质疏松症治疗。

"未治疗"患者包括以下几种。

(1) 过去一年没有 ET/HT 或者 SERM。

(2) 过去一年没有使用 CT、PTH。

(3) 过去一年没有使用狄诺塞麦。

　　(4) 过去两年没有使用二磷酸盐(口服不到 2 个月则除外)。

　　注意:该上下文中,服用钙和维生素 D 不代表"治疗"。

　　3) 绝经前女性:女性过去一年有月经或进行母乳喂养。

四、FRAX® 风险因子问卷

　　对于临床风险因子,请回答"是"或"否"。如不填,或患者不确定,则视为否。

　　1. FRAX® 风险因子问卷　　见附表- 2。

附表- 2　FRAX® 风险因子问卷

年龄	40~90 岁。如果输入年龄<40 岁,FRAX® 将计算 40 岁时的骨折可能性。如果输入的年龄>90 岁,FRAX® 将计算 90 岁时的骨折可能性
性别	男性或女性
体重	请以千克(kg)为单位填写
身高	请以厘米(cm)为单位填写
既往骨折史	既往骨折,精确表示成年后自然发生的骨折,或者因为外伤而引发的,在骨质健康的个体内不应发生的骨折(详见"风险因子注释")
父母髋骨骨折	此问题需要询问患者父母是否有髋骨骨折史
目前抽烟行为	根据患者目前有无抽烟来填写是或否(详见"风险因子注释")
服用肾上腺皮质激素	如果该患者目前正在口服肾上腺皮质激素,或曾经口服肾上腺皮质激素超过 3 个月,并且每日泼尼松龙剂量为 5 mg 或以上(或同等剂量其他肾上腺皮质激素)输入"是",否则填"否"(详见"风险因子注释")
风湿性关节炎	如果该患者确诊风湿性关节炎,输入"是",否则填"否"(详见"风险因子注释")
继发性骨质疏松症	如果该患者罹患与骨质疏松症紧密相关的疾病,输入"是",否则填"否"。这些疾病包括 1 型糖尿病(胰岛素依赖型)、成年成骨不全症、未治疗的长期甲亢、性功能减退或过早绝经(<45 岁)、慢性营养不良或吸收不良以及慢性肝病
每日乙醇摄入量达 3 个单位或以上	如果患者每日摄取乙醇量达 3 个单位或以上,输入"是",否则填"否"。乙醇单位量因各国定量标准有所不同,范围为 8~10 g。相当于一杯标准啤酒(285 ml)、一个量度烈酒(30 ml)、一个中杯葡萄酒(120 ml)、一个量度开胃酒(60 ml)(详见"风险因子注释")
骨密度(BMD)	请选择所使用的 DXA 的机型,然后输入实际股骨颈 BMD(单位:g/cm²)。如果患者未接受任何 BMD 检测,则此栏留空不填(详见"风险因子注释")

　　2. 风险因子注释

　　(1) 既往骨折史:既往脊椎骨折需特殊说明。只要被放射线影像确诊隐性骨折(形态测定的脊椎骨折),即可算作一次既往骨折。如果患者有经受临床诊断的显性骨折,则可算作非常巨大的风险因子。因此,比常规计算出的骨折率更高。如果有多次既往骨折史,骨折率也将比常规计算出的更高。

　　(2) 抽烟、饮酒以及肾上腺皮质激素摄入:这些风险因子与其摄入剂量有关。例如,摄入量越大,危险性更高。在此模型中,摄入剂量问题未被考虑在内,程序仅假设为平均剂量加以测评。低摄入量或高摄入量的患者需要依据临床经验诊断。

（3）类风湿关节炎：类风湿关节炎（RA）是骨折的风险因子之一。然而，骨关节炎具有较低的骨折风险性。除非有临床或实验证据支持关节炎诊断结果，否则患者自行填写的"关节炎"将不予考虑。

（4）骨密度（BMD）：所提供的 BMD 必须是由 DXA 仪器所提供的股骨颈的骨密度。T 指数是基于 $20\sim29$ 岁女性的 NHANES Ⅲ 参考值。男性采取相同的绝对数值。虽然此模型的构建是基于股骨颈的 BMD 值，但总体髋 BMD 值适用于女性患者预测骨折率。

3. FRAX® 常见问答　常见问答来自 FRAX® 官方网站。

（1）问：临床应用中，我更偏好预测一年内骨折率，为何要预测 10 年的骨折率呢？

答：对（低病死率的）年轻健康个体而言，1 年骨折率相当于 10 年骨折率的 10%。因此，一个具有 10 年内骨折率为 40% 的个体，其 1 年内骨折率为 4%。更高的百分比有助于患者和医疗工作者对实际概率的理解。

（2）问：男性、女性和不同地区的人群，他们的风险因子具有相同的重要性吗？

答：来自不同国家的男性和女性的相对风险因子大致相同。然而，绝对危险因子随着不同年龄层的绝对骨折率和绝对病死率的不同而改变。另外，风险因子的重要性也会因年龄（例如，家族史）、有无其他可供参考的风险因子等而改变。例如，当能够提供 BMD 值作为风险因子评估的主体时，低 BMI 值则可作为一个较弱的辅助性风险因子加以参考。

（3）问：临床风险因子的取舍是根据其作用确定的。那么，有两次既往骨折史势必要比只有一次骨折史更具危险性，但为什么危险因子中没有包括既往骨折次数这个因子呢？

答：众所周知，许多临床风险因子都具有剂量效应。除了既往骨折次数外，风险因子还包括抽烟史、服用肾上腺皮质激素以及酗酒等。但我们的骨折预测模型是基于所有参与其中的大众研究对象的共同信息，以上个人信息并未涵盖。这意味着给患者解释其骨折发生率的时候，需切合患者个体情况，加以临床经验进行判断。如果患者肾上腺皮质激素高于平均水平，那么其骨折发生率就要比依据此模型预测出的概率更高一些。相反，如果肾上腺皮质激素低于平均水平，那么其骨折发生率就会比预测的低一些。

（4）问：与具有前臂骨折史相比，曾有脊椎骨折史的个体骨折危险性更高，那么该评估系统是如何包含这一因子的呢？

答：FRAX® 的评估系统没有包括这一因子，具体原因参见上条问题回答。值得注意的是，无外部表现形态的脊椎内部骨折与前次任何其他部位骨折具有相同的骨折风险性。然而，临床医学性质的外部可见骨折比以上骨折具有更高的风险性。

（5）问：多大的骨折发生率需要进行治疗？

答：FRAX® 的评估系统仅作为一项平台技术来帮助和更好地量化预测个体骨折风险。具体个体治疗与否，取决于许多个人因子，可能包括其个人对治疗预算和收效的理性分析。最终，对骨质疏松症的治疗及其方案将取决于药物介入的成本、个人收入或国家财政，以及其用于医疗保健事业的财政比例。

（6）问：骨转换生化指标被证实与骨折风险有切实相关性，而且与 BMD 值无关。这个指标可以和这个测试的模型联合应用吗？

答：较高的骨转换生化指标确实与骨折风险有联系，且独立于 BMD 值存在。然而，骨转换生化指标与本模型协作相连这一构思至今未发现有达成结论的参考资料,也不具备世界范围内均可使用的实践经验。这些骨转换指标测试结果只能依靠临床判断加以解释。

(7) 问:如何将少数族裔的骨折风险预测包括于该评估系统中?

答:除美国外,少数族裔的骨折信息并没有包括在该评估系统中。美国掌握着充足的流行病学史资料以便针对大众预测结果进行适当改进。

(8) 问:我所在的国家不在列,我应该如何评估?

答:建议使用骨质疏松症流行病学史最接近贵国的国家。极高骨折风险性的国家有瑞典和美国,较高骨折风险性的国家有英国和意大利,中度骨折风险性的国家有中国、西班牙、法国和日本,低骨折风险性的国家有土耳其。

(9) 问:为什么不能使用该系统预测 30 岁患者的骨折风险性呢?

答:此系统预测模型的建立是基于特定年龄段世界人口真实数据。如果输入的年龄＜40 岁,此系统只会计算该患者处于 40 岁的骨折发生率。这时,需要通过临床经验预判骨折的发生率。

(10) 问:为什么不能使用整个髋骨的骨密度,而要特定地使用股骨颈的骨密度进行评估呢?

答:该系统模型的建立是基于被调查人口的真实股骨颈骨密度数据。T 指数和 Z 指数会随着测试技术和测试位置的不同而变化。对于女性而言,整个髋骨的骨密度和股骨颈的骨密度是可以替换使用的,而男性则不然。

(11) 问:在所需填写的临床风险因子中,为什么在程序中没有提供"遗漏值"这一选项?(例如,当我无法提供该栏目数值时,为什么没有"不知道"这个选项)该怎么办?

答:FRAX®的程序中不提供遗漏值选项。当计算 10 年骨折发生率时,FRAX®假定所有问题栏(除 BMD 值外)都能被填写。如果不知道或遗忘而不能提供该栏目信息时,例如家族史,请选择选项"否"。

(12) 问:为什么生成的报告中没有提供所有部位骨质疏松症发生率呢(这将更有参考价值)?

答:由于骨质疏松性骨折的相关病史有限,因此不足以提供所有部位骨折的发生率。从瑞典的数据看来,如果囊括其他主要骨质疏松症造成的骨折(例如,盆骨骨折、股骨骨折和胫骨骨折)将使现在所给出的骨折预测率提高 10％左右(例如,一位骨质疏松性骨折发生率为 5％的患者,如果加入其他主要部位骨折的概率,总骨折发生率将升高至 5.5％)。如果加上肋骨骨折因子,骨折发生率更大。但是对于这些骨折的诊断尚有困难。

(13) 问:"跌倒"是一个确凿的骨折临床危险因子,为什么不把这个因子也纳入该评估系统中呢?

答:①采集的数据中所报告的"跌倒"有多种情况,很难对"跌倒"这一因素归纳出标准化模式。②虽然听上去貌似确凿可信,但没有资料表明通过药物干预治疗能够减少有跌倒骨折史患者的骨折危险。风险因子的定义和选择是基于其"能通过治疗被减少"这一条而成立的,这对于建立骨折预测模型来说是非常重要的。

(14) 问:为什么 FRAX® 评估系统忽视了经 X 线诊断出的隐性骨折,而致力于临床可见的脊椎骨折呢?

答:患者既往形态学上隐性骨折和既往粉碎性骨折具有相同的重要意义,均可填写入FRAX评估系统的"既往骨折史"一栏。但是,预测结果不包括对不可外见的隐性骨折的预测概率。因为此骨折位置相对内闭(除了风险性评估外),其临床重要性仍有争议。然而,这并不影响需要治疗的患者。

(15) 问:根据预测怎样确定需要治疗的患者?

答:FRAX® 评估系统并不会告知哪些患者需要治疗,因为这需要临床判断。许多国家会寻求专家意见和(或)该国经济基础来提供指导方针。

(16) 问:应该在 FRAX® 预测模型中输入何种 T 指数呢?

答:应该输入根据参考标准得出的股骨颈 T 指数(标准详见广为使用的、涵盖20～29岁白种女性的 NHANES Ⅲ 数据库所提供的 WHO 标准 T 指数)。若使用个别地区或种族的参考数据库,所得出的 T 指数将产生不准确的结果。注意:同样的参考值范围也适用于男性(例如,20～29岁白种女性的 NHANES Ⅲ 数据库)。如果不确定应该输入的 T 指数,请输入所使用的 DXA 仪器生产商和骨密度值,WHO 标准 T 指数将自动计算出来。

5. HOLOGIC 骨密度仪 FRAX® 菜单

(1) 从实用程序菜单选择系统配置＞报告选项卡。

(2) 确保选择 General 选项卡并在 10 年骨折风险部分点击配置。

(3) 在显示设置部分,选择使用 IOF 配置。

(4) 点击 OK。

图书在版编目(CIP)数据

骨质疏松症临床检测技术与质量控制/刘兴党,楼菁菁,冬梅主编.—上海:复旦大学出版社,
2022.9
ISBN 978-7-309-15958-5

Ⅰ.①骨… Ⅱ.①刘… ②楼… ③冬… Ⅲ.①骨质疏松-实验室诊断 Ⅳ.①R681

中国版本图书馆 CIP 数据核字(2021)第 193710 号

骨质疏松症临床检测技术与质量控制
刘兴党　楼菁菁　冬　梅　主编
责任编辑/贺　琦

复旦大学出版社有限公司出版发行
上海市国权路 579 号　邮编:200433
网址:fupnet@ fudanpress. com　http://www. fudanpress. com
门市零售:86-21-65102580　　团体订购:86-21-65104505
出版部电话:86-21-65642845
常熟市华顺印刷有限公司

开本 787×1092　1/16　印张 18　字数 427 千
2022 年 9 月第 1 版
2022 年 9 月第 1 版第 1 次印刷

ISBN 978-7-309-15958-5/R·1912
定价:88.00 元